伊藤亜紗

どもる体

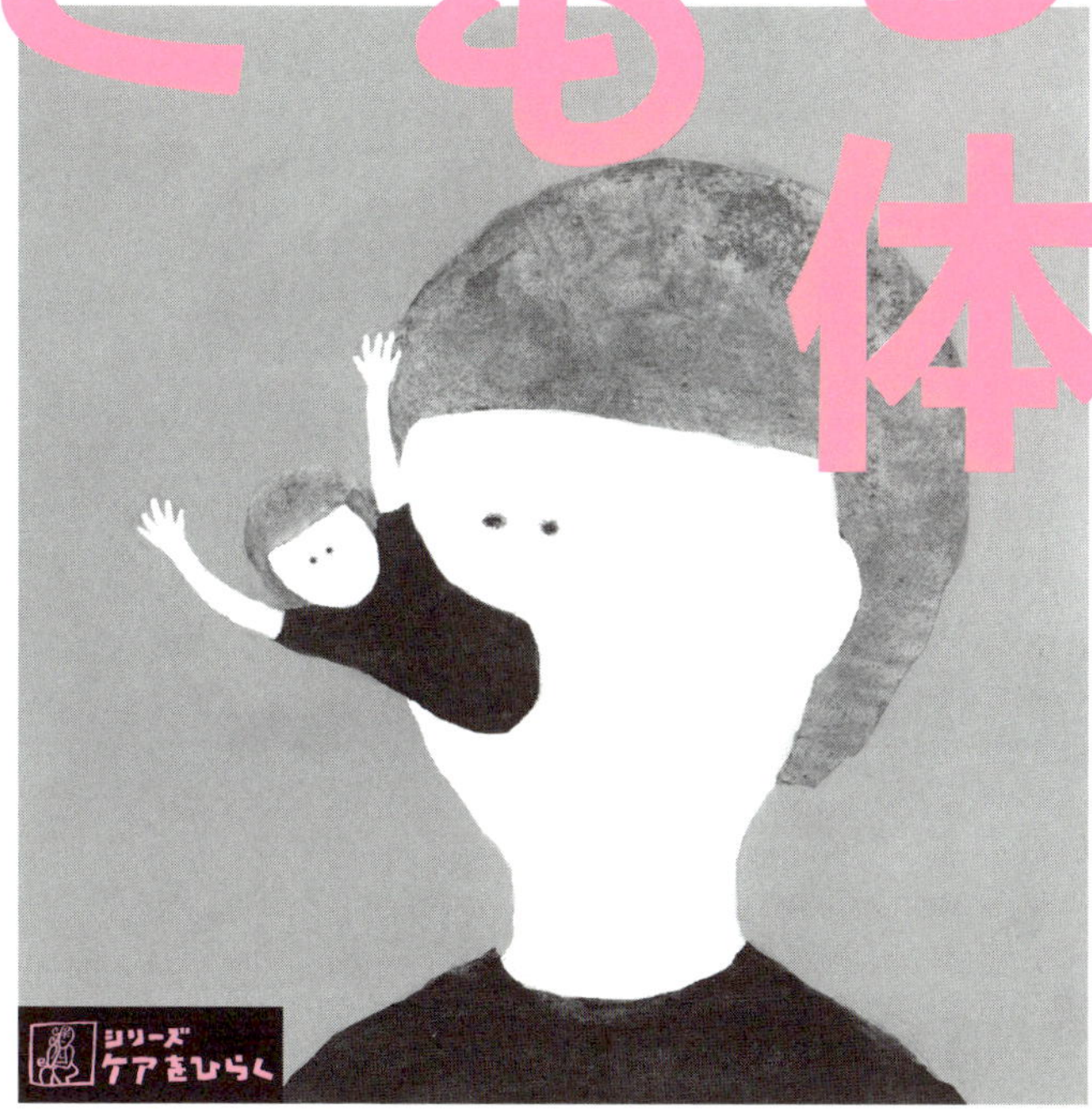

医学書院

どもる体

目次

装画・本文イラスト　三好愛

ブックデザイン　加藤愛子（オフィスキントン）

序章

身体論としての「どもる」

コントロールを外れた体

——あ、どうも

——いえ、こちらこそ助かります

人間はよくしゃべる生き物です。他の動物からすれば、「体から頻繁に音を出しているうるさい生き物」といったところでしょう。

言うまでもなく、言葉は人間の社会生活の基本です。私たちは日々、いろいろな人と言葉を交わしています。

言葉は、多くの人にとっては「思ったらすぐに出る」ものでしょう。というか、自分がいったいどうやってしゃべっているのかなど、自覚していない人がほとんどではないでしょうか。

「言葉」というそれ自体としては抽象的なものが、「体」の物理的な運動によって、「音」という空気の振動としてアウトプットされる。よくよく考えると、かなり複雑なプロセスがそこにはありそうです。

ありそうですが、私たちがそのプロセスを意識することはほぼありません。あくまで「思ったらすぐに出る」のが言葉というものです。

ところが、なかには言葉の出方が一筋縄ではいかない人がいます。「たまご」と言おうとしているのに、「たたたたたまご」になって出てくる。あるいはそもそも最初の「た」が出ない。こんなふうに、思ったのとは違う仕方で、言葉が体から出てくるのです。いわゆる「吃音」と呼ばれる症状です。

自分のものであるはずの体が、まるで自分のものでないかのように、勝手にしゃべり始める。スムーズにしゃべっていたと思ったら、不意に頑としてこちらの意図を受け付けなくなる。

パソコンにたとえるなら、バグやフリーズを起こしやすい体、ということになるでしょう。キーボードを一度叩いただけなのに、「たたたたたたたたた」と同じ文字がたくさん表示される。あるいはキーボードをいくら叩いても、まったくもって反応してくれない。

本書のテーマである「どもる」とは、そんな「体のコントロールが外れた状態」を指します。自分のものであるはずの体が、不意に自分の手元を離れていく。そんな「体がはぐれていく」瞬間です。

いったいどうやったら、この体は思いどおりに動いてくれるのか？　どんなアプローチで接近すれば、この体は、言おうとした言葉を音にしてくれるのか？

吃音を抱えている人たちは、独自の工夫によってバグやフリーズを起こしやすい体と付き合うすべを探っています。つまり、彼らは言葉が体から出てくるメカニズムについて、常に意識的にならざるを得ない人たちです。彼らは「思ったらすぐに言葉が出る」話者たちとはちょっと違う仕方で、言葉を体から発しています。

つまり、ひとくちに「しゃべる」と言っても、言葉と体の関係は一通りではないのです。言葉を交わしている人どうし、実はまったく異なる仕方でしゃべっているかもしれない。そんな「しゃべる」の多様性に光を当てることが、本書の第一の目的です。

体が勝手にやってくれている

体のコントロールが外れた状態としての「どもる」。なんだか大変そうです。コントロールが外れたと聞くと、なんとかしなければ、と反射的に焦ってしまいます。

たしかに、コントロールできないことは、「困ったこと」です。

体に限らず、そもそも私たちは「コントロールできないこと」をたいへん恐れています。鉄道の運行、交通網、金融取引、上下水道、物流、原発……そのどれか一つでさえコントロールを外れれば、私たちの社会生活はとたんに麻痺してしまうでしょう。

麻痺するくらいならまだましで、人命にかかわる甚大な事故を引き起こす可能性もあります。安全・安心な生活のためには、コントロールこそ至上命令です。

しかし、そんな「コントロールされた領域」のすぐそばに、「コントロールされていないもの」があることも私たちは知っています。特に日本のような地震の多い土地に生活する者にとっては、文明がまるごと不安定な大地の上に立っていることに、ときどき戦慄を覚えずにはいられません。交通や金融のシステムだって、絶対安全というものはないのであって、生活がリスクの不安から完全に解放されることはありません。

体も同じでしょう。「コントロールされた領域」のすぐそばには、「コントロールされていない領域」が横たわっています。なにしろ生命の根幹である心臓の拍動すら、「勝手に」動いているのであって、私たちが自分でコントロールしているわけではありません。消化だって勝手に行われているのであって、痛みでもない限りその働きが意識されることはありません。

では「歩く」や「食べる」のような運動はどうか。こうした運動はいわゆる「随意運動」ですから、内臓の動きとは違って、意識的にコントロールされているように見えます。

しかし随意運動とて、事情は変わりません。たしかに、歩く速度を上げたり、食べる量をセーブしたり、といった調節を行うことはできます。大枠は「随意」です。けれども、関節を曲げる角度や口の開き具合、あるいは体重のかけ方について、私たちは体の細部にわたって逐一命令を出しているわけではありません。その多くは、体の物理的な構造と習慣の産物による自動化した動きであって、意識的にコントロールされたものではないのです。そうした「体が勝手にやってくれていること」にかなりの部分を依存して、私たちは生活しています。

自分のものだけど自分のものではない

すぐそこにある、コントロールされていない領域。思い出すのは、子どものころによくやっていた、ある一人遊びです。

遊びといっても単純なもので、階段を「一段抜かし」しながら、限界ぎりぎりのスピードで駆け下りるのです。家の近くの公園にお気に入りの長い階段があって、友達の家から帰る途中、あるいはおつかいの行き帰りに、しばしば立ち寄っていました。頂上から勢いをつけて駆け下り、下に着くとまたえっちらおっちら頂上を目指し、そしてまた駆け下りる……ひたすらその繰り返しでした。なんだか「階段ジャンキー」みたいな状態になっていたのです。

いま考えると、あの遊びの快楽は、勢いづいた体がコントロールを外れて自分のものでなくなる、そのぎりぎりの境目を楽しんでいたのだと思います。

階段のステップはかなり奥行きがあったので、足を思い切り広げて「たっ、たっ、たっ」と跳ぶように着地する必要がありました。すると、体の重みでどんどん拍車がかかり、ある瞬間から足が勝手に動き始めるのです。それは「下りている」というより「転がっている」に近い感覚で、やがて「このまま止まれなくなってしまうのではないか」という暴走のスリルも感じ始めます。

別の表現をすれば、「ノる」と「乗っ取られる」の境目をさぐる遊びだった、と言えるかもしれません。階段を下りるにつれて、体は次第に「たっ、たっ、たっ」という規則正しいリズムにノっ

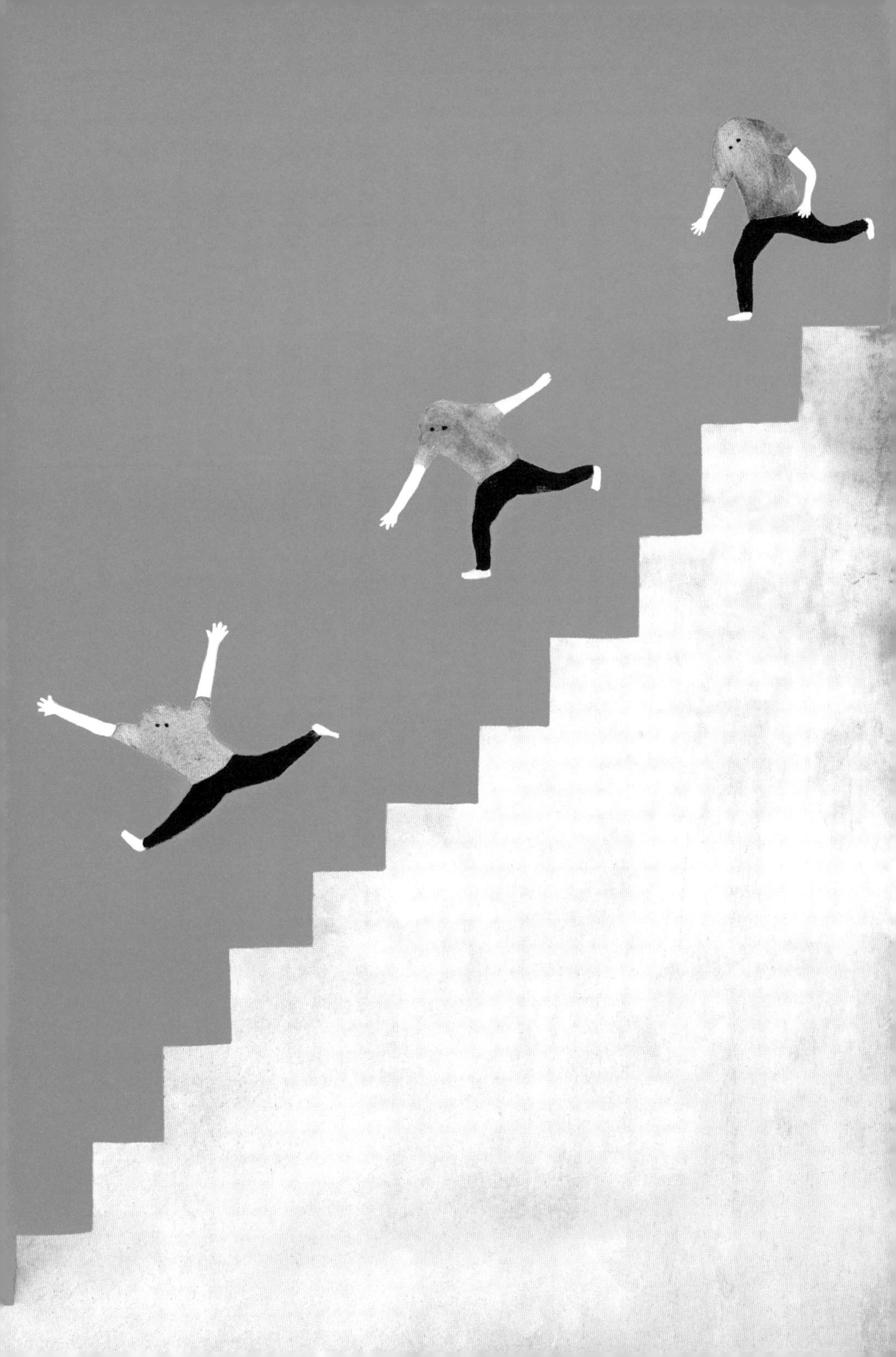

ていきます。うまくノれているうちは順調です。ところがある地点からそれが「乗っ取られる」に変化する。思うより先に体が動いており、自分のものであるはずなのに、体が自分を追い越していくようです（のちにお話しするように、「ノる」と「乗っ取られる」は、本書の議論の軸となる重要なキーワードです）。

おそらく「怖いもの見たさ」のような感覚もあったと思います。それはとりもなおさず、自分の体を手放すスリルでした。自分の体が自分のものでなくなる怖さ。と同時に実感するのは、体という、自分の手には負えないものをたずさえて生きているというゾクゾク感でした。特に成長期の体は変化が大きくてとらえがたく、体を手放したり手元に手繰り寄せたりしながら、その輪郭を確かめようとしていたのかもしれません。

体がコントロールを外れることは、たしかに「困ったこと」です。でも事実として、体はコントロールできない領域を抱えており、そちらに乗っ取られてしまえば、体とは容易にコントロールを外れるものです。社会がどんなにコントロールを要求するとしても、それを構成する私たち一人ひとりの体は、やっぱりそんなに簡単にはできていない。そのことを垣間見る経験は、もちろん怖いことではあるけれど、遊びであれ、研究であれ、「体について知る経験」としては避けて通れない究極のものです。

本書で「どもる」と呼んでいるのは、まさにこの「体のコントロールを外れたところ」に生起する経験です。

吃音の当事者たちが実際に直面している苦労や不安を軽んじるつもりはありませんが、その経験を分析することは「自分のものでありながら自分のものでない体」をたずさえて生きるという、誰にとっても切実な問いに向き合うことにほかなりません。本書は吃音についての本ではあるけれど、吃音をひとつの事例として、この普遍的な問いに迫ってみたいと考えています。これが本書の第二の目的です。

モンローもキャロルも角栄も

そうはいっても、吃音なんて、一般にはちょっと縁遠いトピックかもしれません。黙っていれば目の前にいる人が吃音を持っているかどうかなんて分かりませんし、「思ったのとは違う仕方で言葉が出る」と言われても、いわゆる「噛む」と同じことなんじゃないの？　とうまくイメージできません（「噛む」との違いについては第2章で述べます）。

でも実は、私たちが知っているような人たちのなかにも、吃音の持ち主と言われている人は案外たくさんいます。

まず意外なところでは女優のマリリン・モンロー。彼女自身が、インタビューで一〇代のころの吃音経験について語っています。[*1] それから『不思議の国のアリス』の作者、ルイス・キャロル。哲学者のジル・ドゥルーズは、言語《ラング》そのものを揺さぶり、自国語の内部に存在したことのない外国語を作り出してしまうような作家を、「言語《ラング》をどもらせる作家」と呼んでいます。キャロルも、そのような作家のひとりと言えるかもしれません。[*2]

文学者には比較的多くて、まずはノーベル賞作家の大江健三郎。武満徹の「吃音宣言」[*3]は、大江健三郎と映画監督の羽仁進という「二人の吃音家」に捧げられています。ちなみにこの「吃音宣言」は、ベートーヴェン第五の「ダ・ダ・ダ・ダーン」を「素晴らしく吃っている」と看破する愉快なテキスト。ほかにも文学関係では、井上ひさし、小島信夫、重松清などが吃音の経験をもとにした作品を書いています。

昭和の大政治家・田中角栄が、吃音を克服するために浪花節をやっていたという話も有名です。[*4]あとでお話しするように、節をつけたり歌ったりするあいだは、吃音はほぼ一〇〇パーセント消えるのです。あるいはもう一人、政治に近い分野でいえば、ジョージ六世。彼はイギリスが第二次世界大戦に参戦したときの国王ですが、その演説をめぐる物語は『英国王のスピーチ』として映画化されました。

もっと身近なところではフリーアナウンサーの小倉智昭。毎日のようにテレビに出演してしゃべることを仕事にしていますが、今でもマネージャーや家族と話すときには吃音が出るそうです。[*5]あるいは九〇年代にプッチンプリンのCMで大ブレイクした歌手のスキャットマン・ジョン。「スキービディビーダブダブダブ……」の高速スキャットで世界を驚かせましたが、彼にとっては、スキャットは自由にどもる方法だったと言います。[*6]吃音の「バグ」が、いわば自動生成的に発展したものが、あの高速スキャットなのです。

そう、吃音について考えることは、たとえばマリリン・モンローが、あるいはルイス・キャロルが、あるいは田中角栄がどんなふうにしてしゃべっていたのか、それを仮説的に追体験することでもあるわけです。

彼らは、私たちとは少し違う仕方で、言葉が体から出てきていた。それはいったいどんな仕方なのか——。ね、ちょっと興味わいてきたでしょ？

「どもる言葉」でなく「どもる体」

いや、でも彼らの多くはスクリーンやテレビのなかではどもっていないじゃないか、と疑問に思われることでしょう。事情は人それぞれで、簡単には一般化できませんが、理由は主に二つあると考えられます。

一つめは、どもりの出る／出ないは、シチュエーションにきわめて強く影響されるということ。しかも、必ずしも「人前で話すような心理的に緊張するシチュエーションだとどもる」というわけではないのです。どんなシチュエーションがどもりやすいかは人によってまちまちですが、小倉アナのように、「身近な人とリラックスして話しているときにどもりやすい」という人は案外多い。吃音でない人からすると、ちょっと意外な傾向です。

二つめは、工夫してうまくしゃべっているということ。独自の吃音回避の方法を使えば、少なくとも表面上は流暢にしゃべることができます。なので、はたから見ると、どもっていることに気がつかないのです。

二つめの「工夫によってどもりを回避している」人は、いわゆる「隠れ吃音」タイプと呼ばれます。これが、かなり多い。統計的には、吃音は一〇〇人に一人の障害と言われていますが、隠れ吃音の人を入れると、もっとずっとずっと多いのではないかと考えられます。

隠れ吃音の人は、コントロールを外れがちな体を、さまざまな工夫を駆使して、手元にたぐりよせながらしゃべっています。音としては違いが分からなくても、体から言葉を出すメカニズムが、ストレートに流暢な人とは少し違う。

流暢にしゃべれているんだからいいじゃないか、と思われるかもしれませんが、ことはそう単純ではありません。工夫を工夫と感じないほどにその作業が自然化している人がいる一方で、工夫をつらいと感じ、悩んでいる人もいるからです。場合によっては、周囲から見えないぶん、理解されにくく、悩みが深刻化することもあります。

隠れ吃音で悩んでいる人のなかには、「工夫をやめたい」と言う人もいます。癖になってしまっている工夫から自由になりたいのです。でも、工夫をやめたら、当然どもります。つまり、これは「どもりたい」という願いなのです。どもりたくてもどもれない吃音当事者——吃音になじみのない人からすると、頭がこんがらがりそうな願いですが、実際、そのような思いを抱いている人もいます。

つまり吃音は、「言葉がどもっているかどうか」では、なかなか片付かない障害なのです。あくまで「体がどもっているか」に焦点を当てたい。本書のタイトルが「どもる体」なのはそのためです。本書は、身体論としての吃音論です。

個人差と変動の大きさ

吃音は曖昧な障害です。まず、症状の個人差が非常に大きい。

第一に、目に見える症状（バグ系）と、目に見えない症状（フリーズ系）のどちらが出やすいのかが人によって異なります。多くの人がその両方を持っていますが、バグがよく起こる人がいる一方で、フリーズ中心の人もいる。隠れ吃音の人は、目に見えるバグが起こりにくい人ですが、それでもまったく起こらないわけではありません。

さらに、ひとくちに「目に見えるバグ」といっても、さまざまなタイプがあります。人によっては一回のバグが数十秒にわたって続きますが、逆に長さは一秒以下だけどより高い頻度で起こる、という人もいます。

またバグが起こりやすい箇所も人によって違います。〝か行〟がどもりやすいという人もいれば、〝あ行〟が苦手だという人もいる。全体として大きな傾向はありますが、それでも個人差があります。

より細かく見ていけば、バグが起こる速さも人によって違うし、一つひとつの音が微妙に変化する人もいる。これに目に見える身振り手振りなどを考慮すれば、バグの出方は無限に個性的ということになります。

しかし、より難しいのは、こうした目に見える症状の多様性そのものではありません。問題は、その症状に対するとらえ方の違い。つまり吃音においては、見た目の症状と本人の悩み具合が、必ずしも比例していないのです。

ものすごくどもっていて、症状としては重い人でも、全然気にせずしゃべっている人もいます。その一方で、先にもお話ししたように、隠れ吃音で、見た目の症状は軽いにもかかわらず、悩んでいる人もいる。言葉としてはどもっていなくても、体がどもっている人です。

こうした個人差に加えて、吃音の症状は一人ひとりのなかでも変動が大きいという特徴があります。「数年前までは〝あ行〟が苦手だったのに、最近は〝た行〟が出ない」のようにどもりやすい音が変わる人もいれば、「ほとんど消えていたのに最近重くなった」と頻度が変わる人もいます。「お酒を飲むと出やすい」「季節の変わり目がひどい」など、変動が起こる条件もまちまち。そもそもなぜ変動したのか分からないこともよくあります。吃音当事者がそれぞれ「自分の法則」を見つけようとするのは、むしろ曖昧さの裏返しにも見えます。

治るのか治らないのか

こうした症状の個人差や変動に加えて、さらに曖昧さを加速させるのは「治るのか治らないのか」という問題です。ある人は「吃音は治る」と言い、別の人は「治らない」と言う。その意見はいまだに割れています。

統計的には、一見、吃音は「治る」ように見えます。最新の調査によれば、幼少期には、二〇人に一人の子どもがどもりを抱えているという数字が出ています。二〇人に一人ですから、かなり多い計算になります。ところが三年ほど経つと、そのうち約七割が、表面上はどもらなくなるのです。[*7]しかし、これを「治った」と考えてよいのか。なぜならこの七割は、先述のとおり隠れ吃音である可能性があるからです。言葉としてはどもっていないけれど、単に「どもる体をうまく使うことでどもっていない」だけなのかもしれない。そうなると、何をもって「治った」と言うのかが非常に難しくなります。

「治るのか治らないのか」問題は、歴史的に見ても、吃音をめぐる論争の中心であり続けました。日本はもともと、世界的に見ても、吃音を治そうとする動きが強い国でした。自身当事者でもある医師の菊池良和の言葉を借りるなら、「一〇〇年前の日本は吃音治療大国だった」[*8]のです。以下、彼の『エビデンスに基づいた吃音支援入門』等を手がかりに、その歴史を簡単に確認しておきましょう。

ルーツは一九〇三年に伊沢修二が設立した「楽石社」です。伊沢修二といえば、東京音楽学校、つまり現在の東京藝術大学音楽学部の初代校長だった人。明治期の教育制度の確立に大きな影響を及ぼしました。伊沢は、弟が当事者だったことも関係して、吃音にも強い関心を示していたのです。この楽石社では、三週間の集中訓練が行われ、腹式呼吸の練習や、母音を引き伸ばして話す方法が教えられたそうです。なかでも注目すべきなのは、精神強化の訓練。「死をかけても、吃音を全治しなければならぬ」と決心すべきことがうたわれていました。楽石社はバックに国がついていましたから、日本どころか海外に向けても、その成果が積極的に宣伝されていきました。

楽石社のプログラムは、たしかに三週間の訓練のあいだは一定の成果が見られるものだったそうです。なるほど、引き伸ばしながらしゃべると、目に見える吃音は出なくなる。しかし問題は、プログラムが終わってからでした。日常生活に戻ってしまうと、その効果が持続しないのです。

引き伸ばしながらしゃべる方法は、あくまで工夫のひとつであって、根本的に治るわけではなかったようです。加えて工夫としても、日常生活では違和感を生みやすい。こうした理由から、楽石社のプログラムも、本当の意味での治療法とはなり得ませんでした。

その後もさまざまな民間の矯正所が設立されましたが、結果は同じ。残念ながら、持続的な効果を持ち、かつ汎用可能な治療法を提供するには至りませんでした。

この「治らない」状況を前に、まったく新しい一歩を踏み出したのが「言友会」でした。言友会は、東京正生学院などにいた当事者たちが一九六六年につくったセルフヘルプグループです。

言友会の決定的な新しさは、「治す努力の否定」を打ち出したことでした。設立者の伊藤伸二は、言友会十周年の一九七六年に「吃音者宣言」を出し、こう呼びかけます。

「私たちは、どもりが治った後の人生を夢みるのではなく、どもりを持ったまま、いかに生きるかを考える一方、このどもりに対する社会通念を変えていくことに取り組まなければならない[*9]」。

治すことに固執する限り、自分の人生のうまくいかなさを、吃音のせいにする発想から逃れられません。「吃音がなければこんなふうに生きられる」ではなく、「吃音とともに生きる」方法を考えよう——。これが、言友会の打ち出したメッセージでした。言友会は現在でも全国にネットワークを持ち、会員数一〇〇〇人を抱える、日本最大の当事者のセルフヘルプグループに成長しています。

ですが、これとて吃音者全体の約〇・一パーセント。ネットを検索すれば「私はこうして吃音を治した」のような、吃音が治ることを前提に書かれた手記が山のように出てきます。「治るのか治らないのか」については、当事者のなかでもまだ個人の実感や考え方によって、意見が統一されていないというのが現状です。

そもそも原因が分からない

「治るのか治らないのか」論争の決着がついていないのは、とりもなおさず、吃音の原因がいまだに解明されていないからです。これまでにさまざまな原因が指摘されてきましたが、どれも吃音の全体を説明するには至っていません。このことが、治療をめぐる謎にも大きく影を落としているのです。

同じ菊池医師の著作にしたがって、吃音の原因をめぐる研究の歴史についても、簡単に振り返っておきましょう。その歴史は、まさに「手探り」の連続です。

当初、一九世紀のヨーロッパにおいては、吃音の原因は発語・呼吸器官にあると考えられていました。治療も、もっぱら呼吸や発声練習が中心でした。

ところが二〇世紀初頭になると、脳の問題が指摘されるようになります。具体的には利き手を無理に矯正したことが原因で、左右の脳からの運動指令に混乱が生じ、それが吃音につながったと考えられていたのです。ここからアメリカでは利き手矯正をやめようという動きが生じます。しかし、吃音になる人の数は結局減りませんでした。

一九四〇年代には、心理的な原因が指摘されました。アメリカの心理学者、ウェンデル・ジョンソンの有名な「診断起因説」です。吃音は子どもの口からではなく親の耳から始まる。ジョンソンは、子どものしゃべりに生じたエラーを親が吃音だと判断し、本人に意識させることによって、吃音が発症すると考えたのです。

ジョンソンの考え方は世間に広まり、日本でもかなり流通しました。しかしその後、さまざまな研究者によって反論がなされます。心理的な要因が無関係ではないとしても、親が気づくか気づかないかに関係なく、吃音は生じる。一九七〇年代頃には、診断起因説は廃れていきます。

現在では、吃音の世界にも、遺伝子解析技術や脳科学が入り込み、さまざまな観点から原因の研究が進められています。遺伝なのか、脳の機能障害なのか、環境的な要因なのか。原因はひとつとは限りませんが、その解明にはまだ至っていません。

本書の方法論と構成

……と状況を整理してみるだけでも、吃音はなんとも手ごわい障害です。原因が分からず、治療法の有無も分からないもやもやした状況を前にすると、スパッと霧を晴らしてくれる解決法に飛びつきたくなるのが人情というもの。しかし残念ながら、本書はそのような魔法の書ではありません。原因探しも、治療法の提案も、本書では行いません。

本書は、あくまで「どもる」という身体的経験にフォーカスを当てます。それを乗り越えるべき症状としてではなく、体に起こる現象として観察したいのです。どもるとき、当事者のなかではいったい何が起こっているのか。それはどのような現象であり、当事者はそれとどのように付き合っているのか。先にお話ししたように、そこには、人間がこの「自分のもののようで自分のものではない」体を抱えて生きることの本質があるように思えるからです。

そんな当事者のなかで起こっている「内なるドラマ」を収集するため、本書では、年齢や性別、職業、国籍、症状の異なる方々にインタビュー調査を行いました。必要に応じて文献にもあたっていますが、本書が研究を進めるうえで最も重視したのは、この当事者たちの言葉です。

インタビューに応じてくださったのは、以下の八名。プロフィールの詳細は私のホームページにアップしていますので、ここではお名前だけあげさせていただきます[*10]。まず、大学生の徳永泰之さん、八木智大さん。それから大学院生の山田舜也さん、Iさん、Nさん。社会人では研究者／起業家のドミニク・チェンさん、会社員の藤岡千恵さん、料理家／文筆家の高山なおみさん。加えて、当事者の集まりや、幼い当事者のいる家庭への訪問で得た知見も参考にしています。

なにしろ多様で変動しやすい障害なので、当事者どうしの発言も、相互に矛盾するものがたくさん出てきます。ですが、一筋縄でいかない「研究者泣かせ」の側面こそ、どもる体の真骨頂。可能な限り、矛盾を消さないように取り扱いました。

吃音について何を重視しているかも、当事者によってまちまちでした。私の関心は「体」にあるので、分析も「体」の切り口から行っていますが、当事者のなかには、心理的な側面や社会的な側面に強い関心を持っている人もいます。本書は、あくまで当事者の言葉を私の観点から分析した結果であって、それぞれの当事者が重視するポイントと必ずしも一致していないことを、あらかじめお断りしておきます。

本書は全体で七つの章からなります。

最初の第1章は、どもる体を分析するための導入編。ここでは「しゃべる」という行為を「身体運動」の観点から分析することによって、それがいかに複雑な制御の賜物であるかを実感します。

そのうえで、第2、3章では、いよいよ吃音の代表的な症状である「連発」と「難発」について、当事者の言葉に寄り添いながら記述します。先の比喩でいえば、「連発」はバグ系、「難発」はフリーズ系です。

第2章で論じる「連発」は、「しゃべる」という身体運動そのものに生じるエラーです。「たまご」と言おうとして、「た」から「ま」に移行できず、「た」でアイドリングが生じて「たたたたたまご」になるのです。

一方、第3章で論じる「難発」は、この連発が起こることを回避するための、対処法であり症状です。「たまご」が「たたたたたまご」になるのを避けようとして、そもそも最初の「た」が出なくなるのです。難発は状況によって出方が大きく変化するので、その「スイッチの入り方」をていねいに見ていきます。

第4章では、吃音界ではメジャーな難発回避の工夫である「言い換え」にフォーカスを当てます。

言い換えとは、言おうとしていた言葉（たとえば「いのち」）を、直前で同じ意味の別の言葉（たとえば「生命」）に言い換えるというテクニック。これをすると、どもらずに言葉が出るケースが多いのです。非当事者からすると、ずいぶん遠回りな言葉の出し方なのですが、むしろそれこそが自分にとってのしゃべる仕組みだ、と言う当事者も多くいます。

第5章以降では、コントロールの問題に切り込んでいきます。そこで注目したいのは、先にもお話しした「ノる」と「乗っ取られる」という二つの状態。重要なのは、これら二つの状態が、正反対のものでありながら地続きのものでもある、ということです。「ノる」が高まった先に「乗っ取られる」が起こることは、先の「階段ジャンキー」の例でお話ししたとおりです。

第5章はまず「ノる」について。よく知られた「どもる体の不思議」として、素でしゃべろうとするとうまくいかないのに、リズムに合わせたり、役柄を演じながらだと、案外すらすらしゃべれてしまう、ということがあります。一〇〇パーセント自分発進で動こうとするとつまずくけど、何らかのパターンに依存しながらだとうまくいく。この意味で、吃音の当事者は「いかにノるか」のスペシャリストでもあります。

第6章では、この「ノる」が、いかにして「乗っ取られる」に転じるのかを分析します。パターンを利用していると思っていたのに、いつの間にか自分の主体性が奪われてしまう。そこから、先にお話しした「むしろどもりたい」という発想も出てきます。

第7章は、まとめの章です。ここまで吃音を通して考えてきたコントロールの問題を、「私の輪郭」という視点からとらえ直します。コントロールを外れやすい体を抱えて生きるとはどういうことなのか。不意にやってくる「私でない私」の出現を、当事者たちはどのようにとらえているのか。二つの対極的なケースを紹介します。

「うまくいかない」は二元論

さて、最後に重要な補足がひとつあります。

ここまでお読みになった方はすでにお分かりかと思いますが、本書の記述は、多分に心身二元論的な視点に立っています。「心身二元論」とは、デカルトに代表される、心と体を二つの別々の実体としてとらえる哲学的な立場のこと。

哲学の歴史のなかで、心身二元論は「こてんぱん」と言っていいほどに批判されてきました。詳しい方であれば、精神と物質を一元論的に解釈しようとしたベルクソンのイマージュ論や、メルロ＝ポンティの現象学のことがすぐに思い浮かぶはずです。認知科学の分野でも、ヴァレラが『身体化された心 The Embodied Mind』（一九九一年）という、なんとも象徴的な本を書いています。

にもかかわらず本書は、そうした先人たちの議論があることを踏まえたうえで、あえて心身二元論に固執します。なぜか。理由は単純で、吃音当事者たちの語りが、みな一様に心身二元論的だからです。

つまり、吃音という現象が、そもそも二元論的なのです。「○○と言いたい」と思う。しかし体がそれを受け付けてくれない。心と体の協調関係がほころび、両者が分離するところに生じるのが吃音なのですから。

一元論は、「思ったとおりに体が動く」、もっといえば「思わなくても体が動く」世界です。つまりそれらは「うまくいっている」状態なのです。しかし、そうはならないから困っている。哲学の歴史をひっくり返したいわけではありませんが、「うまくいかない」という経験について語る言葉は、構造的に二元論にならざるを得ません。

うまくいかない経験としての心身二元論。この二元状態こそ吃音の内なるドラマそのものです。そして、まさにドラマと呼ぶのにふさわしいさまざまなシナリオが、そこにはあります。

心と体が切断された「乖離」、意図がはねつけられる「拒絶」、タガが外れた体を心が俯瞰している「放任」、心がその主体性を失う「乗っ取り」……。心と体が分離しているからといって、必ずしも苦痛を伴うわけではなく、心が体を手放すことを「楽だ」と感じるケースもあるでしょう。

そんな、私たちの意識の手を離れた体のすがた。コントロールが外れるのはたしかに怖い気もするけれど、でもそんな体を私たちは抱えている。吃音が語るのは、いわば「究極のヒューマンドラマ」なのかもしれません。

そこにはどんな物語が待っているのか。さあ、冒険者の面持ちで、「コントロールのきわ」へそっと分け入ってみましょう。

第1章

あなたはなぜしゃべれるのか

ではさっそく、「どもる体・導入編」を始めていきましょう。

序章でお話ししたように、本書では、「どもる」という出来事を、単なる言葉の非流暢性の問題ではなく、体のコントロールが外れることという観点から考えていきます。というのも、「隠れ吃音」のように、吃音という現象は必ずしも表に出てくるとは限らないからです。本書は、身体論としての吃音論です。

そのためには、まず前提として、吃音が起こる場である「しゃべる」という行為について、あらためて整理しておく必要がありそうです。なぜなら、私たちはふだん、「しゃべる」を「言葉を発すること」として意識しているからです。つまり、言語の問題として意識している。けれども、「しゃべる」は同時に「体を動かすこと」でもあります。「おはよう」と言うとは、とりもなおさず、自分の体を使って、「お」や「は」や「よ」の音を出すことにほかなりません。本章で分析したいのは、この身体運動としての「しゃべる」です。

しゃべる。運動といってもこれはかなり地味です。まず実際に動く部位がとても少ない。走ったり泳いだりの全身運動に比べて、しゃべるときに動くのはせいぜい肺や声帯から口や鼻に至るまでの一部の器官だけです。これらの器官をどんなに一生懸命動かしたところで、体そのものが物理的に前に進むわけではありません。加えて、器官が動いているさまが外からはほとんど見えません。観察できるのは唇の動きくらいのもので、大部分は喉の奥の暗闇のなかでひっそりと行われます。力と力がぶつかり合うような激しさもないし、ハラハラするようなスリルも一見ないように見えます。

しかしながら、実際に私たちがしゃべる際の器官の動きを観察してみると、そこにはいじらしいほど微細な制御があることが分かります。暗闇でひっそり行われるから、そして無意識に行われるからといって、その運動が単純であるとは限りません。二足歩行もそうですが、ロボットにやらせようとするときわめて難しい行為を、人間の体は教わらなくても無意識のうちにやってのけます。

いったいなぜ、私たちはしゃべれているのか。その仕組みを知ると、日々しゃべれていることがむしろ不思議になるくらいの複雑な運動が、そこにはあります。音声学や言語学の知見を参考にしながら、まずはその複雑さを実感したいと思います。

なお、あらかじめ断っておくと、本章が扱うのはあくまで、発声器官の運動であって、身振り手振りやうなずき、あるいは手話のような、発声器官以外の身体部位を使った意思表示については扱いません。

「しんぶん」ってどう読む？

議論のとっかかりとして、まずは一つの単語がどのように発声されているのかを観察するところから始めましょう。同じ単語でも、それを言語としてとらえるのと、発する運動としてとらえるのでは、あらわれる相貌がまったく違います。

たとえば、「しんぶん（新聞）」。

これを言葉としてとらえるなら、「四つの文字からなる名詞」であり、その意味は「社会的な出来事の報道や論評を目的とした定期刊行物」ということになるでしょう。ところがこれを身体運動として見るとどうか。

単語の発声というと、私たちはこんなイメージを持ちます。「し」の音を出すための唇の形や舌のポジションがあり、同じように「ん」に対応した唇の形や舌のポジションが、さらには「ぶ」に対応した唇の形や舌の位置がある。〈しんぶん〉と発声するためには、各音にふさわしい唇の形や舌の位置を、〈し〉〈ん〉〈ぶ〉〈ん〉と順番につくっていけばよいのだ、と。ちょうど楽譜に書かれた音符を見ながら、対応する鍵盤を一つずつ押さえていくように、音に対応した唇や舌のポジションを順番にとっていけばいい。そう思い込んでしまいがちです。

しかし実際には、私たちはピアノを弾くようにしゃべっているわけではありません。図1は、一〇〇名ほどの大学生に「しんぶん」と発音してもらい、そのときの唇や舌のポジションがどうなっているか、自己申告で回答してもらった結果です。

注目したかったのは二つの「ん」の発音の仕方。前後それぞれの「ん」について、「a 唇を閉じている」「b 舌先が歯裏につく」「c 舌の根元で喉をふさぐ」の三択から選んでもらいました。

aは分かりやすいと思いますが、bとcが少し分かりにくいかもしれません。どちらも唇はゆるく開いた状態ですが、bは舌の先っぽを歯の裏面にぐっと押し当てています。それに対し、cでは逆に舌の根元に力が入っていて喉に蓋をしています。

三種類の「ん」

アンケートの結果を見ると、文字とし

図1 「しんぶん」の2つの「ん」をどのように発音していますか

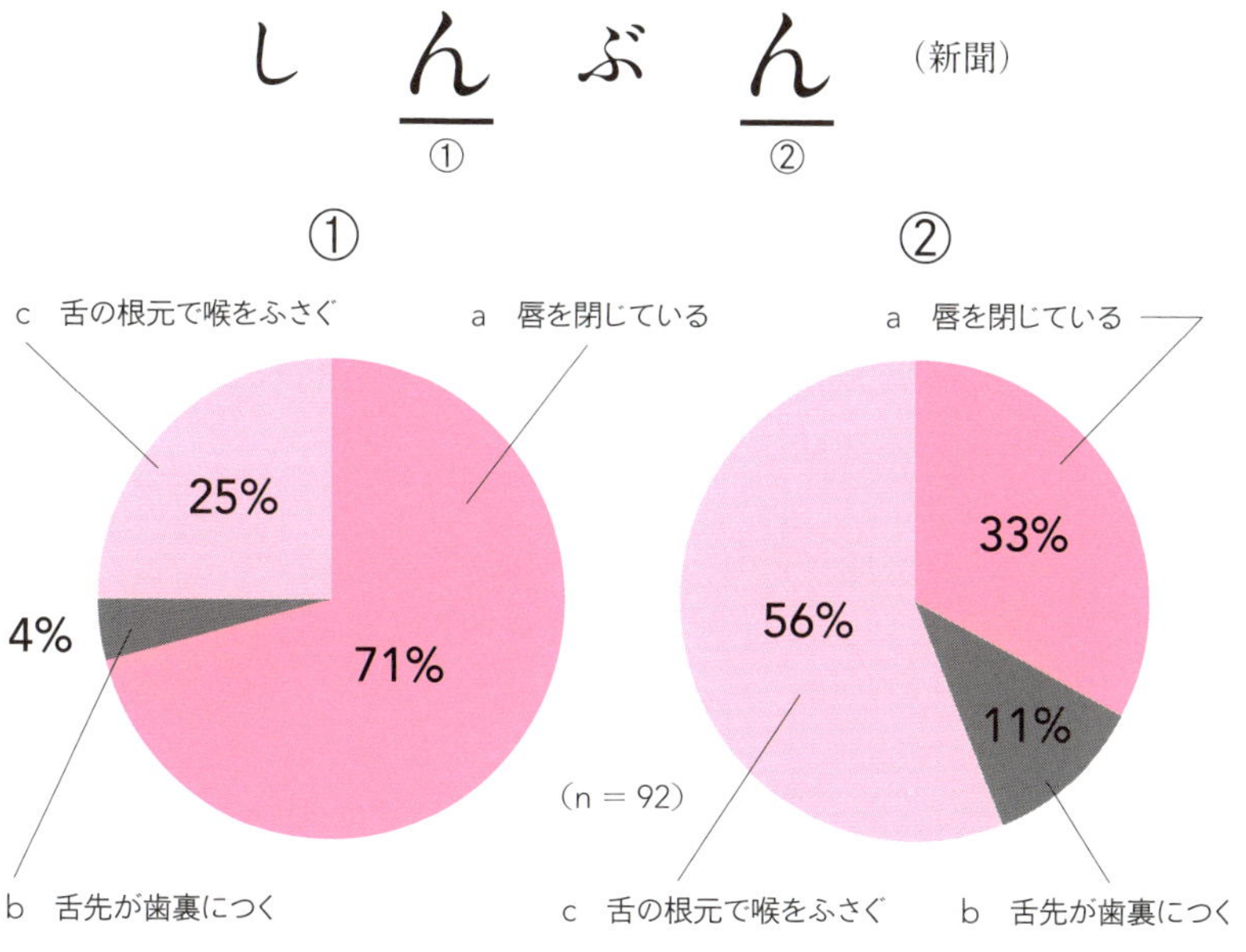

ては同一である「ん」が、唇や舌のポジションとしては別物として扱われていることが分かります。

一つめの「ん」（以下「ん①」）は、四分の三に近い人が「a 唇を閉じている」と回答しています。それに対して、二つめの「ん」（以下「ん②」）では、半数以上の人が「c 舌の根元で喉をふさぐ」を選んでいます。

アンケートではさらに、「ぺんぎん（ペンギン）」の二つの「ん」についても回答してもらいました（図2）。

すると今度は、一つめの「ん」（以下「ん③」）で「c 舌の根元で喉をふさぐ」が四分の三近くと多数派を占めました。二つめの「ん」（以下「ん④」）も全体的な傾向は似ていて、「c 舌の根元で喉をふさぐ」が約六割を占めています。

図2　「ぺんぎん」の２つの「ん」をどのように発音していますか

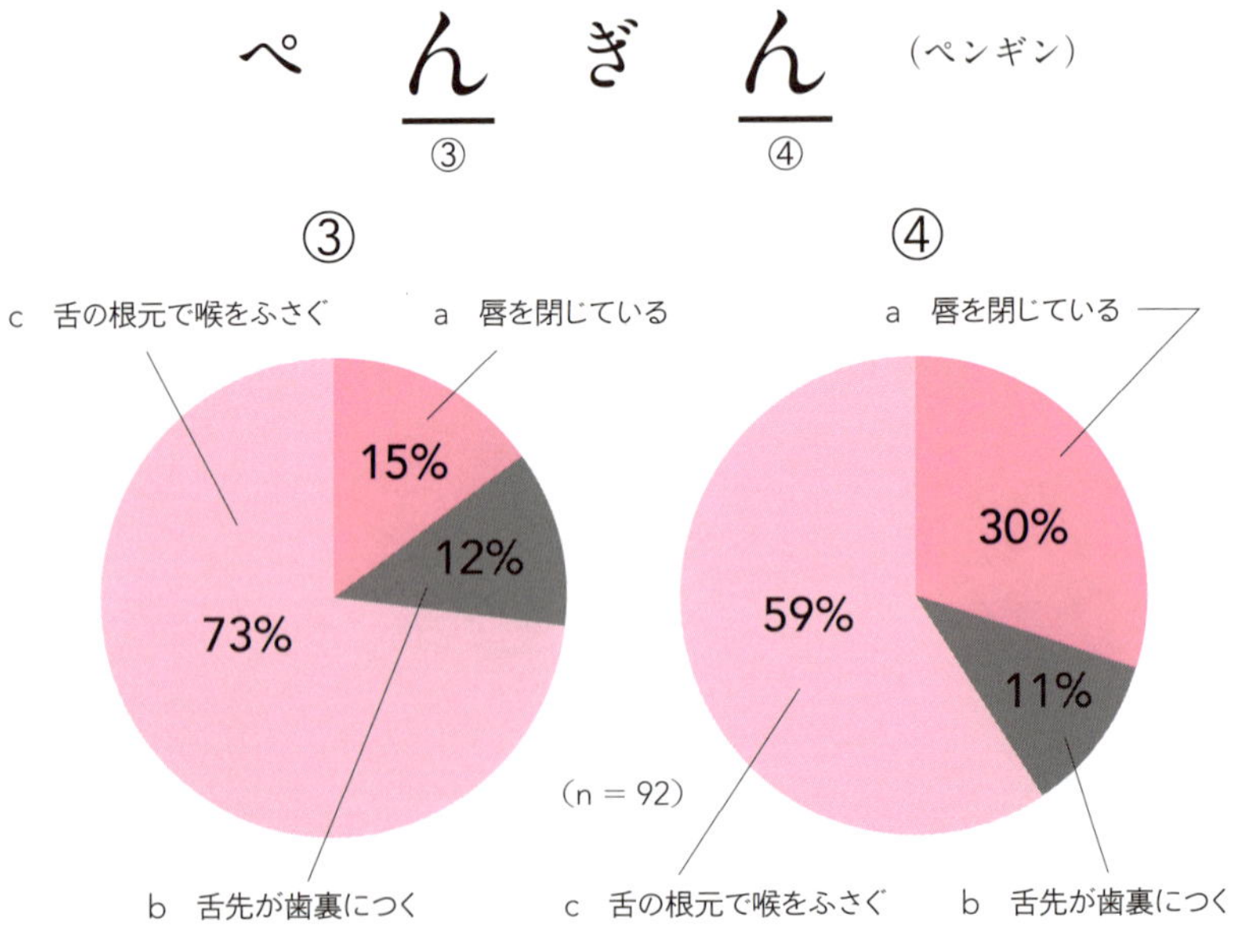

すでに言語学や音声学の分野で指摘されていることですが、私たちが書く文字と、それを発する仕方は、実は一対一で対応しているわけではありません。『ん』はこうやって話すもの」という、決められた唯一の舌や唇のポジションがあるわけではないのです。

舌や唇のポジションが違うということは、出ている音も微妙に違うということを意味します。つまり「ん」という文字に対応する音は、実際には複数、具体的には三パターン存在するのです*1（図3）。

この三つの音は、発音記号としては［m］［n］［ng］として区別されるものです。上記のアンケートで示した三つの「ん」のポジションは、以下のようにこの発音記号のそれぞれに対応しています。

図3　日本語の「ん」の中身

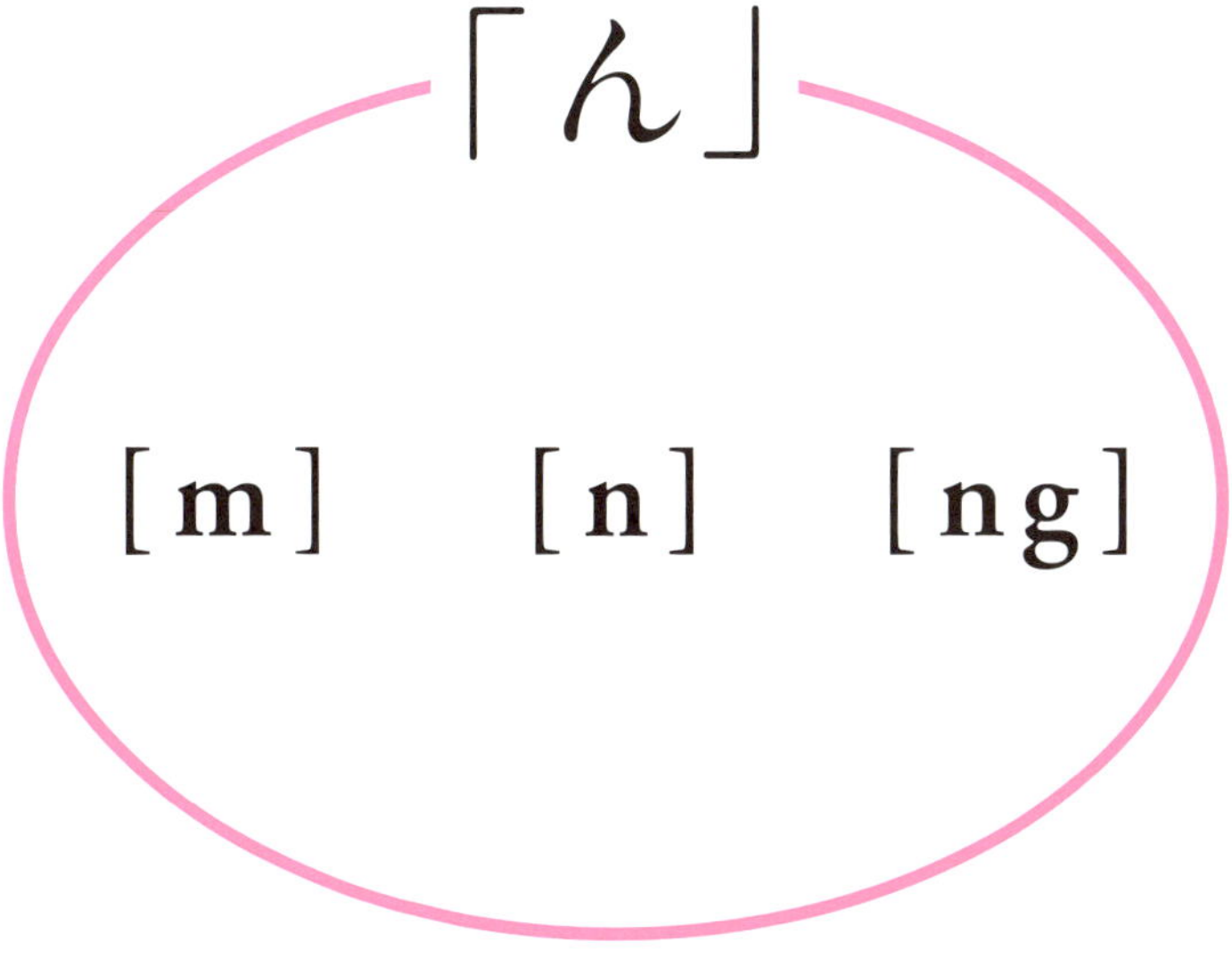

a　唇を閉じている……［m］（唇内撥《はつ》音）
b　舌先が歯裏につく……［n］（舌内撥音）
c　舌の根元で喉をふさぐ……［ng］（喉内撥音）

どのポジションも共通しているのは、鼻に空気を流していること。「ん」に聞こえる音を発するためには、肺から出た呼気に声帯の振動を伝え、それを鼻から抜くことが必要なのです。呼気を鼻から抜くためには、口腔側を密閉する必要がある。上記三つの発音の違いは、要するに「口腔の密閉の仕方の違い」です。aは唇で、bは舌の先っぽで、cは喉元で、閉空間をつくり出しているのです。

ちなみに、「ん」の文字が日本語に誕生するのは、ようやく平安時代末期になってからだと言われています。カタカナの「ン」が登場する最も古い文献は、一〇五八年に書かれた『法華経』（龍光院所蔵）、ひらがなの「ん」の登場はその少しあとで一一二〇年に写本された元永本『古今和歌集』[*2]だそうです。

もっとも、それ以前にも、仏教とともにサンスクリット語や中国語から伝わり、発音はされていたと考えられています。八〇〇年代の仏教経典に書かれた振り仮名を見ると、まだ対応する文字がないので、現代なら「ん」と書かれるべき箇所が「ム」「ニ」「イ」と書かれています。これはまさに、上記の［m］［n］［ng］に対応しています。[*3]

「すし」と「きし」

複数の発音が一つにまとめられてしまうケースは、「ん」に限りません。子音だけ見ても、同じようなことが起こっています。

たとえば、さ行に共通の子音である/s/。これらも、実は音としては一つではありません。「さ」「す」「せ」「そ」の子音は同じですが、「し」の子音は音としては違っているのです。

ためしに「すし（寿司）」と言ってみましょう。「す」では舌の先っぽを歯の裏に近づけて発音するのに対し、「し」では、舌の位置がやや後ろに下がり、唇が丸まります。これらは発音記号ではそれぞれ［s］と［ʃ］と表記され、音としては別のものです。英語では「see」の子音が［s］、「she」の子音が［ʃ］に対応します。

母音でも同じです。たとえば「き」と「し」。おなじ「い段」ですが、「き」では喉が震えているのに対して、「し」では震えていません。「き」は声帯を震わせる有音、「し」は声帯を震わせない無音なのです。もっとも、発音の仕方は話す速度によっても変わります。「おしり」と言うときの一瞬で通過する「し」は無音でも、「し」だけゆっくり発音すると有音になります。

お察しのとおり、どの音を同じととらえ、どの音を区別するかは言語によって異なります。

日本語では同じ「ん」にまとめられてしまう［m］［n］［ng］も、英語や中国語では別のものとして扱われます。［s］と［ʃ］が英語で区別されるのは先ほど指摘したとおりですし、日本人が

［r］と［l］の発音が苦手なのは、日本語ではそれらを区別する習慣がないからです。逆に、日本語では区別される［k］と［g］が、韓国語においては区別されず、同じものとして扱われます。

音素による音のカテゴリー化

複数の音を一つにまとめたものを「音素」といいます。［m］［n］［ng］は音としては異なりますが、日本語での音素としては同じものとして扱われます。逆にいえば、日本語を話すとは、［m］［n］［ng］の違いには目をつむり、ざっくり同じものとして扱うことなのです。

赤ちゃんが母語を獲得する過程とは、まさにこの「ざっくり聞く」方法を身につける過程です。赤ちゃんが音素を身につけ始めるのは、母音で生後四か月くらい、子音で六か月くらいと言われています*4。

赤ちゃんは大人よりも未熟だから、最初はおおざっぱに聞いていて、次第に差異を認識するようになる、と思いがちですが、むしろ逆なのです。日本語環境で育った赤ちゃんは、生後一〇か月くらいまで［r］と［l］を問題なく聞き分けられますが、一歳の誕生日くらいになると、日本語の音素のカテゴリーになじんでその区別ができなくなるそうです。

このように、ある言語を習得するとは、本当は互いに異なったさまざまな音を、ざっくり一つの音素として、カテゴリー化して聞くことを意味します。これは子どもが色を学ぶときに、トマトとリンゴといちごの色の違いを無視して、ひとまず「赤」とまとめて名付けるのと同じことです。同じ単語でも、言語としてとらえるのと、それを発する体の使い方としてとらえるのでは、あらわれる相貌がまったく違うのです。

ただし、ここまでの話はまだ「運動」の話ではありません。たしかに「唇や舌のポジション」という体の話はしていました。けれどもそれはあくまで静的なもの。「しゃべる」という体の「運動」をとらえるためには、その時間的な変化に目を向けてみなければなりません。

そのためのとっかかりになるのが、そもそもなぜ、一つの音素に対して複数の音が存在するのか、という疑問です。なぜ私たちの舌や唇は、同じ音素を出すのに決まったポジションをとらず、ケース・バイ・ケースでやり方を変えようとするのでしょうか。

「ん」は準備している

その答えは、先ほどご紹介した「『ん』についてのアンケート」結果にすでにあらわれています。図1にあるように、「しんぶん」の二文字めの「ん①」については、四分の三近くの人が「a唇を閉じて」発音していました。それに対して、図2の「ぺんぎん」の二文字めの「ん③」については、「c舌の根元で喉をふさぐ」が四分の三に近くと多数派を占めています。それぞれの語尾である「ん②」や「ん④」に比べて、これら二文字めの違いが大きくなっています。

「しんぶん」と「ぺんぎん」の違いは何か。

一言でいえば、それは「文脈」です。「ん」自体は同じだけど、置かれている場所、つまり前後の音素が違うのです。

特に大きな影響を与えるのは後ろに続く音素です。「しんぶん」では、後ろに来るのは/b/です。/b/は「有声両唇破裂音」と呼ばれ、唇を閉じて閉空間をつくり、そこに空気をため、それを一気に解放させることによって音を出します。「破裂音」と呼ばれるのは、閉空間を解放する瞬間に空気の破裂が生じるためです。いわば風船を膨らまして割るような作業を、私たちは小刻みにしているわけです。そのとき声帯が震えているので/b/は有声、震わせないと無声の/p/になります。

つまり、/b/は唇を閉じる必要がある音素なのです。だからその直前の「ん①」も、唇を閉じる発音（唇内撥音）が選ばれやすい。「ん」で閉じておけば、そのままそれを解放するだけで/b/になるからです。つまり楽なのです。舌を歯の裏につけたり、喉をふさぐことによって「ん」を出すこともできますが、この場合は唇を閉じたほうが負担が少ない。要するに、この「ん」は、その後に続くポジションに備えて準備している「ん」なのです。

「ぺんぎん」ではどうでしょうか。

今度は後ろに/g/が続きます。これも/b/と同じく破裂音の一種ですが、閉空間をつくるときに、唇ではなく舌の根元で喉をふさぐ方法をとります。なおかつ声帯の振動を伴うので、/g/は「有声軟口蓋破裂音」と呼ばれます。「軟口蓋」とは「口蓋垂（つまり〝のどちんこ〟です）」のまわりの、口の天井の柔らかい部分のこと。有声軟口蓋破裂音では、まさにこの部分に舌の根元をつけて喉に空気をため、それを破裂させているのです。

ちなみに、この軟口蓋での破裂を利用したのが、「ガラガラうがい」です。なぜ「スラスラうがい」でも「ブラブラうがい」でもなく「ガラガラうがい」なのかといえば、「が」の/g/のたびに、破裂した大きな気泡が口のほうにのぼってくるからです。気泡のおかげで水が泡立ち、喉をきれいにしてくれます。英語でも「うがいをする」は「gargle」ですから、同じ/g/→/a/→/r/の流れですね。

さらに余談を重ねると、パリのノートルダム大聖堂の壁面などに見られる恐ろしい怪物の彫刻は「ガーゴイル」と言われます。「ガーゴイル」はフランス語の「gargouille」に由来し、もともとの意味は「喉」です。あの怪物は実は雨樋の機能を持っており、まさに雨水でガラガラうがいをしているわけです。

話を戻しましょう。

「ぺんぎん」の「ん③」。これはまさに/g/の前の「ん」だからこそ、「舌の根元で喉をふさぐ」発声法が好まれるのです。「しんぶん」の「ん①」と同じ理由で、そのほうがスムーズに次のポジションに動けるからです。「ぎ」が「ん」を決めています。

要するに、私たちの体は、無意識のうちに、三つの「ん」の発音法のなかから、そのときの文脈に応じて最もやりやすい方法を、選んで発音していることになります。それは裏を返せば、私たちの発音には準備がある、ということを意味しています。次に続く音素がどのようなものか、少しだけ未来を先取りしながら発音しているのです。言語学・音声学が専門の氏平明が指摘するように「私たちは、ことばの設計図を時間軸上に先読みしながら発音を実行して[*5]」います。

ちなみに、東京メトロ東西線の駅「日本橋」は、「Nihombashi」と表記します。「日本」は

「Nihon」だけれど、「日本橋」は「Nihonbashi」ではありません。理由はもうお分かりですね。ローマ字で表記するなら「Nihonbashi」ですが、あとに「b」のような破裂音が来る以上、読み方に即するなら「Nihombashi」でなければならない。英語の「Combat」や「Combination」と同じ原理です。*6

同様に、後ろに「p」や「m」が来る場合も、直前の「ん」は「m」表記になります。知人に「新松さん」という人がいますが、彼はパスポートセンターで「Shinmatsu」と書いて「Shimmatsu」に直されたそうです。

マニュアル制御からオートマ制御に

「ことばの設計図を先読みする」と言っても、私たちには、そんなことをしている自覚は基本的にありません。そもそも私たちがしゃべるとき、しゃべるべき内容を言葉としては意識しているとしても、筋肉の緊張具合や舌を持ち上げる高さなどを、いちいち考えてコントロールしているわけではありません。

つまり「しゃべる」という運動そのものは、たとえば針に糸を通すようなきわめて意識的な運動とは異なり、自動的な調整にかなりの部分を負っている運動なのです。針の糸通しが「マニュアル制御」だとすれば、しゃべることは「オートマ制御」だと言えます。

ある運動がオートマ制御である、ということは、その運動がすでに身につけた手持ちのパターンを利用した制御である、ということを意味します。

たとえばトロンボーンのプロは、意識しなくても望む音を出すことができます。なぜそのようなことができるのかといえば、管をどの程度伸縮させると、つまり腕をどの程度動かすと、どのような音が出るのか、その対応関係のパターンを知っているからです。楽器の演奏に習熟するとは、このパターンを身につける過程にほかなりません。

同じように私たちも、発声器官のポジションと出る音の対応関係のパターンを、成長の過程で獲得しています。赤ん坊のころは単純な音しか発音できなくても、言葉に習熟してしまえば『あ』を出すためにはえっと……」なんていちいち口の形を試行錯誤する必要はない。そんなことをしていたら、しゃべろうとするスピードにはとうてい追いつかないでしょう。日本語なら日本語を話すのに必要なパターンをひとそろい持っているから、話す内容さえ与えられれば、オートマ制御で思った音を出すことができるのです。

私たちが成長する過程で身につけるこうしたパターンは、運動生理学の分野では、「内部モデル」あるいは「内部反転モデル」と呼ばれます。それが「反転」と呼ばれる理由は、目標として設定された「発音したい音」から逆算して、発声器官をどのように動かせばよいかという運動指令に変えているから。「内部モデルから生じた運動指令は、発話産生システムの筋肉に送り込まれる。そうすると、これらの筋肉で調和のとれた収縮運動が起こり、音響アウトプットを算出し、予定したとおりの発話になる」[*7]。

子どもは成長する過程で、実際に出た音をフィードバックしながら、徐々にこのモデルを磨き上げていきます。

パターンは意識の代用品

パターンが形成される理由は、一にも二にも「効率化」に尽きます。どんな運動であれ、最初は意識的に制御する「マニュアル制御」です。けれども、ずっとそれを続けるには労力がかかる。一つ動くために筋肉の動き方や関節の曲がり具合をいちいち指定していたら、私たちの脳はパンクしてしまうでしょう。

そうならないのは、随意運動であったとしても、パターンに頼って行うことによって、意識的にコントロールしなければならない量を減らしているから。運動を細部にわたってチェックする機能をオフにして、細かいことは体に任せている。あとは「よきにはからえ」です。

序章で、体には「意識的にコントロールされている領域」と「意識的にはコントロールされていない領域」がある、という話をしました。習熟するにつれて「マニュアル制御」が「オートマ制御」に移行するとは、とりもなおさず、運動が行われる場所が「意識的にコントロールされている領域」から「意識的にはコントロールされていない領域」へと移行するということを意味します。心臓の拍動のような不随意運動が「意識的にはコントロールされていない領域」に属するのは言うまでもありませんが、随意運動であっても習熟につれて、「コントロールされていない領域」に属する部分が増えるのです。

「ことばの設計図を先読みする」のも、パターンを利用した体の無意識的な仕事です。それぞれの単語を発するのに、どのようなポジションを選ぶのが最もスムーズになるのか。考えなくてもうまくいく、という意味で、パターンは意識の代用品と言うことができます。

「ん」と「ぶ」は続いている

さて、しゃべることが、とるべきポジションを連続的に経ていく運動であるとすれば、「しんぶん」の二つめの「ん」の発音のなかに、「ぶ」の発音が入り込むということを意味します。「ん」の終わりのほうは、すでに「ぶ」につながっているのです。「ん」のようにはっきりとした発音の選択肢がない場合でも、それは同じ。私たちがしゃべるとき、ある音は常に次に来る音と混じり合っています。これが「なめらかに話す」ということです。

言われてみれば当たり前のことですが、私たちは決して「し・ん・ぶ・ん」と一文字ずつ区切って話すわけではありません。それはあくまで、「し」から「ん」へ、「ん」から「ぶ」へ、「ぶ」から「ん」へとなめらかに続く「し→ん→ぶ→ん」なのです。四つの文字を経由しつつも、運動としてはただ一つ。この連続性をとらえることが、言葉を身体運動としてとらえるときの最も大切な視点です。

当然、この流れは後の音だけでなく前の音をも引き継いでいます。そのことがよく分かるのは「が」です。

「私が」と「が（蛾）」と単体で発音するときには、はっきり/ga/と喉の奥を閉めて発音しますが、「私が」という流れのなかにある助詞の「が」は、もっと鼻に抜けるような「が」です。/i/を引き継ぎつつ、いったん/n/が入る「んが」のような音。発音記号で書くなら/ʃ/→/i/→/n/→/g/→/a/とでもなりそうな、前からなめらかに引き続く「が」になります（もっとも最近では、こうした鼻に抜ける音は、以前ほど使われなくなっているとも言われていますが）。

体は物理的な存在です。物理的な存在であるということは、絶えざるプロセスのなかにあるということを意味します。たとえば座っている状態から立ち上がるとき、体は「座る」と「立つ」のあいだにある無数の中間的な姿勢を経由します。どんなに速く動いたとしても、「座る」姿勢から「立つ」姿勢へと瞬間移動することはできません。「病気」から「健康」に一瞬で転じるわけではないし、「生」と「死」のあいだにはっきりとした線引きができるわけではありません。病気と健康が、生と死が混じり合う中間地帯がそこにはあります。

発声の運動も同じです。「ん」から「ぶ」にいたる過程で、/n/と/b/のあいだの音、すなわち/n-b/の音も出ているのです。

先ほど、「私たちはピアノを弾くようにはしゃべっていない」と言いました（そのときは、「ドの音を出すためにドの鍵盤を叩く」というような一対一の関係が発音については成り立たない、という意味でピアノの例を出していました）。同じ比喩をここでも使うならば、私たちがしゃべるとは、いわば「ド」を出しながらその音を徐々に「レ」に変えていくような作業です。いや、もっと正確にいえば、「ド」の鍵盤を徐々に「レ」の鍵盤に変形させていく作業とでも言ったほうがよいでしょうか。

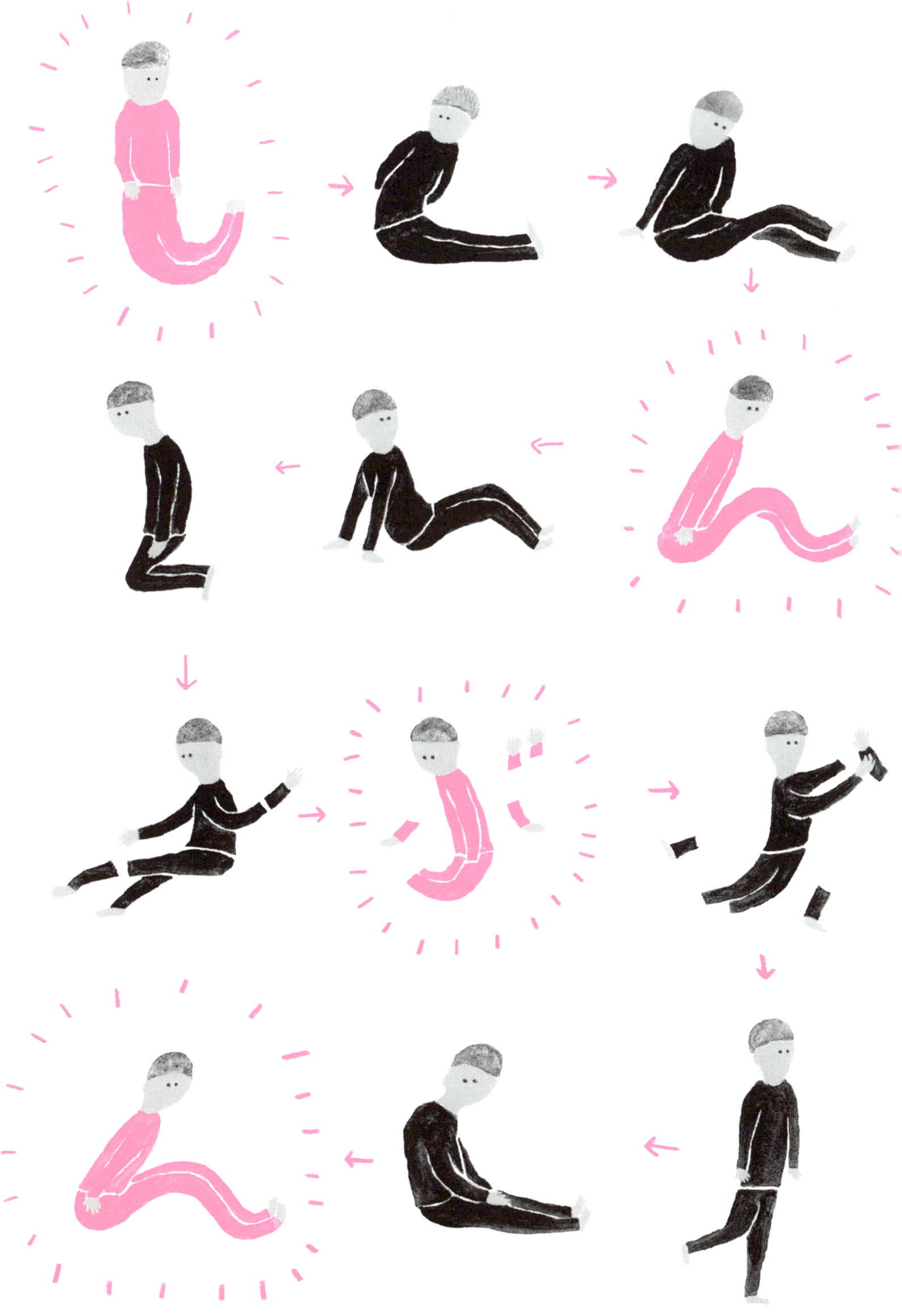

どんなに続けて弾いたとしても、「ド」と「レ」のあいだに不連続な「つなぎめ」が生じてしまうピアノと、あくまでなめらかな私たちの発声。それらがいかに違うものであるかが分かります。

一つのビープ音が「声」に変化する

私たちが声を出したり調節したりする器官の仕組みを、ごく簡略化して示すと図4（五四頁）のようになります。

一言でいえば、それは「①肺から出た空気」が「②声帯によって振動を与えられて音になり」、それを「③声道が加工・修飾する」というプロセス。「声帯」とは、左右一対の襞からなる器官で、肺から押し出された空気が、襞と襞のあいだの門のような狭い隙間を通るときに振動が生まれ、音になります。

声のもとになるこの音は、「ビー」といういわゆるブザーのようなビープ音。人間の豊かな声の素材が、こんなに機械的な音だったのかと思うと意外な気もしますが、要するにシンプルな波形の単純な音がもとになって声がつくられているわけです。

「声道」は、声帯を通過した空気が外に出て行くまでのトンネルのこと。喉頭、咽頭、口腔、鼻腔からなる体内の空間の総称です。

この声道というトンネルの形状を変化させることによって、私たちは一つのビープ音から多様な声を生み出しています。日本語の五つの母音を発するための、声道の形状を模式的に表したものが

図4の五つの管です。同じビープ音が、声道の形状いかんで「あ」「い」「う」「え」「お」のそれぞれに変化するのです。

ちなみに、この模式図をもとにつくられた管状の声道模型があり、ある音声学の専門家に現物の音を聞かせていただいたことがあります（同じものが、静岡科学館「る・く・る」にも展示されているそうです）。

そのときは、ブザーの上に五種類の管を次々置いていく形だったのですが、ただのビープ音が「あ」や「い」に変化するさまは、独特の不気味さがありました。アンドロイドの見た目があまりに人間に似てくると、親しみが反転して不気味さに変わる「不気味の谷」という現象がありますが、それはまさに「音声版・不気味の谷」でした。

単なる物理現象としての「音」と、感情や意志のあらわれとしての「声」。ふだんはまったく区別していますが、実は地続きのものであることを実感した瞬間でした。

発声器官のモーフィング

このように声道の形状を変えることによって母音が生み出され、そこにさらに子音が加わります。子音はきわめて多様な音の装飾です。先述のような破裂音や、唇や舌による摩擦音、さらにはそのそれぞれについての声帯を震わせる有声バージョンと震わせない無声バージョン。そのたびに声道の形状が変化します。

図4　声がつくられる仕組み

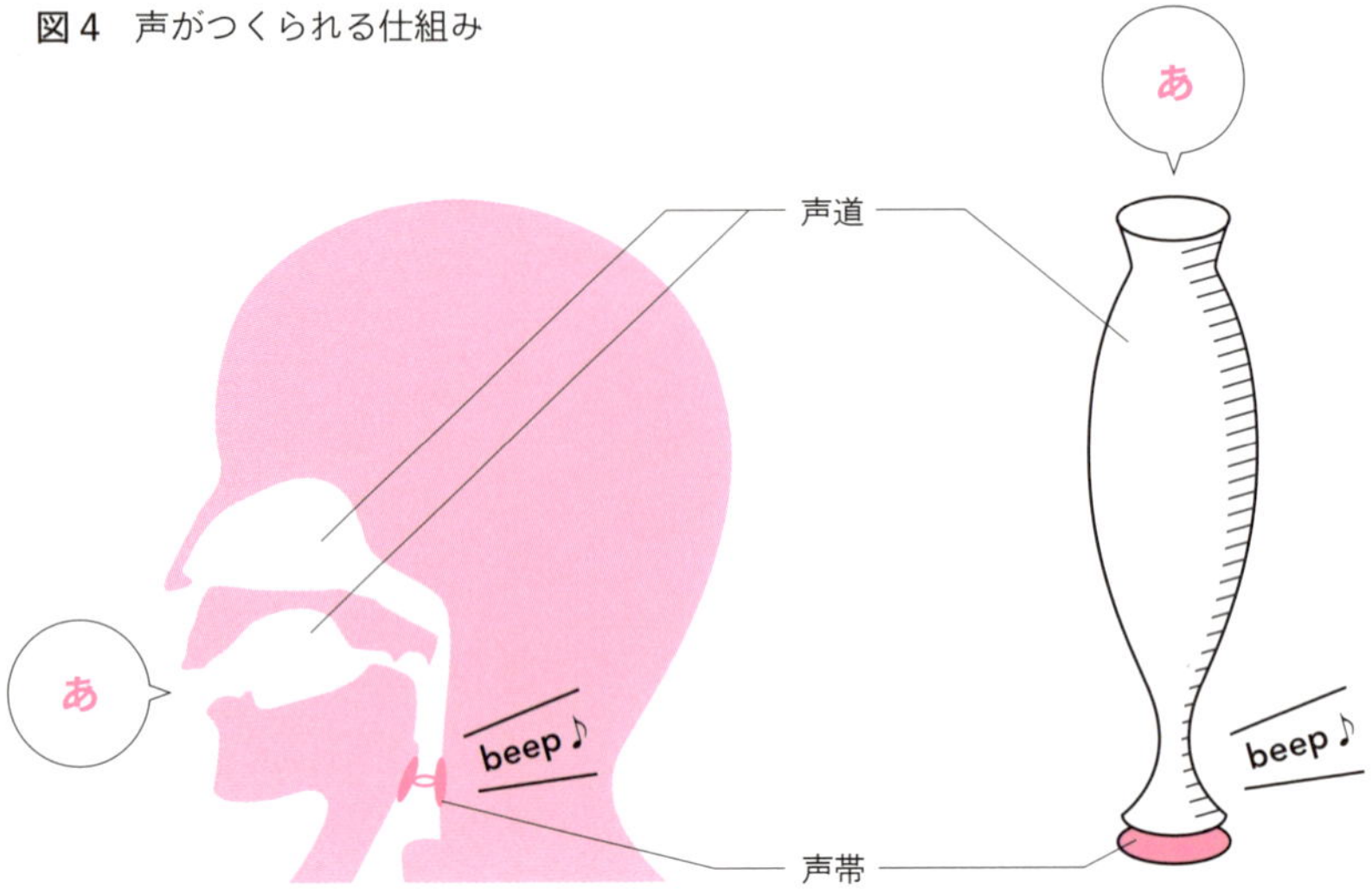

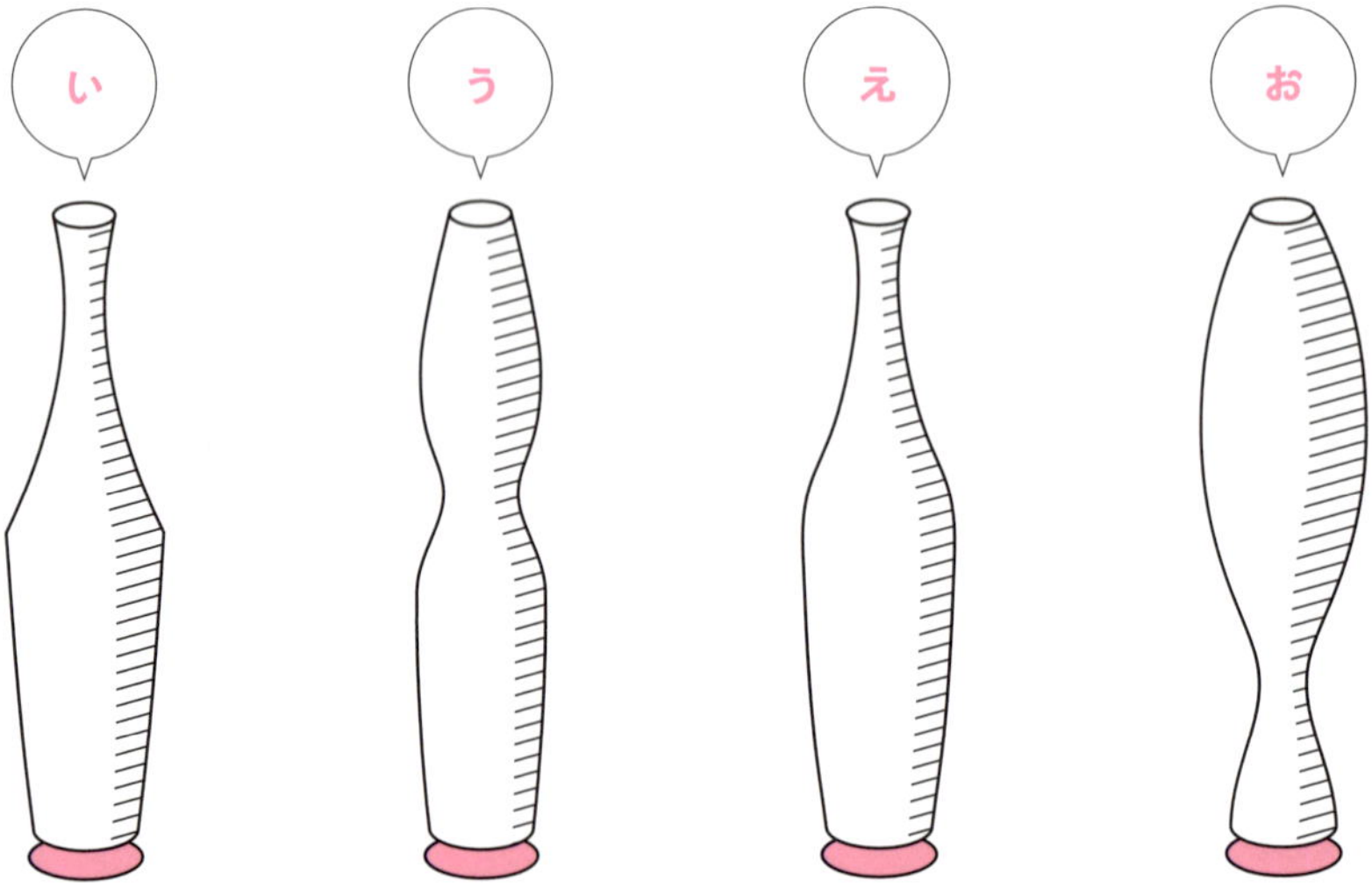

このように、私たちがしゃべる運動とは、①肺からの空気の出し入れ、②声帯の振動の有無、そして何より③声道の形状、をなめらかに微調整し続ける、きわめて複雑な運動です。

子どもの発達において、話し言葉を急速に発達させる時期は、歩行などその他の運動の発達が一時的に停止するということが複数報告されています[*8]。しゃべる運動を身につけることと、歩行の運動を身につけることは、同時進行で進めることはできないのです。このことも、いかにしゃべることが複雑な運動であるかを物語っています。

これらしゃべることにかかわる漸次的な調整のプロセスを、本書では「発声器官のモーフィング」と呼びたいと思います。

「モーフィング」とは、コンピュータ・グラフィックスの技術のひとつで、あるものをなめらかに別のものへと変形させていく手法。みなさんも、コップがいつの間にか瓶に変化したり、マリリン・モンローの顔がモナリザにすり替わっていくような映像をどこかで見たことがあるのではないでしょうか。あそこで使われているのがモーフィングの技術です。

発声のプロセスも、声道をある形から別の形へとなめらかに変形させていく「モーフィング」の作業だと言うことができます。それはいわば、みずから形を変え続ける管楽器のようなもの。「空気の流れ」という中身をあやつるために、「発生器官」という容れ物の形を変えているのです。「コーヒーを注文するときも、家族と冗談を言うときも、私たちは体の一部をコンマ秒単位でモーフィングしながら、しゃべっているのです。

「かんだ（神田）さん」と「かただ（堅田）さん」

どもりの現象も、このモーフィングに関係していると考えられます。

どもりというと「たたたたまご」のように最初の音を連続的に発する「連発」のイメージが強いので、「最初の音に問題がある」と思われがちです。しかしよくよく考えてみれば、この場合には最初の音はすでに出ています。したがって、むしろ『た』から『ま』に移行できないことに原因があると考えたほうが自然です（最初の音が出にくい「難発」というタイプの吃音もありますが、これについては後述します）。

たとえば、吃音当事者の藤岡千恵さんは、筆者とのメールのやりとりで「『かんだ（神田）さん』は言いやすいですが、『かただ（堅田）さん』はめちゃくちゃ言いにくい」と教えてくれました。「かんださん」は言えるのに、「かたださん」は「かかかかかたださん」と連発してしまう。最初の「か」に問題があるのであれば、「神田さん」も「堅田さん」も、発話の難易度は同じはずです。最初にもかかわらず、「堅田さん」は「神田さん」に比べてはるかに難易度が高いと言う。となれば違いは、真ん中の一文字が「ん」かそれとも「た」かによって生じる、モーフィングのプロセスにあるとしか考えられません。

まずは「堅田さん /katadasan/」中の「/a/→/t/」というモーフィングについて考えてみましょう。

/t/は、/b/や /g/と同じく破裂音の一種で、「無声歯茎破裂音」と呼ばれます。もう説明するまでもないかもしれませんが、上歯茎の裏に舌をつけることで閉空間をつくり、かつ声帯を振動させないタイプの破裂音です。となると、ここにあるモーフィングは、「母音→破裂音」の移行ということになります。実は、この「母音→破裂音」の移行は、統計的にも吃音が生じやすい典型的な調音パターンのひとつとして知られています。*9

「母音→破裂音」という移行は、「押し出す力」と「せきとめる力」という相反するベクトルの力が一つの体のうちでせめぎ合う激しいプロセスです。

まず/a/では空気を外に「押し出し」ます。その後/t/ではいったん空気をためて口腔内の圧力を高めるわけですが、ここでは歯茎と舌で空気を「せきとめ」ながら、それにちょうど釣り合う力で、空気を外に「押し出す」必要があります。

いわば、両手を胸の前で合わせて左右から押さえている状態、とでもいえばいいでしょうか。その直後、せきとめていた力を解除し、今度は空気を「押し出し」て一気に破裂させる。まるで二人の力士の対戦を、シナリオどおりに一人二役で演じているようなものです。

なぜ一語だとどもらないか

相反するベクトルの力を働かせるこのモーフィングの複雑さが、/a/→/t/付近でのアイドリング、つまり、どもりになってあらわれると考えられます。/a/→/t/に移行できないから、その手前で立ち止まって「かかかかただzwiąz」と連発するわけです。/a/→/n/ではそのような複雑な調整はありません。呼気がせきとめられることはなく、空気を押し出し続ければよいからです。

藤岡さんも「二音目に『ん』があると楽」と言っていましたが、「ん」は鼻に呼気が抜けるようにしておきさえすればいい。先にあげた三つの「ん」のように、流れに応じて使い分けられる自由度が高いと言えます。

吃音がモーフィングに生じたアイドリングであることは、「た・ま・ご」と切って話すとどもらない、「蚊」や「手」のような一音の語だとどもらない、といった当事者の報告からも分かることです。発語からモーフィング要素を取り除いた場合には、どもりが生じないのです。もっとも、日常の会話では一語だけの発言というのは基本的にありえず、しゃべることには、常にモーフィングが伴うことになります。

ただし、「母音→破裂音」のモーフィングが難しいというのは、あくまで一例にすぎません。統計上、たしかにこの組み合わせで吃音が生じやすいという結果が出ていますが、全員が、常にここで吃音が生じるわけではありません。

また序章でお話ししたとおり、時期によって、言いにくいパターンが変動するというケースも頻繁に耳にします。その際、言えなかった音が急に言えるようになるということも起こる。山田舜也さんが言うように、吃音は「『こういうときにどもる』という法則を決めるのをためらうところがすごくあります」。

「しゃべる機械」の難しさ

人間に特有の「しゃべる」という運動において、いかにモーフィングが重要であるか。そのことを突きつけられるのが、機械を人工的にしゃべらせようとする場合です。ふだん私たちは自分のモーフィング・プロセスを意識することはありませんが、しゃべる状況を人工的につくろうとすると、まさにモーフィングこそが人間らしいしゃべりの鍵であることが分かるのです。「しゃべる機械」そのものは、さかのぼれば一〇〇〇年以上の歴史があると言われています。[*10] その詳細は記しませんが、機械をしゃべらせたいという人間の欲望が、いかに古いものであるかが分かります。

現在の技術に近い、コンピュータによる音声合成によって「しゃべる」が実現されたのでさえ、今から半世紀も前のこと。このときはベル研究所のチームが、「Daisy Bell」という歌をコンピュータに歌わせました。映画『二〇〇一年宇宙の旅』で人工知能コンピュータのＨＡＬが、停止する直前に「Daisy, Daisy...」と歌うシーンは、このベル研究所のコンピュータを念頭に置いたものです。

ベル研究所が用いたのは、図4で示したようなモデル化された声道を数式で記述し、それをなめらかに変化させることによって音を合成していくやり方でした。合成された歌声は、そこはかとない哀愁に満ちていてそれ自体は魅力的ですが、人間の声とはかなり違っています。歌詞も聞き取りにくいし、なめらかさや揺らぎのない硬い声です。

初音ミクはこうして吃音を克服した！

その後、コンピュータを用いつつ、まったく別の音声合成法を取り入れて一般向けにも大ヒットしたのが、ご存知、ヤマハのVOCALOIDです。なかでもキャラクターイメージとセットになって発売された「初音《はつね》ミク」は、二〇〇七年に登場して以降、爆発的な人気を博しました。

VOCALOIDは、音の波形そのものを編集するのではなく、人間が歌った声の音源パーツ（音声素片）を組み合わせるという方法を採用しました。レゴブロックのように、さまざまな音のブロックパーツを用意（収録）しておき、それを組み合わせることによって、一つの「歌」という大きな物体をつくり上げようとしたのです。

部品を組み上げるだけですから、一見簡単なようにも思えますが、一つの単語を歌わせるのに四か月もかかったと言います。

最初に歌った単語は「朝」。ローマ字で記すと「asa」ですから、/a/と/s/と/a/のパーツを順番に組み合わせればいい――もちろんそんなはずはありませんね。私たちはそんなふうに細切れにはしゃべってはいません。それらをつなげる移行部、つまり「モーフィング」部分の音源が必要です。この点を加味すると、「朝」と歌うのに合計六つのパーツが要ることになります（図5）。

図にある「#」は無音部、「下線」は引き伸ばし、「ハイフン」は子音と母音のつながりを意味します。このうちモーフィングに相当するのは「a-s」そして「s-a」の部分。この接着剤があってはじめて/a/と/s/と/a/をなめらかにつなぐことができるのです（実際には、これらのパーツをさらにクロスフェードさせるような仕方でつなげます。前の音はだんだん小さくなるように、後の音はだんだん大きくなるように重ねるのです）。

ちなみに、「#（無音部）」がなぜ必要かといえば、音符と発声のタイミングを調整するためです。冒頭の「#」は要するにアタック。実はここにも非常におもしろい現象があります。最初の音が何かによって、音符に対する音の合わせ方が違うのです。

たとえば、「あさ」の逆、「さあ」と歌う場合には、最初の/s/が音符で指定されたタイミングより早く始まります（図6）。/a/の場合は音符の位置に合わせてアタックが始まる形でしたが、/s/では音符のタイミングよりも200ミリ秒以上も前からアタックが始まることもあるそうです。また。子音の種類に

図5　「朝」と歌わせるための音声素片の組み合わせ方

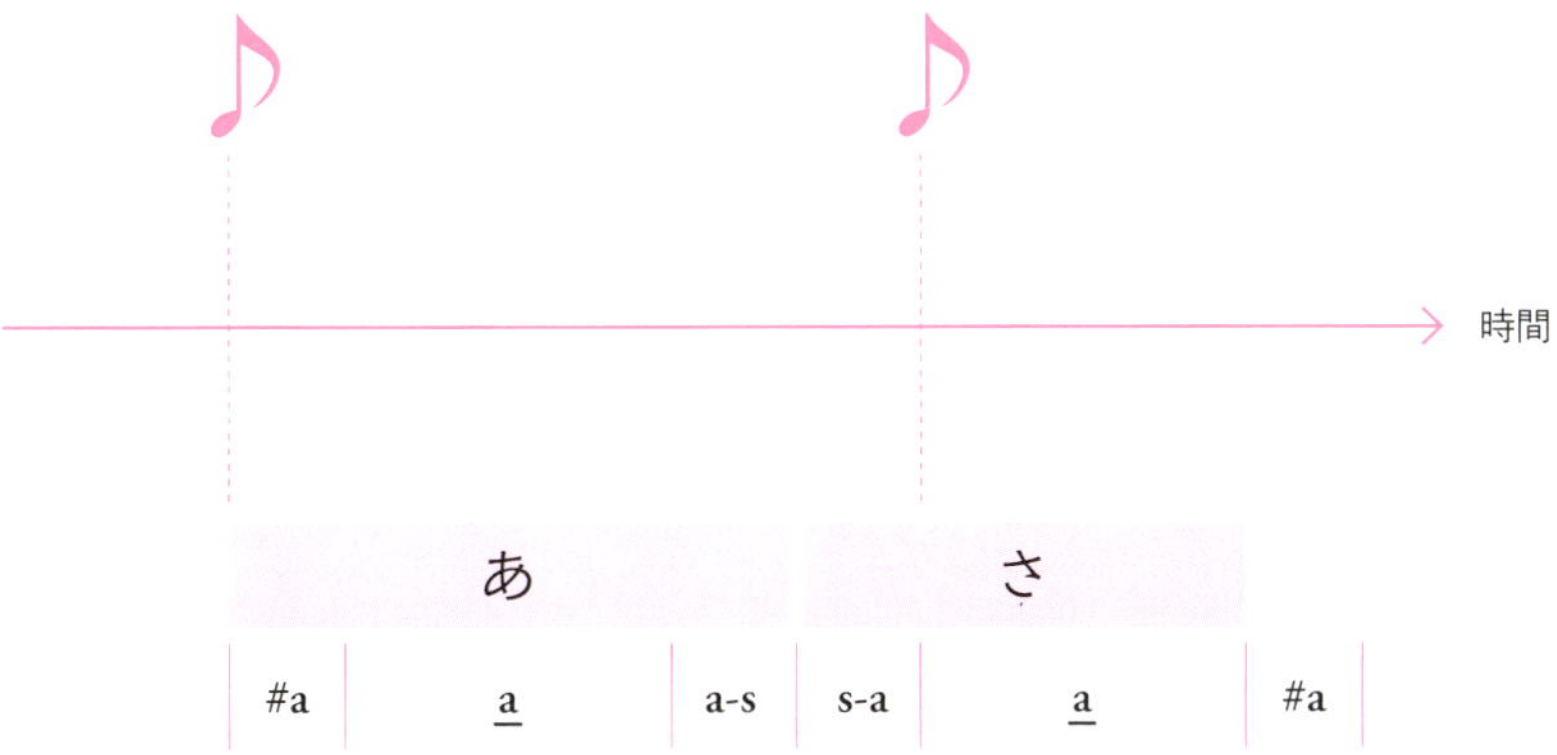

剣持秀紀、藤本健『ボーカロイド技術論』ヤマハミュージックメディア、2014年、40頁の図2-3をもとに作成。

よっても、その「先取り」の長さがが変わるそうです[*11]。

話を戻すと、こんなふうにヤマハのVOCALOIDは、まさにモーフィング部分を加味した音声素片を備えることによって、人間らしく歌うことができるようになっているのです。具体的にはVOCALOIDの音声ライブラリは三つのデータベースから構成されます。すなわち、「Stationaryデータベース」「Diphoneデータベース」「Triphoneデータベース」の三つです。

このうちStationaryデータベースは、「かー」「きー」といった伸ばし音のデータベースが入ったもの。モーフィング部分に相当するのはDiphoneデータベースとTriphoneデータベースです。

「phone」とは「phoneme」つまり「音素」のこと。つまりDiphoneとは「二つの」音素

図6 「さあ」と歌わせるための音声素片の組み合わせ方

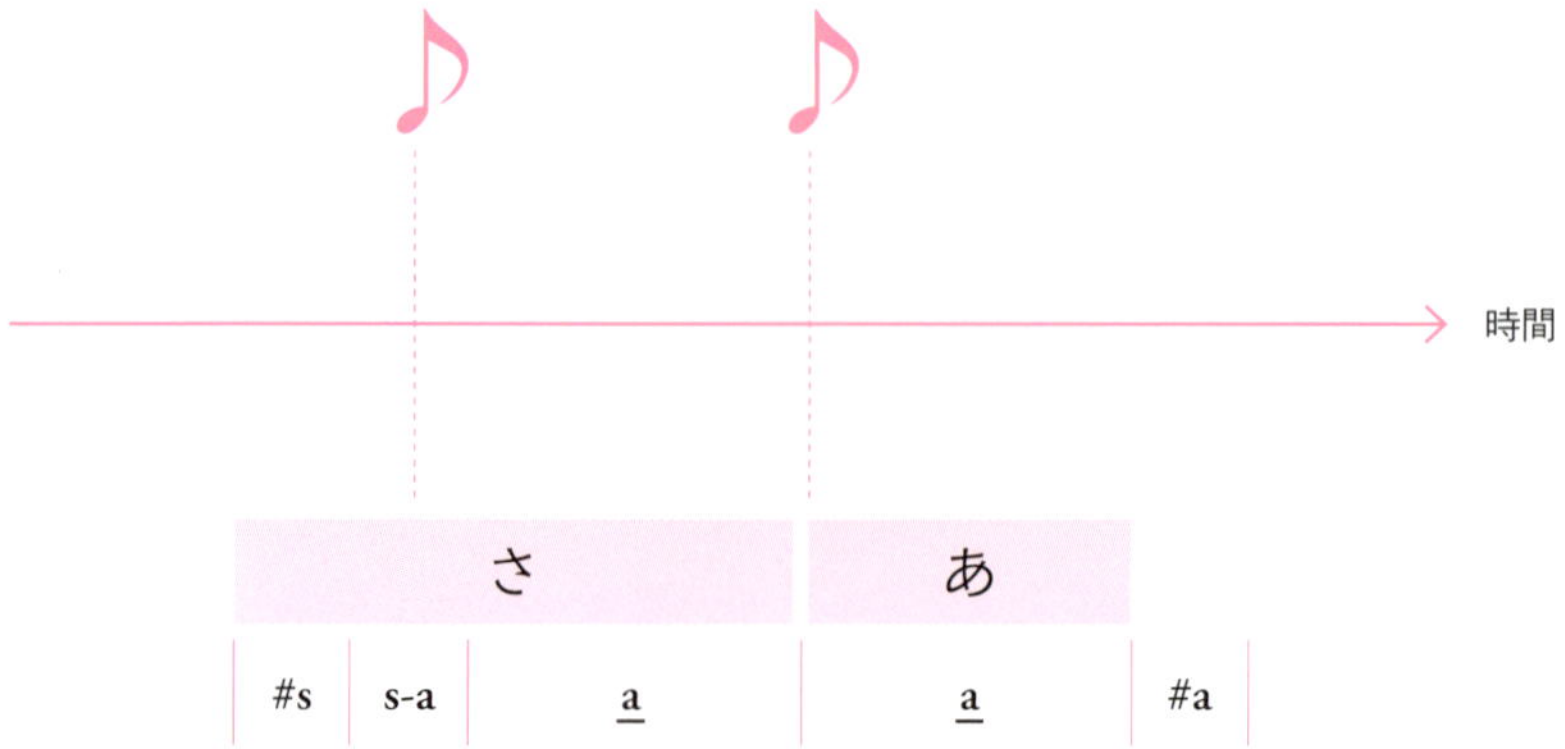

剣持秀紀、藤本健『ボーカロイド技術論』ヤマハミュージックメディア、2014年、41頁の図2-5をもとに作成。

のあいだの変わり目の音を指します。「朝」でいえば/a-s/や/s-a/がこれに相当し、VOCALOIDシステムの核をなします。さまざまな子音と母音の組み合わせからなるDiphoneが、レコーディングした単語から採取され、それがデータベースとして集められました。

Triphoneは「三つ」の音素の音源で、Diphoneを補完するために使用されます。たとえば、「魔法」や「作法」で用いられる/a-h-o/の組み合わせ。これは/h/ですでに/o/のための準備が始まるので、/a-h/だけでは足りません。/a-h-a/と比べてみると、次に来るのが/a/か/o/かで、/h/の口の形がまったく違うことが分かります。

こんなふうにVOCALOIDの開発プロセスを見ていくと、人間らしさに近づくために、いかにモーフィングが重要であったかが分かります。ここを解決することが、機械が歌うためには必要だった。そう考えると、初音ミクが直面していた問題は、吃音の人と同じだった、とも言えそうです。

本章ではここまで、「どもる」という経験を分析する準備として、「しゃべる」を身体運動の観点から分析してきました。

通常、私たちは「しゃべる」を言語的活動としてとらえ、身体運動としては意識していません。しかし、こうした運動の内実を分析してみると、それももっともなことだ、ということが分かります。たしかにそこには、発声器官をコンマ秒単位でモーフィングしていく、複雑な運動があります。けれども、それらはすでに身につけたパターンを用いて行う「オートマ制御」であり、私たちにとっては意識されてはいないのです。

意識されていないけれど、その複雑な運動を私たちの体は行っている。テレビのなかでニュースを伝えている人の体も、それを指差して家族に声をかけている人の体も、そうした運動のさなかにあります。人間らしい言語活動の実体が、実はこうした無意識的な自動運動に支えられています。なんだか目の前にいる人がアンドロイドに見えてくるようでちょっと不気味ですが、まずはそんな視点を持つことが重要です。なぜなら、まさにそうしたレベルで、「どもる」という現象は起こるからです。

次の第2章では、いよいよ具体的に、体がどもる状態について分析していきます。体がどもる状態はさまざまな副次的な現象を引き起こすため、その総体はかなり多層的です。以降、章を追ってその層を一つずつ明らかにしていきますが、次章では、その一番の発端となる「連発」という症状について分析します。

第2章

連発——タガが外れた体

複雑なオートマ制御の賜物である、私たちの「しゃべる」。

本章では、このオートマ制御に生じるエラーである「連発」について、その「コントロールが外れる感じ」に、当事者とともに分け入っていきます。

「連発」の概略については、すでに第1章でもお話ししています。端的にいえば、連発とは「最初の音を繰り返す」症状のこと。吃音の症状としては最もよく知られたものでしょう。「たまご」と言おうとしたけれど、「た」から「ま」へのモーフィングがスムーズに行かず、「た」でアイドリングが生じる。結果、「たたたたたまご」になる。パソコンで言うなら、キーボードを叩くと叩いた以上に多くの文字が表示される「バグ」のような状態です。

連発は、幼い子どもが多く経験するという意味で、吃音の最も原初的な形態と考えられています。もちろん大人のなかにも連発の症状が中心の人がいますが、次章でお話しする「難発」へと移行し、そちらが中心になる人も多くいます。

ちなみに、「オートマ制御に生じるエラー」と言うと、言い間違えたり、つっかえたり、といった経験を思い起こす人もいるかもしれません。いわゆる「噛む」という状態です。しゃべることに限らず、体のオートマ制御は常に一〇〇パーセント成功するわけではなく、エラーが起こること自体は、吃音の有無にかかわらず、誰にでも起こることです。

その意味では、たしかに構造的には、「噛む」と「連発」は同じものです。ただし、連発の場合には、「噛む」よりもはるかに高い頻度で、なおかつ同じ音や単語で、しかもたいていはより長い時間、エラーが続きます。

そのため、「噛む」は「あ、やっちゃった」という一度きりの出来事として流れていくのに対し、「連発」の場合には「次はどうしたら起こらないかな」と対処法を考えるようになる。そこから「連発→難発」という症状の進化が起こると考えられます。その意味で、「噛む」と「連発」はやはり区別されなければなりません。

tの三〇連打!

最初に取り上げたい連発の例は、私が吃音の研究を始めて間もないころに出会った、ある映画です。

映画のタイトルは『The Way We Talk』(二〇一五年)。吃音をテーマにしたドキュメンタリー映画で、監督のマイケル・ターナーが、自身の吃音とそれをめぐる友人や家族たちとの関わりを描いた、自伝的な作品です。

『The Way We Talk』は、ターナー監督みずから主演とナレーションを担当しています。当然、どもります。その症状は連発が中心。私はある人に教えられて、まずはこの映画の予告編をネットで見たのですが、そのナレーションでも頻繁にどもりが生じていました。*1たとえばその予告編の冒頭、ナレーションは約8秒間にわたるtの連発から始まります。

8秒というのはかなり長い時間です。ウサイン・ボルトが出した一〇〇メートル世界新記録が9秒58ですから、スタートと同時に連発が始まり、ゴール直前で単語の残りの音が出るくらいの長さです。あとから数えてみると、発せられたtの数は約三〇回。あいだに一度息継ぎが入っていますので、これを除くと、1秒あたり五回程度という計算になります。

ボルトが世界新を出したときに一〇〇メートルにかかった歩数は四一歩ですから、1秒あたりの歩数は四・二八歩。もちろん走るのとしゃべるのでは運動の大きさがまったく違うのですが、音だけ聞いていると「ボルトより速い」イメージです。吃音研究を始めたばかりの私は、そのような長い連発に出会ったことはなかったので、大きな衝撃を受けました。

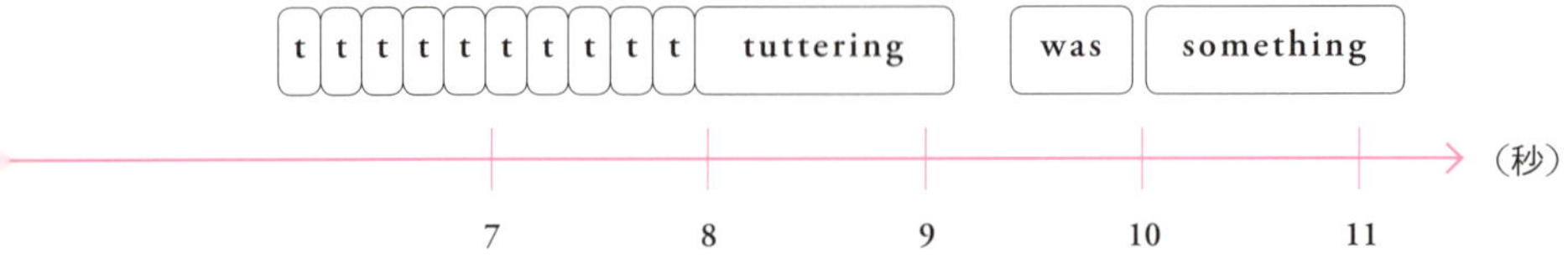

個人的な印象ですが、それを聞いたとき、もはや「エラー」には感じられなかったことを覚えています。同じ音があまりに長く続くので、それ自体が存在感を持ち、「エラー」を超えて何か独立した音の連なりに感じられてくるのです。

「音楽未満の音の連なり」のような。「しゃべる」ではなく「さえずり」のような。聞いていて、同時に、なんだか「耳がくすぐったい」感じがしました。映画の予告編だったため、背後にピアノのBGMが流れていたことも、そのように感じさせた要因かもしれません。

具体的に、このときの連発の症状を書き起こしたものが図7です。監督が言おうとしていたのは、ほかでもない「stuttering（吃音）」という単語。このうち、冒頭の「tut」の部分で連発が生じています。「吃音」を表す単語に、まさに「破裂音→母音→破裂音」という第1章でも論じた吃音が起こりやすい移行パターンが含まれているのです（ちなみに日本語の「きつおん」も、冒頭の「き→つ」に「破裂音→母音→破裂音」のパターンが含まれています）。

結局、監督の口から出てきたのは、無理やり文字にするならば、「sttttttttttttttttttttststttttttttuttering」とでも表されそうな音でした。し

図7　映画「the Way We Talk」予告編冒頭“stuttering was something”

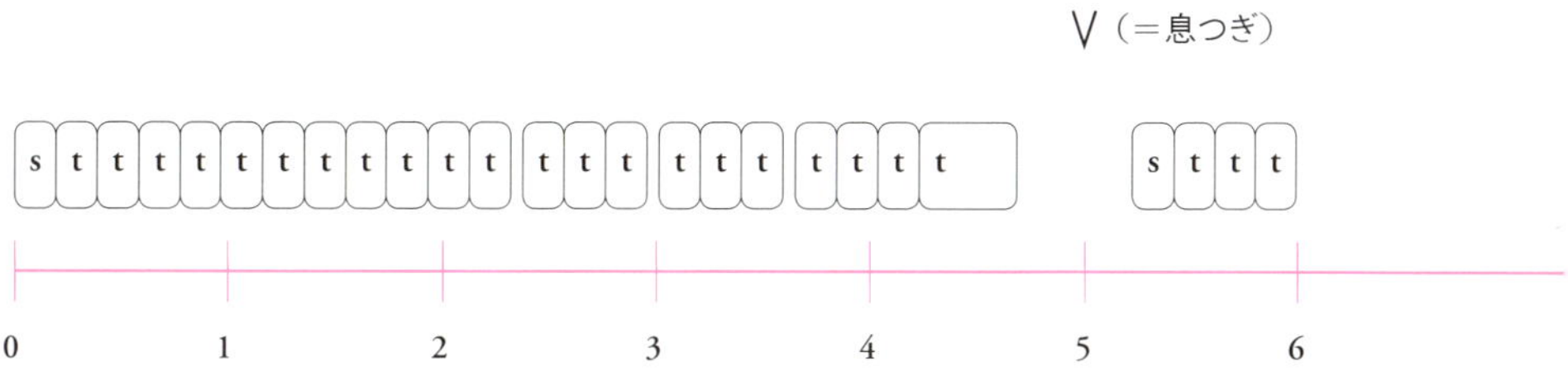

かも先ほど指摘したとおり、そのあいだに一度息継ぎが入っています。「stttttttttttttttttttttstttttttttuttering」という文字列を「読む」ことは不可能です。いや、ただ読むことならできるかもしれませんが、予告編の冒頭と同じ速さ、同じ正確さで言うことはできません。なにしろtを三〇回発するためには、舌を歯の裏に押し付けて離す、という運動を高速で三〇回繰り返さなければならないのですから。

しかも「打ちつける」といってもただ「触れる」だけではだめで、舌をぐっと「押し付け」そして「離す」という、力のON／OFFがなければ、tという破裂音は出ません。tの三〇回連打が、いかに想像を絶した動きであるかが分かります。

つまり連発は、（もはやそう聞こえないとしても）あくまで「エラー」であって、意識的に発することはできないのです。それは当事者本人とて同じこと。同じ音を連続して発しようとして発することはできても、それは連発よりもはるかに遅い連打になります。意識的に転ぶことができないように、意識的に連発することはできないのです。

連発は「する運動」ではなく「なってしまう運動」であり、「私の運動」でありながら「私のものでない運動」です。わざと連発をすることは不可能なのです。

言葉の代わりに体が伝わってしまう

意識してはできない「連発」の運動。この「なってしまう運動」のなかで、体のコントロールが外れ、「私の体が私のものでありながら私のものでなくなる」ことについては、序章でもお話したとおりです。

ただ、第1章での議論を踏まえるなら、事態はもう少し複雑です。なぜなら、そもそも「しゃべる」という行為が、パターンに依存した「オートマ制御」であり、筋肉などの動きの逐一を、私が意識的にコントロールしているわけではないからです。「連発」は、厳密に言うなら、単に「コントロールが外れること」ではなくて、「意識的にコントロールしなくてもうまくいくはずだった運動」が、「うまくいってる状態から外れること」です。

それは逆説的にも、体のオートマ制御っぷりが表に出てくる状態、とも言えます。体の自動的な制御は、うまくいっている限り、特に自覚されることはありません。そもそも「制御を意識的にやらない」ためのオートマ制御だったわけですから。ところが、そこにエラーが生じると、「お任せ状態」だったことに気づかされる。「しゃべる」という運動の自動性が、連発というエラーをきっかけにして、表に顕在化してくるわけです。

この「体が出てくる」感覚について、吃音の当事者でもある美術家の高嶺格《ただす》さんは、こんなふうに語っています。「吃音というのは、言葉を伝えようとして、間違って、言葉じゃなく肉体が伝わってしまった、という状態なんです[*2]」。

「言葉じゃなく肉体が伝わってしまう」。なんとも吃音の本質を言い当てた表現です。

私たちがしゃべるとき、意識としては、たしかに「言葉を伝えようと」しています。第1章でも強調したように、ふつう「しゃべる」はあくまで言語的活動なのであって、身体運動としてのレベルは意識から消えている。ところが吃音というエラーが生じることによって、「言語」という枠組みが消え、「体」の次元があらわになる。そのことによって、意識が「裏をかかれた」ような状態になる。これが「間違って、言葉じゃなく肉体が伝わってしまった」という状態でしょう。

「ミス」ではなく「エラー」

連発は、あくまで「ミス」ではなく「エラー」です。ミスが「意図したのにできなかった」状態であるのに対して、エラーは「意図していないのにそうなってしまった」状態です。

興味深いのは、高嶺さんが「間違って伝えてしまう」ではなく、「間違って伝わってしまった」と言っていることです。前者は行為の記述ですが、後者は出来事の記述、しかも完了形での記述です。

連発は「する」ではなく「なってしまう」エラーの運動であり、自分の体が起こした出来事でありながら、傍観者的・事後的にしか関わることができない。裏をかかれたことによる「戸惑い」や「途方に暮れた気分」が、この「間違って伝わってしまった」という表現に濃縮されています。

「言語でなく体が伝わる」ことは、その受け手にとっては、独特の生々しい経験です。「言語をやりとりする」限りであれば、それは「記号をやりとりする」ということであり、相手の体から出た音はすべて記号に、そしてその意味へとただちに変換されます。

ところが、連発においては、記号化できないその人の体の質を、ダイレクトに受け取ることにな

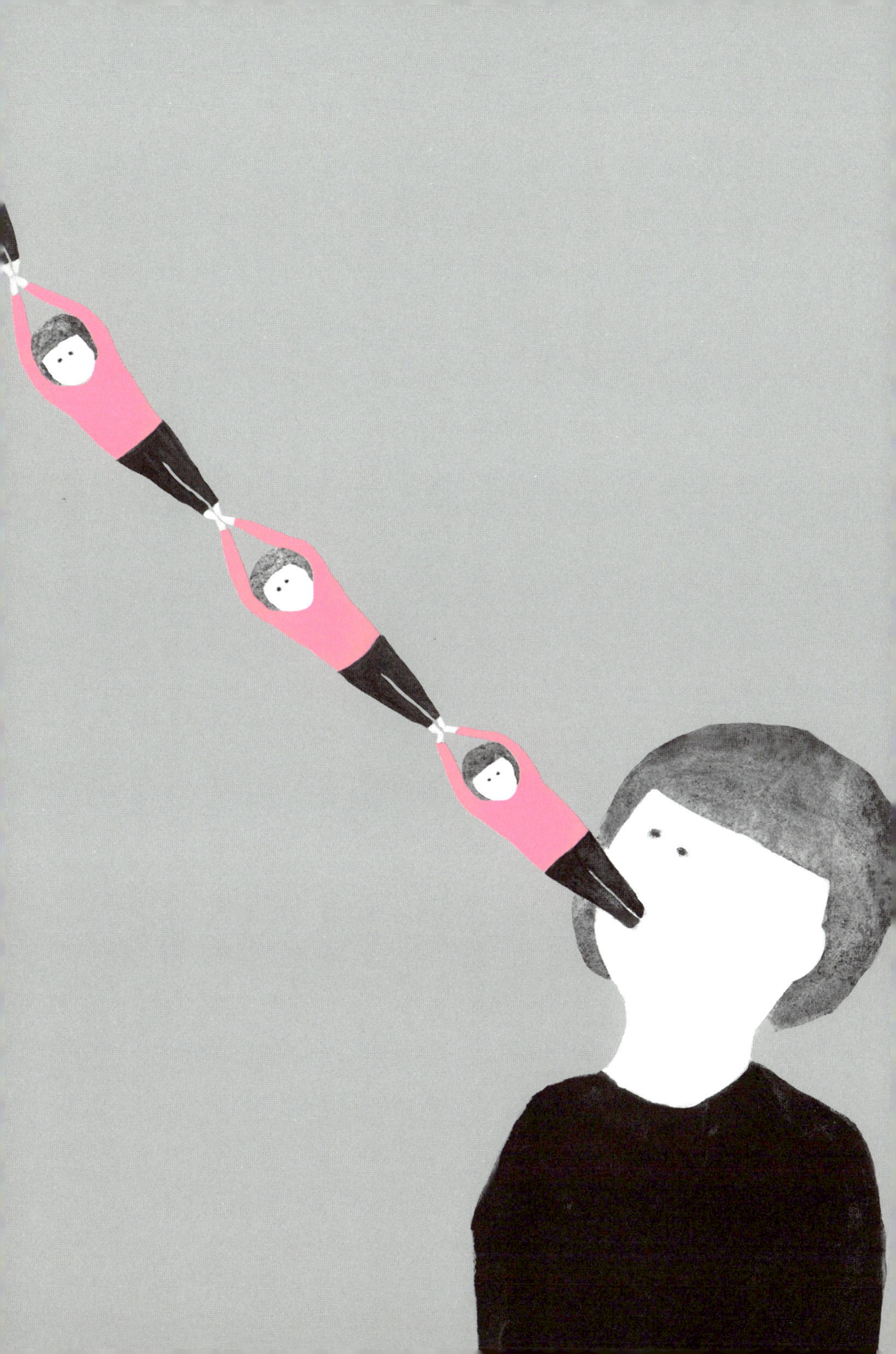

る。しかもそれは意識的にコントロールされていない運動ですから、社会的な「〇〇さん」という人格に回収できない質を受け取ることを意味します。私が『The Way We Talk』の予告編のナレーションに感じた「耳がくすぐったい感じ」も、おそらくはこうした生々しさによるものでしょう。

連発がもたらすこの生々しさは、必ずしもネガティブなものではないでしょう。

たしかに、それは聞き手にある種の戸惑いを引き起こします。職場に当事者がいて、恒常的に接する機会のあったある女性は、「その人の連発が始まると、早く出ますようにと祈っちゃう」と告白していました。「祈っちゃう」ということは、連発が終わってほしいという思いのあらわれなのですが、同時に、「放っておけない感じ」「こちらの体も引き込まれる感じ」があると女性は話していました。

この強い同調は、ときに言葉という「社会的なお約束」のレベルを超えて、メッセージをじかに伝える力を持ちます。これについては、「興奮」について論じた三つ先の節（「思考が爆発する」）であらためて扱いましょう。

自己主体感の喪失——タガが外れる体験

「する」ではなく「なってしまう」エラーとしての連発。もっとも、意識が裏をかかれる経験は、必ずしも連発に限ったものではありません。ほかにも、たとえば幻聴のような経験も、「なってしまう」運動という点では同じです。

「なってしまう」運動に関しては、アメリカの哲学者、ショーン・ギャラガーの「自己主体感」という概念が参考になります。[*3]

ギャラガーはまず、「自己」の二つのあり方として、「物語的な自己narrative self」と「最小限の自己minimal self」をあげます。「物語的な自己」は、まさに「物語」という名前のとおり、過去から現在までの統一的な物語としてとらえられた自己像のこと。これに対して「最小限の自己」は、時間的な持続がなく、そのときどきの動作や経験を成り立たせる限りでの自己を指します。

このうち「最小限の自己」を構成するものとして、ギャラガーは「自己所有感sense of self-ownership」と「自己主体感sense of self-agency」をあげます。「自己所有感」とは「これを経験しているのは私である」という感覚。一方「自己主体感」とは「この動作を引き起こしている、あるいは生み出しているのは私である」という感覚を指します。

吃音に当てはめるなら、自分の経験であると分かっている以上、吃音の経験にも「自己所有感」はあります。一方「それは自分の生み出した動きではない」と感じられる点で、「自己主体感」が失われた状態にあると考えられます。

「自己主体感」が失われた状態について、ギャラガーはこう説明しています。「ある運動が私の運動であると認めるが、私がその運動を引き起こしたり、コントロールしているとは感じられない、ということがありうる。つまり、私には動作主体（agency）という感覚がないのである。運動の動作主体は、私を背後から押している人物、たとえば健康診断で私の腕を操作している医者のようなものである」[*4]（強調原文ママ）。

この論文でギャラガーが具体的にあげているのは統合失調症の例ですが、この「自分でないものに動かされている感覚」は、まさに吃音にも通じるものでしょう。

たとえば、山田舜也さんは、連発のときの感覚を「タガが外れている」と表現しています。「タガ」とは、まさにこの「自分の運動をコントロールしようとする主体」のことだと解釈できるでしょう。それが、連発においては外れている。酔っ払っているときに連発が起こりやすい、という人が多いのも、この抑制の欠如と関係していると考えられます。

とはいえ、吃音の場合には、出来事が起こるのは数秒からせいぜい数十秒のあいだです。しゃべるという運動のさなかで、わずかな時間だけ、自己主体感が失われる。加えて、吃音は基本的に相手がいる会話のさなかに起こるものであり、のちにお話しするように、単なる「自己主体感の喪失」には回収されない、多層的な性格を持っています。

どもる自分に笑ってしまう――俯瞰

このように、連発においては、私が一時的に私の運動の動作主体でなくなり、体の自動的な運動があらわになる、ということが起こります。

それはかなり苦しいことなのではないか、と当事者でない人には思えます。先の「祈ってしまう」女性のように、目の前の人が連発し始めたら、どんなふうに関わればいいのだろう、と戸惑う人もいるでしょう。

もちろん、社会的な意味で吃音に悩んでいる人はいます。けれども、まず確認しておくべきなのは、少なくとも身体的には連発は楽だ、ということです。なにしろ、連発とは「タガが外れた状態」なのですから。

その「タガが外れた感じ」を、山田さんはさらにこう説明します。「楽にどもれている、というか。だから吃音症状は出ますが、吃音で苦しいっていう感じではないですね」。

もしも「タガ」つまり「自分の運動をコントロールする主体」の位置に私がいたら、どもる体を調整しようとして、針に糸を通すような集中度が高い状態になるはずです。ところが連発ではそのようなことが起こらない。体は自動運動のまま放って置かれている。だから「楽にどもれる」のです。

藤岡千恵さんも連発は楽だと言います。そして、その自動運動の感覚を「軽さ」として表現しています。

藤岡さんの連発は、ターナー監督の連発に比べると一回の長さが1〜4秒程度と短く、そのぶん頻度が高い（図8）。それだけ頻繁だと大変そうな気がしますが、藤岡さんの感覚としてはやはり「軽い」。あとでお話しするように藤岡さんは連発にもいくつか種類があると言いますが、そのなかでも「すべる系の連発」は特に「軽い」と言います。「楽な連発は、『たたた』と本当に軽い感じです。（…）呼吸としていちばん楽なのは、私は『すべる連発』です。『すべる連発』のとき、私は息を吐いていて力も抜けていています」。

「息が吐けていて力が抜けている」というのも、まさにタガが外れ、抑制がかかっていない証拠で

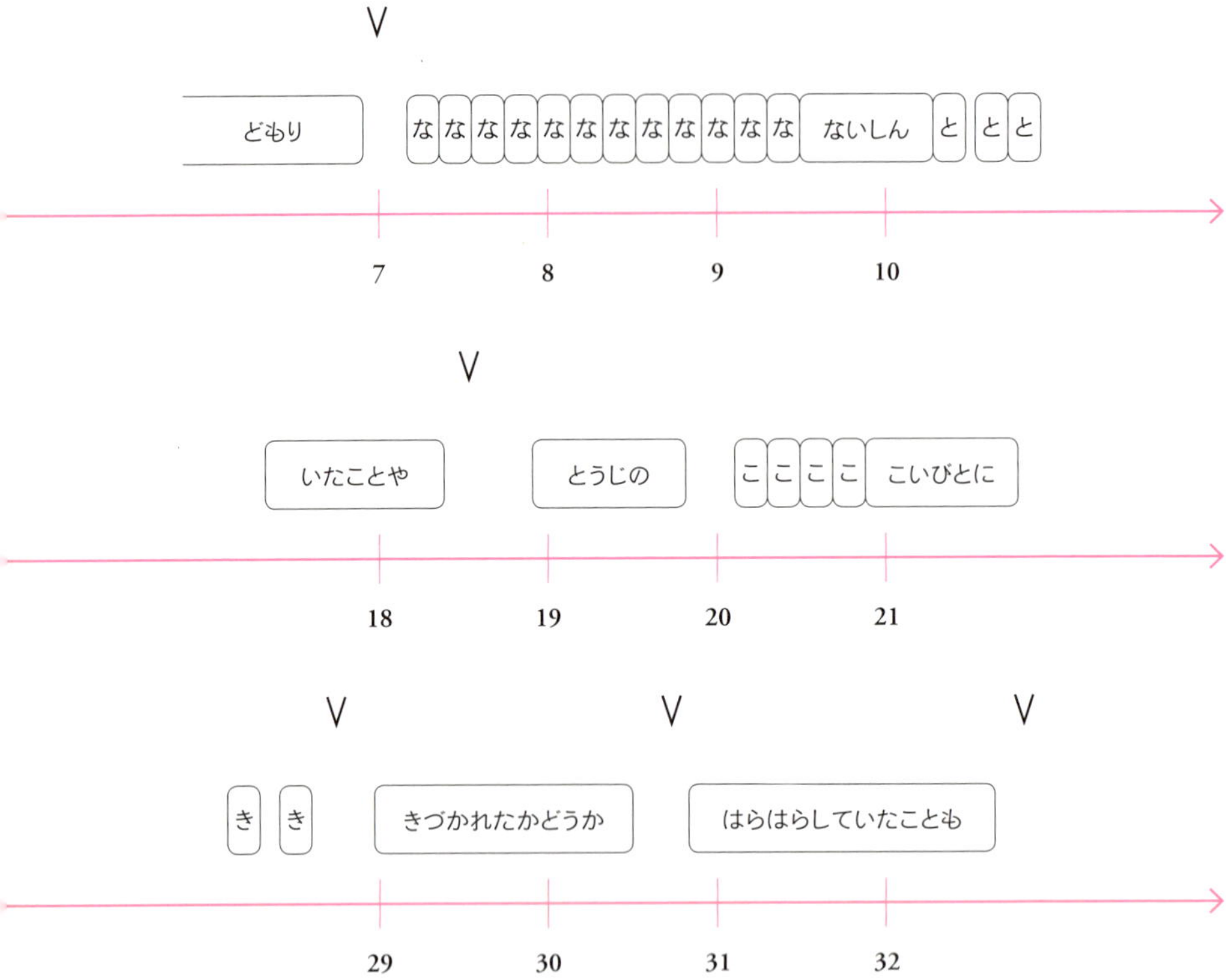

図 8 藤岡千恵さん「ことば文学賞」（NPO 法人大阪スタタリングプロジェクト）朗読
“日記には、当時の職場で、何度かほんのちょっとどもり、内心とても焦っていたことや、当時の恋人に、どもりだと気づかれたかどうか、はらはらしていたことも、つづられていた”

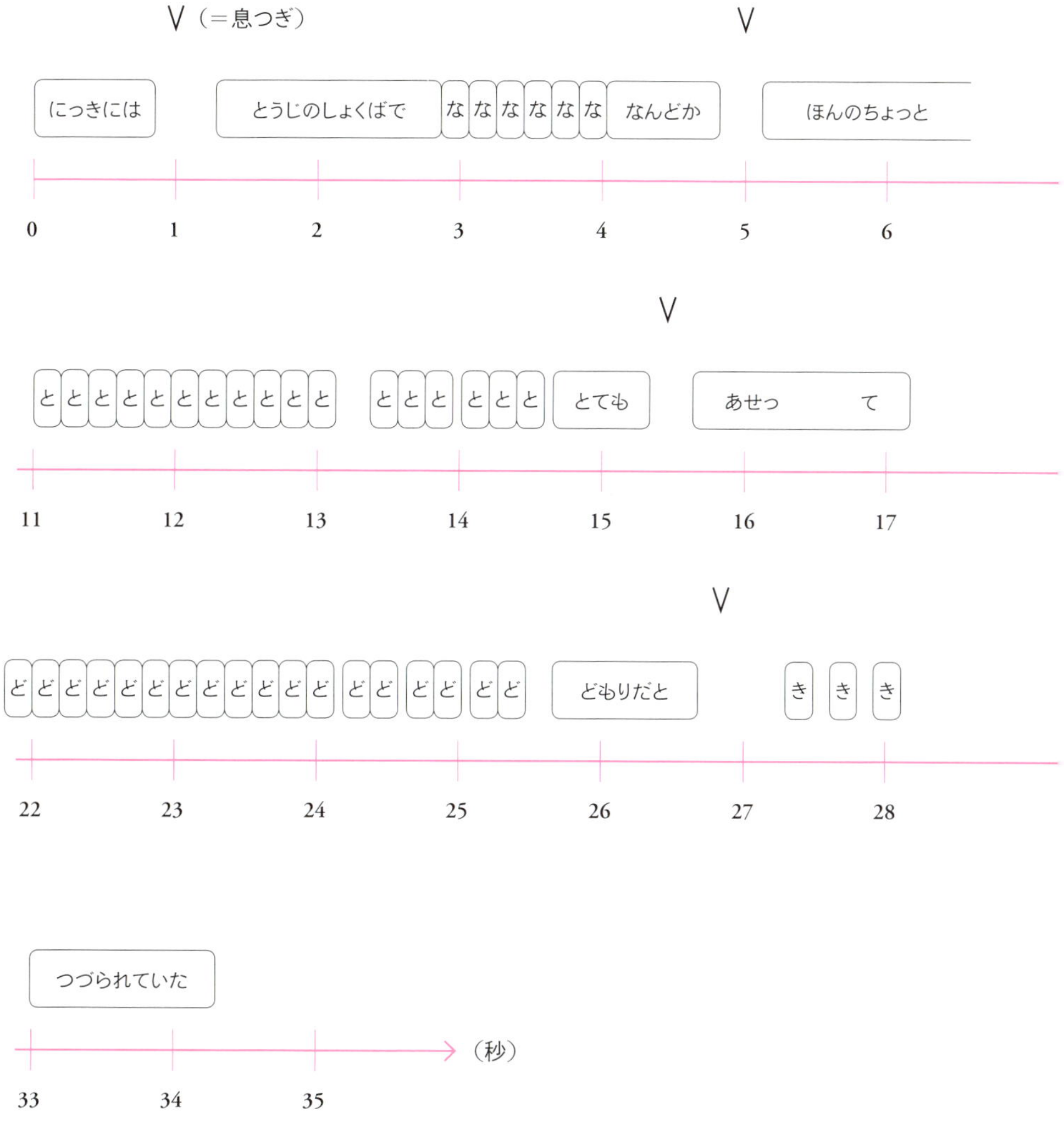
V（＝息つぎ）
V
にっきには
とうじのしょくばで
な
な
な
な
な
な
なんどか
ほんのちょっと
0
1
2
3
4
5
6
V
と
と
と
と
と
と
と
と
と
と
と
と
と
と
と
と
と
とても
あせっ
て
11
12
13
14
15
16
17
V
ど
ど
ど
ど
ど
ど
ど
ど
ど
ど
ど
ど
ど
ど
ど
ど
ど
ど
どもりだと
き
き
き
22
23
24
25
26
27
28
つづられていた
（秒）
33
34
35

しょう。『The Way We Talk』予告編のナレーションでも、途中で一度息継ぎが入りました。息ができて力が抜けている限り、そこに苦しさはありません。

体の自動運動が解放されているとき、私はそれが「起こるに任せて」います。「運動主体」の位置から離れて、体を放っておいている。実際、藤岡さんは、連発が起こるとき、連発している自分を「俯瞰して眺めている」ことがあると言います。

なかでも印象的なのは、藤岡さんが吃音の当事者たちの集まりで自分の吃音について発表したときの経験です。藤岡さんはこんなふうに語っています。「連発も楽しくて気持ちよかったんですよね。しゃべりながら派手にどもる自分にも笑ってしまう。どもりという現象、『どもり』と言いたいのに『どどどどどどど』と、すごく時間がかかる現象がおもしろいという感じでした」。

「どもる自分に笑ってしまう」という自分を突き放すような距離感がなんとも痛快なエピソードです。「笑う」と言ってもこれは自分を否定的に評価するような笑いとは違うでしょう。むしろ、吃音を否定的に評価する視点そのものが相対化されてしまい、「なるようになれ」のおおらかな視点で、藤岡さんはどもる自分を見守っています。

フロイトは、ユーモアのポイントは「視点の移動」にあると語っています。もし藤岡さんが、動作主体の位置にいたら、「大変だ、なんとかしなくては」と思ったかもしれません。しかし、この時点で藤岡さんの視点は、「どもる自分」からはるかに切り離されたところにあります。

自分の体に起こっている出来事を俯瞰する視点に立って、置かれた状況そのものを笑い飛ばしてしまう。結果として、その大変さに巻き込まれることなく、状況自体が乗り越えられてしまいます。

ただし、藤岡さんは、連発が出ない時期も長くあったと言います。藤岡さんがどんな「吃音歴」を経てきたのか。これについては第6章でお話しします。

思考が爆発する――没入

状況を俯瞰するほどの超越性はなくとも、ある種の「無頓着さ」のようなマインドが連発時にはあることを、多くの当事者が口にしています。いわば「どもっている自分を気にしていない」状態、あるいはほかのことに意識が向いて「どもっている自分を気にする余裕がない」状態です。

たとえば、研究者のドミニク・チェンさんは、こんな例をあげてくれました。「研究者仲間だと、すごいいいことを思いついて『いまこれを言いたい！』というときや、相手が言っていることに対して『これを言ったら相手もおもしろがるんじゃないか』というときに、どもっちゃう」。

仲間との議論に刺激されて思考が活性化し、すばらしいアイディアを思いつく。それを伝えたいという衝動に駆られて言葉を発するとき、連発になるとチェンさんは言います。しゃべり方を制御しようとする意識が生まれるまでもなく、興奮を衝動的に外に出そうとしている状態です。

チェンさんは他の吃音のある研究者についても、同じような状態になっているのが分かるといいます。「研究者どうしで話しているうちに、内部で興奮していることを吐き出そうとしてどもっている、というのが見て分かります。自分もそうだなと思います」。

おそらく自身が当事者だから、他者の吃音の状態がよく分かる、ということがあるのでしょう。

興奮ゆえの無頓着さ。藤岡さんの「俯瞰」が、置かれた状況自体を相対化していたとすれば、チェンさんの「興奮」はむしろ状況に完全に没入している状態です。

話す内容というより、状況そのものに興奮して、吃音が出る場合もあります。たとえば山田さんは、あこがれの人と話したときに「ふだん出ないくらい吃音が出た」と言います。「あこがれの人」とは劇作家の平田オリザさんのこと。山田さんは自身で演劇をやられていることもあり、平田さんを「すごく尊敬している」という思いがあったのです。「平田さんからはすごく吃音が重い子だと思われていると思います（笑）」。一般に山田さんは、「目上の人と話すときは、距離感を測りかねて、吃音が出やすいことが多い」と言います。

ここにあるのは、高嶺さんが「言葉の代わりに体が伝わってしまう」と言っていた事態の、積極的な側面でしょう。山田さんの激しい連発は、平田さんにとって、山田さんの自分に対する思いを生々しく伝えるものであったはずです。少なくとも、「平田さんにお逢いできて心より嬉しく思っています」という紋切り型の言葉よりは、はるかに雄弁だったのではないでしょうか。

言葉は嘘をつくけれど、体は嘘をつかない。その意味では、ある場面においては、連発は拡張された「表情」のような力を持ちます。

人を魅了する力

たしかに連発は、「言葉の代わりに体が伝わってしまう」わけですから、言語に対しては破壊的です。言葉による意味の伝達を脱臼させ、むき出しの体の状態を相手に伝えてしまいます。けれども、だからこそそれは「社会的なお約束」を超えて、メッセージを直接的に伝えるような力を持つことがあります。

もちろん、そのような力が人間のコミュニケーションにとって常に必要なわけではないし、実際には単なるノイズになることのほうがはるかに多いでしょう。けれども、言葉を操る意識を押し流してしまうほどの興奮の塊を目の前にすると、私たちはとてつもない魅力を感じることがあります。

武満徹が吃音に見出したのも、そのような魅力でしょう。「職業化された話し方のそらぞらしさ」とは違う、「体と結びついた強さ」が吃音にはあると武満は言います。「どもりは行動によって充足する。その表現は、絶えず全身的になされる。少しも観念に堕することがない」[*5]。

「わ、この人大丈夫かな」とドキドキしつつ、何度もコントロールを外れかける体に、惹きつけられてしまう。連発はたしかにそのような魅力を持つことがあります。

芸術の分野では、吃音の力を活かして創作を行った人もいます。たとえば、ルーマニアのシュルレアリスムの主導者として知られる、詩人のゲラシム・ルカ。シュルレアリスム研究が専門の鈴木雅雄は、ルカについて論じながら、どもる人を前にしたときの「思考が爆発するさまに立ち会う感覚」について語っています。

ルカは「ノン＝オイディプス」なる概念を提唱し、「詩的どもり」の手法にもとづく詩を世に送り出しました。代表作は一九五三年に出版された詩[*6]「パッションでイッパイで（Passionément）」。彼は朗読も行っていて、その映像が残されていますが、冒頭から「パ」を連発し「法王《パップ》」「パパ」「パイプ」「パス」と横滑りしていく痙攣的な音楽性には、中毒的な心地よさがあります。

ルカのこうした「詩的どもり」について、鈴木はこう論じています。「一つの意志がある外的な力（たとえば身体的な障害）によって妨害されているというよりも、一人の人物の頭の中を去来する複数の思考が、互いに押し合いへし合いしながら中心となる軸を持てないままにテクストを通過していく、そうしたプロセスに読者は立ち会っているのではないか」*7。

たしかにルカの詩を読んでいると、ルカの内部で起こっている高熱量の思考のうごめき（「押し合いへし合い」）が、「炸裂した言葉の群れ」を通して、生々しく伝わってくる感じがします。「たたたた」と同じ音を繰り返すだけの連発は、たしかに言葉としては何も意味しません。しかしだからこそ、かえってそのときの主体の内部の状態を、濃厚に伝えます。

ルカの詩は、ときに私たちを途方に暮れさせ、ときに笑わせ、ときに抗いがたいほど惹きつける、そんな力を持っているように思います。

一か八かの「挑戦」——つまる系の連発

このように連発においては、「俯瞰」や「無頓着」といった体の運動に対する一定の距離があります。ただし、ここまでお話ししてきたこの「楽」で「軽い」連発は、実は連発の純粋形態のようなもの。序章でお話ししたように吃音の症状は多様であり、ひとくちに連発といっても、そのなかにはいろいろなタイプがあります。藤岡さんもいつも「俯瞰」しているわけではないし、当たり前ですが山田さんも「興奮」が常態なわけではありません。それぞれのタイプに応じて、運動に対する距離感も微妙に変わってきます。

たとえば藤岡さんは、先にあげた「すべる系の連発」のほかに「つまる系の連発」があると指摘しています。「文字にすると、すべるときは『たたたたたた』で、つまっているときは『たったたったたっ』って『っ』が入る感じですね」。

すべる系の連発は「軽くて楽」なのが特徴でしたが、つまる系の連発は、それよりは軽くないと藤岡さんは言います。

つまる系の連発特有の「っ」は、要するに、「キック」ということでしょう。「た」の/t/は破裂音ですから、ここもやはり「舌を歯の裏に押し付けて閉空間をつくり、その後破裂させる」というプロセスになります。キックとは、この「舌を歯の裏に押し付ける」時間が長く、また力も強くなった状態。反動がつくため、次の音に移行するための踏み台をつくる効果があると考えられます。すべる系の連発では、藤岡さんは「力が入っていない」と言っていましたが、つまる系の連発の場合では、明らかに力が入っています。

このとき、藤岡さんのマインドは、「なるようになれ」の俯瞰とは少し違って、むしろ「どうやったら言えるか」と挑戦する感じが入ってくると言います。「最後まで言えるか言えないかの途中なので、言い切ってしまおうか、挑戦してる感じですね」。そして、藤岡さんは「言おうとしている音に全神経を集中している」と言います。

「挑戦」という言葉は非常に興味深い表現です。なぜなら、そこには「成功するかもしれないし失敗するかもしれない」という、「一か八か」の感覚が入っているからです。これがもし足場の悪い場所を歩く場合であれば、「慎重さ」や「努力」といった言葉になるでしょう。うまく歩くためには、十分注意して、慎重に足を運ぶ努力すればよい、という見通しが立つからです。

ところが連発の場合には、まさに藤岡さんが言うように「言えるか言えないか」という先行き不透明な事態になります。身体運動としての「しゃべる」は、「歩く」とは違って目で見て微調整することもできず、オートマ制御の割合が大きいため、「こうやって舌を動かせば次の音に行けるな」という戦略を立てることができません。

だからこそ、「俯瞰」とまではいかないとしても、「挑戦」にもまたどこか他人事の感覚がつきまとっています。「努力」や「慎重さ」が完全に運動主体の位置からの体に対する関わり方だとすれば、「俯瞰」は運動主体の位置に立っていない状態、「挑戦」は運動主体の位置にはいないけれども、「俯瞰」のようには体の運動を傍観せず、むしろ固唾を飲んで見守っている状態、とでもいえばよいでしょうか。

他人事感覚

そのような「一か八か」のなかで、結局次の音が出ないこともあります。そのときの「諦め」の感覚を、藤岡さんはこんなふうに語っています。「精神的にしんどいときは、連発している最中に、今言おうとしている『こ』は出ないかもしれないな、と諦めそうになるんですよね。『こここここ』

と言いながらさまよっていて、言おうか、諦めようか、言えないかも、とか考えてますね」。

体に対する微妙な距離感が、「言う」と「音が出る」という二つの表現の混在によくあらわれています。

「言う」は運動主体の位置に立った表現に見えますが、藤岡さんはやはり「『こ』が出ないかもしれないな」という運動主体から外れた位置に立って、自分の体の様子をうかがっています。「すべる系」の連発から比べると運動主体への接近が見られますが、やはり進行する体の運動を見守る視点に立っている。「しゃべる」はそれ自体がオートマ制御の運動だからこそ、それに対する本人の位置はさまざまに揺れ動きます。この揺れ動きが、連発のさまざまなタイプを生み出していると考えられます。

ところで、挑戦が他人事だということは、連発という出来事に対する当事者の感覚が、当事者以外の人のそれに似てくる、ということを意味します。実際、先にあげた吃音当事者が同僚にいた女性の「祈っちゃう感じ」は、自分の力ではどうしようもないものに対して思いを込めている点で、まさに「一か八か」の挑戦の感覚に近いものです。

吃音は、しゃべるという運動そのものを促すような万能の介助法がない障害です。しかしそのどうしようもなさにおいては、当事者も、そのまわりにいる人も、ある意味では同じなのです。当事者も、まわりにいる人も、同じように連発という出来事を固唾を飲んで見守っている。

体のオートマ制御に生じたエラーであることに加えて、会話そのものが共同作業的な構造を持ちます。それゆえ吃音においては、当事者が非当事者になり、非当事者が当事者になるような、不思議な関係が生まれるのです。

　もっとも、これは吃音の場合には、まわりにいる人は何もしなくてよい、ということではありません。運動そのものを促すことはできなくても、たとえば当事者が言おうとしている言葉が分かったら代わりに言ってあげる、というような介助はできるでしょう。「たたたたた」の途中で、「たまごのこと？」と言ってあげるような関わり方です。

　ただし、当事者によっては、「時間がかかっても自分で言いたい」という人もいます。しゃべることにこだわらず、筆談でコミュニケーションしたい、という人もいるでしょう。どのような関わりを望むのかは、本人に確認するのが間違いのないやり方です。

陰影に満ちた「ち」の前後

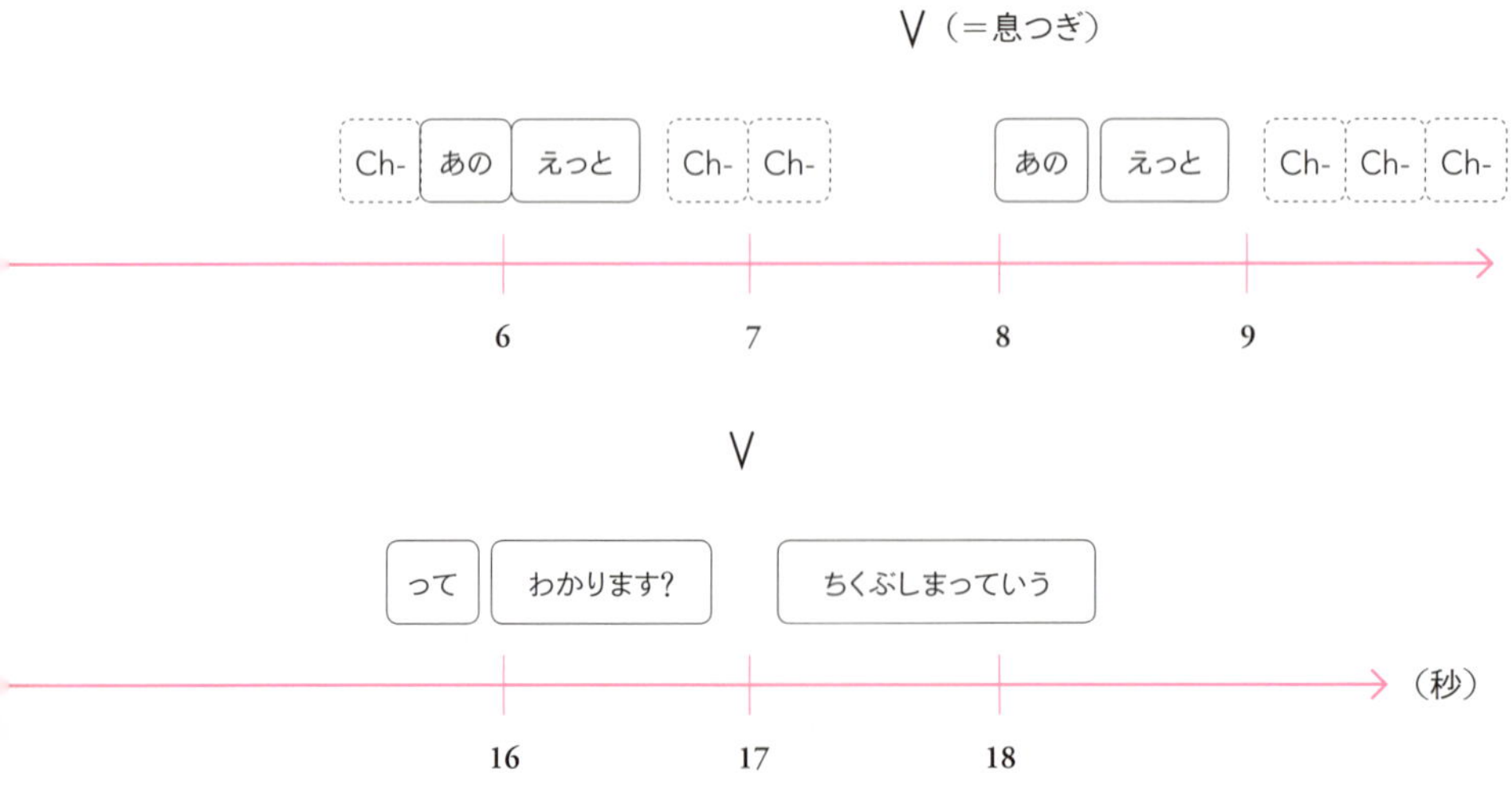

八木智大さんも、自分の連発を「すべる系の連発」とは区別して、「一般的にいう連発とは全然違うんじゃないかと思う」と言います。しかも、八木さんの連発は、藤岡さんの「つまる連発」とも違っています。藤岡さんの「つまる系の連発」は「っ」が入るだけでしたが、八木さんの場合には、連続する音一つひとつにも大きな変化があるのです。

たとえば、図9は、私が八木さんにインタビューをお願いしたときの、何気ないおしゃべりのなかで出てきた連発の様子です。八木さんは琵琶湖近くの知人の別荘から帰ってきたばかりで、そこから見えた「竹生島（ちくぶしま）」の話をしようとしていました。

まず、図7（六八・六九頁）のターナー監督の連発に比べると、八木さんの連発は一つひとつの音の長さが長くなっています。一つひとつていねいに音を置いていくような、さらには押さえつける

図9　八木智大さん“竹生島（ちくぶしま）ってわかります？”
竹生島の読み方は、正しくは「ちくぶしま」ですが、八木さんの最初の発音は「ちくぶじま」、そのあと言い直して「ちくぶしま」になりました。

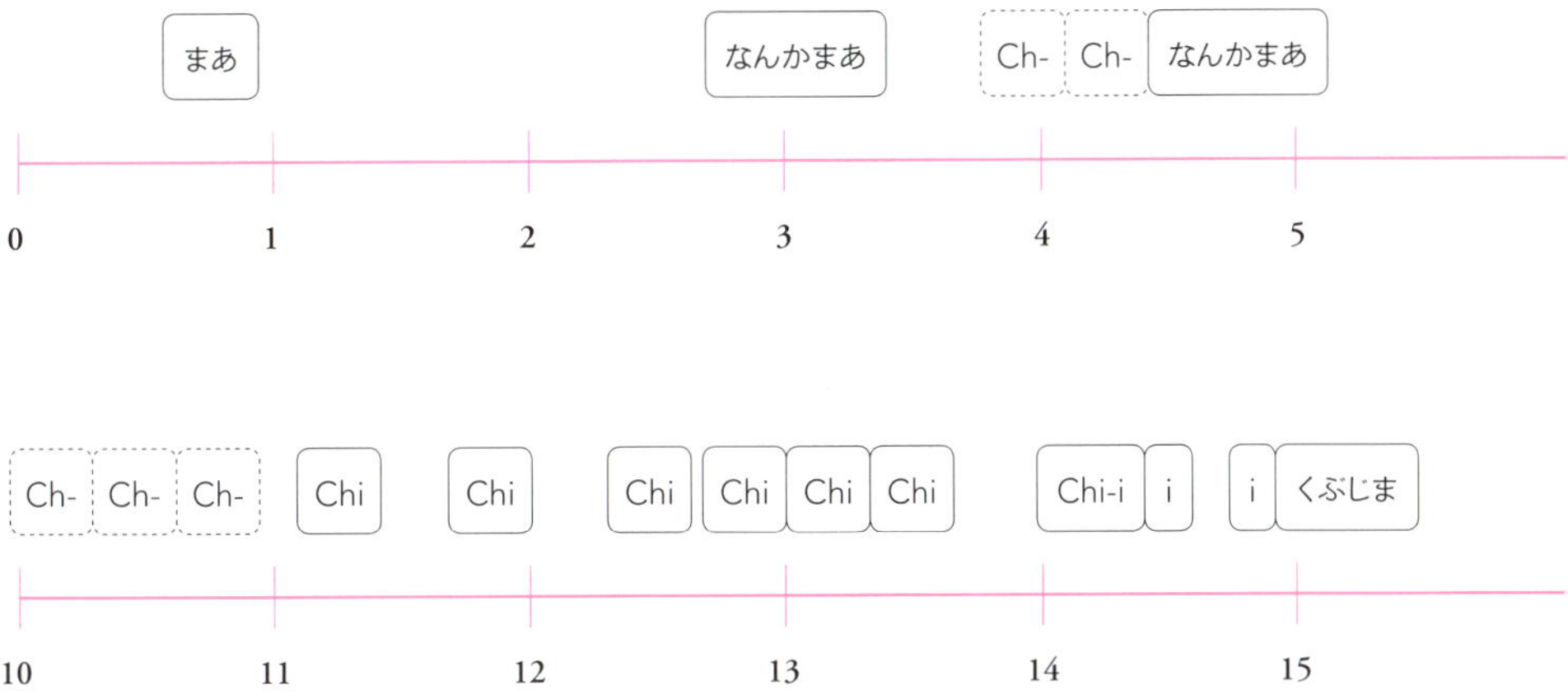

ような連発です。

加えて、先ほども指摘したように、連発する音そのものが変化しています。文字にすると「ち」の連発なのですが、「ち」のどの部分が重なるかが、次第に変化していっているのです。連発が集中する9–15秒あたりだけを見ても、音色のようなものに転調が起こっている。しかも、このわずか6秒間のあいだに、大きく分けて二回の転調、段階にして三つの段階が観察できます。

まず9–15秒のあいだは、「ち」の前半部分、つまり子音の［ch］部分での連発です。この子音は、無声音で、英語の発音記号で表すなら［tʃ］に近い音です（図では、無声音は［ch］の破線で表しています）。圧力の鍋の蒸気を少しずつ逃すような、静かだけれど勢いのある［ch］。

これが六回ほど続いたあと、［ch］は［chi］に変わります。これが連発の二つめの段階です。この変化は無声音から有声音への変化であり、11秒付近を境に声帯が震え始めたことを示しています。最後、第三段階は14秒付近、［chi］が引き伸ばされて［i］とつながった音、文字で表記するなら「ちーい」とでも書けそうな音が生じたところで始まります。そこから先は、母音のみの［i］の連発が短く続きます。

つまり全体として見ると、段階を経るごとに、連発の起こる位置が前から後ろへと変化していったことが分かります。「前から後ろへ」と言っても、文字で表すなら「ち」と一文字になってしまう音の、「前」と「後ろ」です。まるで連発の振動のなかで「ち」の内部にズレが生じ、一つのまとまりをなしていた像が長いスペクトラムへと分解されていくような感覚。吃音を通して体の運動に寄り添っていくと、言葉はしばしばその形を失ってしまいます。

特に14秒付近の「ちーい」は、ターナー監督の連発にも、藤岡さんの連発にもなかった音の出方です。

一般にこれは「伸発」と呼ばれる症状で、その名のとおり、特徴は音を引き伸ばすことです。実は、吃音の症状は大きく「連発」「伸発」「難発」という三分類に分けられることが多いのですが、私が調査した範囲では、「伸発」は「連発」や「難発」に比べて圧倒的に頻度が低く、また連発と同時に生じていることが多かったため、本書では連発と一緒に扱っています。

音を伸ばすといっても、八木さんの連発は、ただ音を出し続けているのとは違います。最後の［iː］に強いアクセントがあり、粘るような、と表現したくなるような、［chi］と［iː］の結びつけ方なのです。表記でいえば、「ちーい！」とビックリマークをつけたくなるような運動。このアクセントが、そのあとの［iː］の連発につながっていると考えられます。

ちなみに、先ほどは触れませんでしたが、一様に見えるターナー監督の連発のなかにも小さなビックリマークをつけたくなるような箇所があります。それは2–4秒付近。このあたりでは［t］三つごとのまとまりが生じています。いわば、三拍子のようなリズムが生じているのです。［ttt!ttt!］とでも表したくなるような、三つの［t］のリズム。

しかし、結局このリズムに乗って次の音が出ることはありませんでした。5秒付近の息継ぎは、この「諦め」によって生じた仕切り直しである可能性があります。いずれにせよ、三〇回のtの連続と言っても、よくよく観察すると、そのなかに微妙な変化があることが分かります。

「次、言えるかな」の手さぐり感

この変化に富んだ連発の背後にある原理を、八木さんは「さぐる感じ」と表現しています。「『次、言えるかな』みたいにタイミングをさぐっていますね」。

たしかに八木さんの連発は、いろいろな「ち」のオプションを発してみて、次の「く」に行きやすい経路を手さぐりする、まさに試行錯誤の過程であるかのようです。

ポイントは、「こうやったら言えるだろう」ではなく「次、言えるかな」という「賭け」のような感覚でしょう。これもまた、藤岡さんの「挑戦」に近い、一か八かの傍観者的な感覚です。意識的な戦略を立てることはできない。だから、とりあえず出してみる。出してみて、行けるところから行く、という形になります。

その「出してみる」感じについて、八木さんはこう語っています。「今の、連発の状態でもわざと出して発話につなげようとするのは、とにかく話したいという意図がある。どもるのも止むなし、という感じです」。

「どもるのも止むなし」とは、まさにチェンさんや山田さんの興奮時と同じ、言葉の出方に対する無頓着な距離感でしょう。八木さんは「話したい」という欲望があり、だからまず音を出してみる。出してみて、さぐりながら次の音への糸口を探していく。

ちなみに、このようなしゃべり方を八木さんが始めたのは、数年前、大学に入ってからだと言います。「今はこのやり方を採用していて、今はこうすれば出やすいとぼくの体が直感してて、それに従っているだけです。これより良い方法があったら、また変わると思います」。

八木さんが「とりあえず出そうとしている」ことは、特に連発の始まる段階で、「あの」「えっと」のような連発する音とは関係のない言葉が入っていることからも分かります。

こうした言葉は一般に「フィラー」と呼ばれ、吃音のある人には多く見られます。その役割はさまざまですが、八木さんの場合には、勢いをつけるための踏み台のような役割を果たしていると考えられます。というのも、一つひとつのフィラーが短く、かつアクセントがあり、「えー」のような流す音は用いられていないからです。

ここまで本章では、吃音の代表的な症状である「連発」について、そのコントロールが外れる感覚を分析してきました。連発は、しゃべるというオートマ制御の運動に生じるエラーであり、当事者はそのタガが外れた体を、どこか他人事のように俯瞰したり見守ったりしています。

冒頭でもお話ししたとおり、連発は、幼い子どもが多く経験するという意味で、吃音の最も原初的な形態と考えられています。けれども、吃音の特徴は、症状が変化していくことにあります。成長の過程で多くの当事者が「難発」という、連発とは異なる症状へ移行します。

次章では、連発とならんで吃音を代表するこの「難発」について見ていきたいと思います。

第3章

難発——緊張する体

しゃべることは、たしかにひとつの「身体運動」です。けれども言うまでもなく、同時に「社会的行為」としての側面も持っています。

これまでの章では、吃音をもっぱら「身体運動に生じるエラー」として考えてきました。本章では、「連発」とならぶもうひとつの吃音の主要な症状、すなわち「難発」に光を当てます。難発について考えることは、この社会的行為というもうひとつの側面から「しゃべる」を考えることでもあります。

社会的な行為としての「しゃべる」。社会的行為というとなんだか抽象的ですが、要するに「相手がいる」ということです。

日常生活において、私たちはジムで筋トレでもするように孤独に発声器官を動かしているわけではありません。目の前にいる、あるいは電話等であれば遠く離れた誰かに向けて、何らかのメッセージを伝えるために発声器官を動かしている。会話はキャッチボールですから、しゃべるタイミングや内容をライブで調整する必要が出てきます。しゃべった内容は自分の社会的評価に跳ね返ってきますし、そのときどきの社会的役割に応じて話し方を変える必要も出てくるでしょう。ただし、第1、2章で扱ってきたような身体運動としての側面を、これ以降は考えない、ということではありません。こと、どもる体においては、「身体運動としての側面」と「社会的行為としての側面」は、無関係なものではなく、むしろぶつかり合うことが多いからです。身体運動としては合理的だけど、社会的行為としてはNG、あるいはその逆ということが起こるのです。「しゃべる」という一つの営みが、「身体運動」と「社会的行為」という二つの基準のあいだで板挟みになる。吃音は、ダブルスタンダードな障害です。どこを落としどころとするかは、吃音当事者によってまちまち。「身体運動」と「社会的行為」という二つの基準がさまざまな仕方でぶつかりあうその様子については、あらためて第6章の後半でとりあげます。

評価視点のインストール

ではさっそく、「難発」がどのような症状なのかを見ていきましょう。

すでに前章で見たように、幼い子どもの症状は「連発」が主です。しかし、ほとんどの当事者が、成長する過程でこの「難発」を獲得し、「連発」と「難発」の両方の症状を持っています。ただ、そのなかでも、連発が中心の人と、難発が中心の人がいます。インタビューした時点では、八木さんと藤岡さんは連発が中心、山田さんは二人よりも連発の頻度が低く、徳永さん、チェンさん、Iさん、Nさん、高山さんは難発が中心でした。

先ほど、「社会的行為である」とは「相手がいる」ことであると言いました。「相手がいる」といっても、社会的であるためには、ただ物理的に目の前に存在しているだけではだめです。しゃべる人がその人を意識してしゃべらなくては、社会的とは言えません。要するに「自分のしゃべりが相手にどう見られているか」を意識していなければならない。

自分の「しゃべる」をモニターし、評価する他者の視点。この視点がインストールされることと、難発の獲得には密接な関係があると考えられています。

インストールがどのように起こるのか、藤岡千恵さんは、こんなふうに説明してくれました。「幼稚園に入る頃に、『おおおおとうさん』と言っていたんですが、父に『もういっかいゆっくり言ってみ』と毎回言われていました。それで、音を連発するしゃべり方はあかんのかなーと思っていました」。

つまり、「もういっかいゆっくり言ってみ」という家族のアドバイスが、自分のしゃべり方を否定するきっかけになったのではないか、と藤岡さんは分析しているのです。もちろん、アドバイスそのものは建設的なもので、悪意はありません。でもそれをきっかけに、「正しいしゃべり方」があるということ、自分のしゃべり方はそれとは違っていて、それゆえにしゃべり方を矯正しなければいけない、という自覚を藤岡さんは持つようになった。おそらく「毎回言われていた」ことも影響しているでしょう。

多くの吃音当事者が成長の過程で同じような経験をし、自分のしゃべりをモニターする視点を持つようになります。連発それ自体は、客観的には「身体運動上のアイドリング」にすぎません。しかしそれを、「社会的な行為としてはふさわしくないもの」と見なすようになる。

たしかに、前章で見たように、その「体が出てくる」生々しさは、ときに魅力につながることもあります。けれどもほとんどの場合には、それは言語によるコミュニケーションを乱すノイズとして理解される。そこに「連発が連発のままでいられない理由」があります。

連発から難発へのメカニズム

もちろん、周囲にしゃべり方を指摘されたとしても、気にせず連発でしゃべり続ける人もいるでしょう。しかし多くの人が、幼少期のこうした経験のことを大人になっても覚えていて、いつから難発というもうひとつの症状を獲得していく。

ただし、これを「周囲の不適切な働きかけが原因で、吃音の当事者が悩むようになった」というふうに単純化してしまうのは早計でしょう。序章で見たように、一九四〇年代には「吃音は子どもの口から始まるのではなく、親の耳から始まる」というウェンデル・ジョンソンの言説が流布したこともありました。つまり周囲の大人が子どもの吃音に気がつき、それを自覚させるから子どもが吃音になる、というわけです。

しかし、仮に家族や友達がいっさい指摘しなかったとしても、自分のしゃべり方が特殊であることに気づく機会はいくらでもあり得ます。そもそもしゃべるときには自分の耳が聞いていますし、現代であれば映像などに撮られる機会も多いでしょう。

もちろん悪意のある関わりは論外ですが、このインストールのプロセス自体は、言ってみればアダムとイヴが知恵の実を口にするようなもの。自分の体を恥ずかしいと感じ、隠したいと思う心の動きは、成長の過程で起こる、ごく自然なプロセスです。実際、私がインタビューした吃音当事者全員が、頻度や重さの差はあれ、難発の症状を持っていました。周囲の関わりを変えるだけで、このインストールが起こらなくなるとは思えません。

また、「しゃべり方を自覚することが難発を生み出す」と言っても、両者のあいだに、たとえば「足をぶつけたことでアザができた」というような物理的な因果関係があるわけではありません。しゃべり方の自覚がただちに難発につながるわけではなく、連発を回避するために、ひとつの対処法として難発が生み出されていく。その生み出し方は、誰かに教わるというわけではなく、多くの場合は小学生くらいの年齢のときに、おのずと身につけていくのです。

対処法としての症状

つまり難発は、一般には吃音の「症状」として紹介されていますが、同時に連発を回避するための「対処法」でもあるのです。

たしかに難発は、これからお話しするようなネガティブな側面を持っている以上、あくまで「症状」であることには変わりません。実際、難発は、さらにそれを回避するための別の対処法を生み出していきます（この「別の対処法」については次章でお話しします）。けれども、まずは連発という目の前の厄災を回避したい。緊急避難の山小屋のようなもの、といえばよいでしょうか。暫定的な対処法が難発です。

思えば連発も、次の音に移行するための準備運動ととらえることもできます。八木智大さんが話していたような「さぐる感じ」は、まさにそのことを示しています。

もちろんそれは、次の音に行くための意識的な戦略を立てるようなものではなく、あくまで「数打ちゃ当たる」的な、試行錯誤としての対処法です。とはいえ八木さんにとって、少なくとも現時点では、連発することがしゃべりやすさに貢献している。「今はこうすれば出やすいとぼくの体が直感していて、それに従っている」と八木さんは語っていました。

つまり吃音においては、連発にせよ、難発にせよ、ひとつの現象が「症状」であり、かつ「対処法」でもある、という二面性を持つのです。ある見方をすればそれは「対処法」として役立っているが、別の見方をすればそれは乗り越えるべき「症状」である。これこそ、先にもお話しした吃音の「ダブルスタンダード性」にほかなりません。

症状が対処法である、ということは、体にまつわる現象においてはよくあることです。たとえば発熱。仕事に行けないなどの外的な基準によって「症状」と判断されますが、体としては、体内に侵入してきたウイルスに対抗する等の「対処」の結果として、熱が出ているにすぎません。判断基準のいかんによって、現象の評価が変わってきます。

身体運動であり、かつ社会的行為であるために、特に評価が揺れやすい吃音。重要なのは、この二面性ゆえ、吃音においては症状の進化が起こる、ということです。

ある対処法が確立されても、それが症状としての側面を見せるようになると、次の対処法＝症状を生み出していく。このダイナミックなプロセスが吃音にはあります。しかも、そのたびに前の対処法＝症状が引き継がれていくため、吃音の全体像自体が多層化していくことになります。

もちろん、他の障害においても、加齢等によって障害の様子が変化する、ということはありえるでしょう。けれども吃音の場合には、対処法が症状でもあるという二面性が動力になって、その進化が段階的に起こる。その詳細については章を追ってお話ししていきたいと思います。

まずは難発がどのような「症状＝対処法」なのかを見ていきましょう。

バグを避けようとしてフリーズする

「自分のしゃべり方をモニターし、評価する他者の視点」がインストールされることによって、しゃべりそのものにはどのような変化が生じるのでしょうか。アダムとイヴの場合は、自分の体を恥ずかしいと感じ、「隠したい」と思うようになりました。

吃音の場合も同様です。連発のようにどもる体を解放するのではなく、むしろ隠すようになる。結果、生じるのが「難発」です。一言でいえば、難発とは「音が出ないこと」。特定の単語で音が出なくなり、しゃべれなくなってしまうのです。

「たまご」と言いたいのに、最初の「た」が出ない。藤岡さんの表現を借りるなら、連発が「たたたたまご」であるのに対し、難発は「『っっっっっったまご』と『っ』しかない感じ」。金縛りに

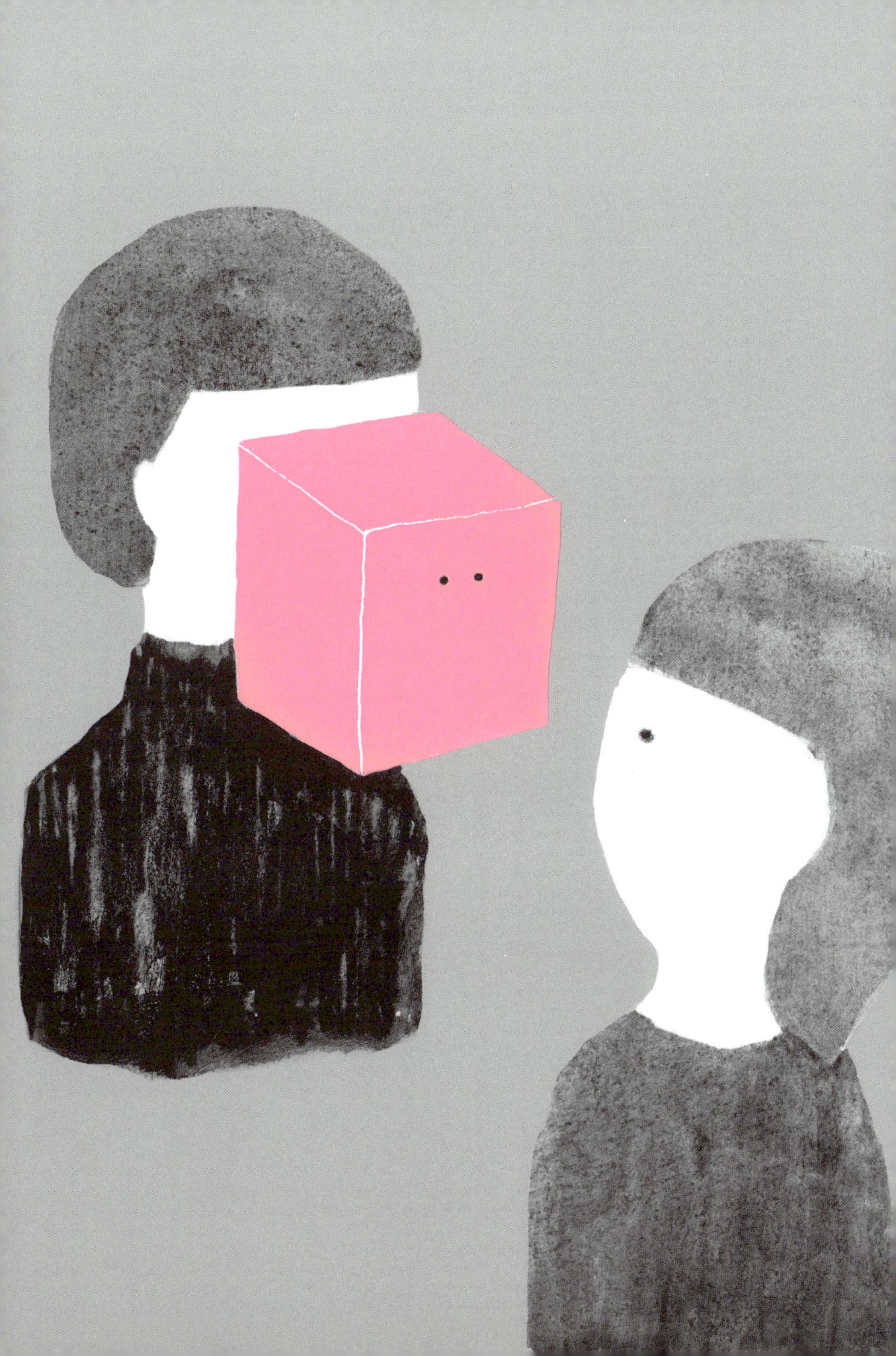

あったように、「たまご」と言おうとしても、体がまったく受け付けなくなってしまうのです。

注意しなければならないのは、音が出ないと言っても、難発は「頭の中が真っ白になる」状態ではないということ。人前で緊張して言うべきことが分からなくなる、といった経験は誰にでもあるでしょう。しかし難発はそれとは違います。言いたい言葉は明確に頭の中にある。にもかかわらず、体がそれを音にすることを受け付けてくれない。この「頭の中にあるにもかかわらず」というところが、難発の特徴です。

つまり序章でお話ししたように、連発が「バグ」だとすれば、難発は「フリーズ」です。連発では、キーボードを一度叩いただけで、ディスプレイに勝手に文字がたくさんあらわれてしまいます。一方、難発は、キーボードをいくら打ってもディスプレイが反応しない。言いたいことはあるのに、その言葉がアウトップットされません。連発は「意図してないのになってしまう」ですが、難発は「意図してもうまくいかない」。どもる体を隠すための難発ではあるのですが、どもる体を隠した結果、しゃべる体そのものが機能停止に陥ってしまうのです。

連発は乖離、難発は拒絶

別の言い方をすれば、連発が「乖離」であるのに対して、難発は「拒絶」です。どちらも、意識と体が分離している二元論であるという意味では同じです。でも、その分離の仕方が違う。

第2章で分析したとおり、連発が起こっているとき、本人はどもる体を「俯瞰」ないし「無頓着」に見ています。あるいは俯瞰でないまでも、一か八かの「挑戦」の感覚で、体の運動を、運動主体の位置から離れて観察しています。つまり意識と体の関係は「乖離」です。

ところが難発においては、「○○と言うぞ」という思いが体によって拒まれる、という否定の局面があります。だから「拒絶」。拒絶されていますから、体と意図のあいだに緊張関係が生じます。

裏を返せば、「○○と言うぞ」という思いが頭の中になければ、難発は起こりません。たとえばNさんは、音読だとどもらないと言います。なぜならNさんにとって音読は、「頭を経由せずしゃべる」作業だから。「演劇とかコントみたいに、自分の頭の中に『これを言うぞ』と思っている状態がいちばん苦手なんです。あらかじめ固定された言葉があって、それをこの瞬間に言ってください、というのができない。でも音読は文章がもう書いてあって、それを読んでいけばいいので大丈夫ですね」。

Nさん曰く、音読の作業は、書かれたものを機械的に読んでいけばよいので、頭の中に準備が生じない。それゆえ、体と思いのあいだに緊張が生じない、ゆえに難発にならない、というわけです。ただし、音読については、別の理由から「どもりやすい」という人もいます。これについてはあとで扱います。

石みたい、氷みたい

「○○と言うぞ」と頭の中で思うことによって生じる、意図と体の緊張関係。この緊張は、単なる比喩ではありません。つまり、難発においては、文字どおり体が緊張してしまうのです。パソコンがフリーズするときにも、「固まる」と言ったりしますが、難発のフリーズでも、体は硬く、固まってしまうのです。

先に第2章で、連発は「楽」で「軽い」ことを指摘しました。「たたたたた」と音が出ているわけですから、息が吐けていて力も抜けています。難発は、この連発的な「楽さ」や「軽さ」とは対極です。体が緊張して硬くなるうえに、思うように体を動かせないつらさが加わる。

もちろん、全身が動かせなくなるわけではなく、手や足はふつう動かすことができます。けれども、しゃべろうという意図が体によって拒絶されるわけですから、数秒とはいえ当人にとっては袋小路に閉じ込められるような苦しさがある。連発と難発は、音の有無という違いが明確にありますが、音という表面にあらわれる特徴以上に重要なのは、実はこうした体の状態の根本的な違いです。

ただし、こうした緊張は、基本的には目の前にいる相手には伝わりません。なにしろ難発は、連発という「体の状態が伝わってしまう事態」を隠すことが、対処法としての目的だったのですから。

もちろん、重い難発の場合には、表情から緊張が分かることもあります。けれども、そもそも音が出ていない以上、緊張どころか難発という出来事の存在自体、相手には分かりません。難発が数秒で解消し音が出れば、「少し間があったな」くらいで済みますし、結局音が出なかった場合には、それは単なる沈黙と理解されるからです。症状としてはたしかにつらい。けれども対処法としての目的は達成しています。

その緊張がどのようなものか、具体的に当事者の語りを見てみましょう。高山なおみさんは、この難発的フリーズ状態を、文字どおり「氷」や「石」になぞらえて語っています。

人前で何か話そうとすると体がカチカチになって、呼吸もしなくなって、細胞の活動が止まってしまうんじゃないかというくらい。石みたい。体が氷のように冷たくなっているんじゃないでしょうか。(…)世界からいちばん遠くに離されていくみたいな感じの怖さがありますね。

高山さんは今は料理家として活躍されていますが、子どものころから吃音があったそうです。五〇歳をすぎた頃から比較的スムーズにしゃべれるようになったそうですが、それでもときどき「口を開けたまま『あ』が出てこなくてポカンとなって遅れる」ことがあるそう。

インタビューのとき語ってくれたのは、かつてレストランでシェフとして働いていた頃の話でした。パーティがあるとお客さんの前に出て行って料理の説明をしなくてはなりません。そんなとき、「四面楚歌」の状態になって難発に陥ってしまうことがあったと言います。

「細胞の活動が止まってしまう」という死のイメージは、決して誇張ではないでしょう。高山さんも言うように、難発のときは呼吸は止まっています。息を吸おうとしても、喉の筋肉が硬直して締めつけられ、空気を通すことができない。いわば、自分で自分の首を締めてしまっている状態です。「世界からいちばん遠くに離されていくみたい」という恐怖は、自分の体をどうやっても動かすことのできない、その出口のなさから来るものでしょう。

扉の鍵がない！

この「世界から切り離される感覚」を濃密な比喩でもって表現したのが、三島由紀夫の『金閣寺』における有名な吃音の描写です。『金閣寺』は、吃音のある学僧が金閣寺の美しさに取り憑かれて火を放つ物語ですが、冒頭で、学僧がみずからの吃音について語っている箇所があります。三島が用いたのは「扉」というメタファー。「最初の音を発するために焦りにあせっている」という描写から、この学僧が難発の状態にあることが分かります。

> 吃りは、いうまでもなく、私と外界とのあいだに一つの障碍を置いた。最初の音がうまく出ない。その最初の音が、私の内界と外界との間の扉の鍵のようなものであるのに、鍵がうまくあいたためしがない。一般の人は、自由に言葉をあやつることによって、内界と外界との間の戸をあけっぱなしにして、風とおしをよくしておくことができるのに、私にはそれがどうしてもできない。鍵が錆びついてしまっているのである。
>
> 吃りが、最初の音を発するために焦りにあせっているあいだ、彼は内界の濃密な黐（もち）から身を引き離そうとじたばたしている小鳥にも似ている。やっと身を引き離したときには、もう遅い。なるほど外界の現実は、私がじたばたしているあいだ、手を休めて待っていてくれるように思われる場合もある。しかし待ってくれている現実はもう新鮮な現実では

ない。私が手間をかけてやっと外界に達してみても、いつもそこには、瞬間に変色し、ずれてしまった、……そうしてそれだけが私にふさわしく思われる、鮮度の落ちた現実、半ば腐臭を放つ現実が、横たわっているばかりであった。

（三島由紀夫『金閣寺』新潮文庫、二〇〇三年、六－七頁）

三島のメタファーの体系によれば、自分と外の世界を隔てている「扉」があり、その扉をあける「鍵」は「最初の音」です。ところが難発の場合には、この鍵がうまくあかないので、世界から拒絶されてしまう。外に出ることが許されず、「内界の濃密な黐にとらわれる」というイメージは、まさに体が思うように動かない、難発的な苦しさを表していると考えられます。

興味深いのは、この描写のなかで、「扉があいたときには現実の鮮度が落ちている」というズレの感覚が描かれていることです。この「遅れ」の感覚は、高山さんの「ポカンとなって遅れる」とも共通するものでしょう。自分の言おうとするタイミングで言葉が出ない。自分の思いに対して体がついてこない。この遅れを通して、体が思いを乗っ取り、世界とのあいだに立ちはだかります。

三島が語る「扉」からシリアスさを差し引いて敷延するなら、この「鮮度の落ちた現実」に吃音当事者が直面する場面のひとつに、「笑い」があります。

笑いにタイミングが重要であることは言うまでもありません。難発があると、おもしろいことを言おうとしても「ここぞ」というときに言えない。やっと言えたときにはもう場の雰囲気が変わっていて、すっかりスベってしまう。Iさんは言います。「どもりがなかったら、もっと笑わせられていたかもしれません。なぜかタイミングよく言えない……」。

吃音スイッチ

自分のしゃべりをモニタリングし、評価する他者の視点がインストールされることによって生じる「難発」。とはいえ、すべての言葉において常に難発が生じるわけではありません（もしそうなら、まったくしゃべれなくなってしまうでしょう）。

たとえば「歩く」のような単純な身体運動の不具合であれば、できるものはできる、できないはできない、とかなりはっきり線引きがなされるでしょう。ところが「しゃべる」の場合は、そうはいきません。社会的な行為という側面が加わってくるために、できる／できないの境界線が状況依存的に変動することになります。

では、いったいどのような場合に難発は生じるのでしょうか。

徳永泰之さんは、難発が生じる場合と生じない場合について、「吃音スイッチ」という言葉で語っています。この「吃音スイッチ」がONになると難発が生じ、OFFのあいだは吃音が生じないのです。高校生のとき、カウンセラーと話しているときに出てきた言葉だそうです。

「吃音スイッチ」の働き方を見ていくと、あらためて、難発が社会的なものであることが分かります。会話のタイミングや状況など、刻一刻と変化するしゃべる相手との具体的な関係が、スイッチのON／OFFに大きく作用しているのです。

ただし、注意しなければならないのは、難発が社会的なものだと言っても、必ずしも社会的プレッシャーのかかる場面ほど難発が出やすい、というわけではないことです。ここは個人差が出るところですが、たとえばIさんは「研究会とか学会で報告しているときは、どもる確率はほぼゼロ」だと言います。「極度に緊張していてどもりを忘れている」ということがあるそう。大勢の人前で話すことは、社会的なプレッシャーがかかる典型的な場面ですが、Iさんにとっては、それは必ずしも難発とは結びつかないのです。

つまり、難発は現象としては体の緊張を伴うのですが、必ずしも心理的な緊張がトリガーになるわけではないのです。

Iさんは、人前に出て注目を浴びて話しているときは、「別の人格になっている」ようだと言います。演劇をやっている山田舜也さんは、舞台上では文字どおり別の人格になっているわけですが、やはり演じているときにはどもりが出ない。この点についてはあらためて第5章で検討しましょう。

逃れようのない期待の前で

ではどんなときに、吃音スイッチはONになるのか。徳永さんはこんな例をあげています。

たとえば人が集まっているときに、「教室の鍵、誰か持ってませんか」と言われて、反射的に「あ、自分持ってます」と言うときにはスイッチがほとんど入っていない状況です。でも自分が指されて「徳永くん、鍵持ってませんか」と言われると吃音が出ることがあります。「誰か持ってませんか」と「徳永くん、持ってませんか」。言葉にすれば、たった一語の違いです。ところがそうではない。吃音的にはまったく違う状況なのです。

徳永さん自身が分析しているとおり、後者には「徳永くん」という「指名」が含まれています。つまり、そこにいる人たちが「次にしゃべるのは徳永くんだ」と期待している状況です。

誰もが経験しているとおり、会話とは、小刻みな話者交替（turn-taking）の連続です。会話は、複数の話者による「会話を持続させるという共同作業」にほかなりません。会話に参加する人は、ひとつの大きな流れのなかにあり、それを乱さないように振る舞わなくてはならない。

そのとき、話す内容だけでなく、話すタイミングも重要です。相手の発言が終わりそうなタイミングを見計らって自分が話し手になり、逆に自分が話し終えるときには、別の人に話し手としての権利を受け渡す。話者交替とはまさに「キャッチボール」です。

この交替のサインは、通常は目線やジェスチャーなどさまざまな手段を用いてやりとりされますが、ここで用いられているのは、もっとも明確な、取り違えようのない手段です。「徳永くん」。そう呼びかけたれたら、名指された者は「次の話者」であることから逃れることはできません。

「教室の鍵、誰か持ってませんか」であれば、自分は話者になってもいいし、ならなくてもいい、という選択肢があります。一定の流れに従いつつも、自分の振る舞いにある程度「遊び」がある。こういうときには、吃音スイッチは入りません。ところが、この遊びがなくなり、発言を強制されるようになると、スイッチが入る。自分の運動を、他者の運動にはめ込むようにして行おうとするために、体がどもるのです。

周囲の人が自分に向けている逃れようのない期待。これがこの場面で徳永さんの「吃音スイッチ」が入った理由です。この期待が高まっている状況に、自分の身体運動を合わせることができるのか。つまり、ちゃんと「返事」ができるのか。

ここに自分の運動をモニタリングする他者の視点が発動します。すると、体がフリーズしてしまう。つまり難発の状態になります。

「他者に引きずられやすい」という社会性

「期待」という要素は、吃音スイッチのON／OFFにかかわる重要な要素です。

興味深いのはただし、期待が関係するのは必ずしも期待の度合いが高いときだけではない、ということ。たしかに高い場合には吃音スイッチが入りやすいのですが、同じくらい、期待が低い場合、もっといえば期待が自分に向いていない場合にも、吃音スイッチは入りやすいのです。

たとえば、ドミニク・チェンさんは、「その人と話すとよく吃音が出る知人」がいるといいます。「とても仲がいいんだけど、話のリズムがつかみづらい人で。だから、相手に結構依存しちゃうのかもしれません。一〇年くらい知り合いだから緊張しないんだけれども、なぜかどもりが出る。いつ切り出すか分からなかったり、挨拶も独特で、謎めいた、不思議なペースの人なんですよね」。

要するに、間合いがつかみにくい人、ということでしょう。「間合いがつかみにくい人」とはすなわち、「話者交替のサインやタイミングが読めない人」を指します。

そうなると、話者交替のサインがない状態で、みずからターンを取りに行くような形になる。あるいは逆に、自分の話が終わらないままに、相手がターンを奪っていくことになります。「徳永くん、鍵持ってませんか」とは真逆の、期待の形がきわめて曖昧なやりとり。チェンさんのケースは、そのような場合に入る「吃音スイッチ」です。

飲み会や日常的なおしゃべりが苦手、という吃音当事者が多いのも同様の理由でしょう。複数の人がわいわい話している場所では、ていねいな話者交替のキャッチボールがなされるわけではなく、自分からターンを取りに行かなければならない状況です。自分に向けられた期待が低すぎて、いつ出るべきかと自己のしゃべりをモニターしてしまう。先に、心理的な緊張と難発の出やすさは、必ずしも対応していない、と指摘しましたが、「プレゼンだとどもらない」のちょうど逆、「リラックスした場だとどもる」の例です。

加えて、複数の人がわいわい話す場面では、自分の声が相手に聞き取ってもらえない可能性も高くなります。そのような場合には、「今なんて言ったの?」と聞き返されることになる。すると今度は、一気に期待が高まった状態、つまり自分が指名された状態になり、吃音スイッチがさらに強く入ることになります。

なぜ独り言だとどもらないのか

要するに、期待が高すぎても、低すぎても、吃音スイッチは入りうるのです。期待の程度がちょうどよければいい。ちょうどよくないとき、吃音当事者は、自分で自分のしゃべりをモニターしながらしゃべることになります。

その意味で、吃音当事者は周囲の状況の影響をきわめて受けやすい体を持っている、と言えます。まさに難発が社会的なものである、とはこの意味においてです。チェンさんの言い方を借りるなら、「よくも悪くも、相手に引きずられる」体なのです。

その証拠に、ほとんどすべての吃音当事者が、「独り言だとどもらない」と言います。独り言であれば、会話のような大きな流れを意識することなく、自分のペースでしゃべることができます。自分を引きずるような状況が存在しないがゆえに、難発にならないと考えられます。

あるいはIさんは、Skypeで話すとどもりにくいと言います。Skypeのようなインターネット電話は、一般的な電話と違って、お互いに受話器を構えてしゃべるわけではありません。パソコンの前でぶつぶつしゃべっている自分をパソコン内蔵のカメラやマイクが記録し、その様子が回線を通じて相手のところに送られます。「言葉を相手に伝える」というより「しゃべっている状況が自動的に相手に伝わる」状態。

だから、IさんはSkypeで話すときは「ひとりでいるときに近い」と言います。「Skypeだと、上の空でも会話がつながりますしね」。

回線による接続が、身体的な接続を代補してくれている、とでもいえばよいでしょうか。Skypeだと、相手とつながりつつも、同時に引きずられすぎないための切断のモードも確保できる。ゆえにIさんはどもりにくいのです。

会話と対話

他者に引きずられすぎないようにするため、切断のモードを確保すること。山田さんが、「会話」よりも「対話」が話しやすい、と言うのも、このことと関係していると考えられます。

この「会話」と「対話」の区別は、劇作家の平田オリザさんによる区別を念頭に置いたものなのですが、山田さんはそれをこう説明しています。「『対話』は、人と人が違うということを前提にしながら、その違いを言葉でお互いに確かめ合っていく作業です。知っている人どうしの場合もあるし、知らない人どうしが知り合っていくときに対話を行う場合もあります。『会話』は、共感したりするときに、あまり相手のことを意識しないときに生まれるものです」。

つまり、ふだんの日常的なおしゃべりが「会話」であるのに対して、インタビューのような、質問に対して答えが続くようなやりとりが「対話」である、ということでしょう。対話は、自由度はあるけれど、話者交替の構造が明瞭なやりとりです。

興味深いのは、対話は「人と人が違うということを前提にしている」という山田さんの整理です。

つまり対話においては、心理的にも「引きずられすぎない」ように、他者とのあいだに線引きがなされている。この心理的な線引きが、身体的にも、他者の運動に引きずられすぎないための「遊び」をつくり出すと考えられます。「『対話』をしているときは吃音が出ても比較的楽なんですが、『会話』をしているときは、吃音が出ると苦しくなる、ということが傾向としてあります」。

実際、山田さんとお話ししたとき、インタビューが始まる前のあいさつや雑談では難発が出ていたにもかかわらず、インタビューが始まったとたん、それが落ち着いたように感じられました。それはまさに、インタビューの対話においては、お互いに引きずり合わないモードに入ることができたからでしょう。

とはいえ、社会生活という観点からすれば、常に「対話」で通すというわけにもいきません。お互いに引き込み合うような「会話」のモードが必要なときもある。たとえば恋愛は、その典型的な場面でしょう。

山田さんは言います。「女性と話すときに、研究の話をすることはできるけれども、親しく話をするということができない、ということがあります。おそらくそれは吃音と関係があって、会話したいのに対話のような話し方になってしまったりする」。

それゆえ山田さんは、吃音のせいで人との関わり方が限定されてしまっているのではないか、と感じることがあるそうです。「対話するようにしか相手とコミュニケーションできていないのではないかと、最近思うようになりました」。

人は場面場面で話し方のモードを変えます。ところが吃音のせいで、その選択肢が狭められてしまう。それはたしかに窮屈なことです。

興味深いのは、「他者の体に引き込まれないように会話ではなく対話のモードを選ぶ」という山田さんの戦略が、より広い目で見たときに、「社会的な人格の幅を狭める」というネガティブな副産物を生み出していることです。どちらも広い意味ではしゃべることの社会的行為としての側面なのですが、前者は個々のコミュニケーションの場面というミクロな意味での社会性であるのに対して、後者はよりマクロな、人格という意味での社会性です。

同じ「社会性」という視点でも、ミクロに見ればポジティブに、マクロに見ればネガティブになる。対処法＝症状。まさに先にお話しした、吃音の二面性です。

第4章

言い換え——体を裏切る工夫

さて前章では、「難発」という、成人の吃音当事者の多くが持っている対処法＝症状についてお話ししました。何かを言おうとする。けれどもそれが音にならない。キーボードをいくら叩いても反応しないフリーズ状態のコンピュータのように、言葉を音として出す仕組みそのものが、機能停止してしまっています。

第3章でお話ししたように、この機能停止は、たしかに「体の状態が相手に伝わらないようにする」という意味では、連発の対処法としては成立しています。けれども、体がフリーズすることは緊張を伴うため、当事者にとってはつらい。つまり症状としてのネガティブな要素を持っています。

そこでさらに、難発を乗り越えるための新たな対処法が生まれます。それが、本章で扱う「言い換え」です。

連発→難発→言い換え。対処法＝症状の二面性が生み出す進化です。

ただし、先にもお話ししたとおり、進化が起こったとしても、前の対処法＝症状が消えてなくなるわけではありません。多くの成人の当事者が、「連発」も「難発」も「言い換え」も持っている。

吃音のあらわれ方は多層的です。

あらかじめ断っておくと、この「言い換え」も、やはり症状としての側面を持っています。ただし、「連発」や「難発」と違うのは、「言い換え」の場合には、症状だと感じる人と感じない人がいる、ということです。

「連発」や「難発」の場合には、多くの人がその症状としての側面を感じています（だからこそ、多くの当事者が「言い換え」まで進化します）。けれども「言い換え」の場合には、「純粋な対処法だ」と肯定的にとらえて共存している人もいれば、「対処法だが症状でもある」という実感があり、やめたいと思っている人もいる。肯定派と否定派で、意見が真っ二つに分かれているのです。

ちなみに吃音の教科書などに見られる一般的な記述では、「連発」と「難発」（と伸発）は症状、「言い換え」は対処法として、別々のカテゴリーに分類されています。けれども、「対処法が症状でもある」という吃音の特徴を踏まえるならば、そのような分類は本質的にはあまり意味がないのではないかと思います。

たしかに、一部の人にとっては、「言い換え」は純然たる対処法として機能しています。しかし、だからといってその分類を一般化してしまったら、症状だと感じている人を追いつめることになりかねません。「なぜ自分は言い換えを否定したくなってしまうのか……」。そんなふうに自分を責める気分になってしまうでしょう。

言い換えに肯定派と否定派がいることについては、ていねいな議論が必要なので、最後の第7章であらためて論じます。ひとまず本章では、それがどんな現象であり、対処法としてどのような意味を持つのかについて考えていきたいと思います。

三単語先にあいつが来る——難発の予感

「言い換え」とは、一言でいえば、ある言葉を言う代わりに、同じ意味の別の言葉や表現を使う、という方法です。

たとえば、「おととい」という単語。Nさんは、これが大の苦手です（「とと」は破裂音二連続！）。そこで、この語を使わなければならないときには、「おととい」の代わりに「二日前」や「〇曜日」に言い換えてしゃべるのです。「おととい渋谷に行った」ではなく「二日前に渋谷に行った」「月曜日に渋谷に行った」と言うのです。

吃音でない人でも、慣れない外国語をしゃべるときに、似たような経験をしているのではないでしょうか。たとえば英語で話していて、「餃子」に相当する英単語が思いつかなかったとします。そんなときは、身振り手振りを交えて、「Chinese ravioli（中華版ラビオリ）」とか「wrapped meatball（包み肉団子）」とか、ちょっと苦し紛れでも別の表現で代用するでしょう（ちなみにフランス語では「ravioli chinois」なので、本当に「中華版ラビオリ」です）。

言おうとする単語に対して、同じ意味の別の語や表現に置き換えて言うこと。「言い換え」も、基本的にはこれと同じ仕組みです。興味深いのは、この「『おととい』が苦手だな」と感じるプロセスです。

Nさんは「おととい」を避けているのですが、Nさんのボキャブラリーから「おととい」が抹消されるわけではない。そのつど、「おとといの壁」にいったんぶつかってからそれを避ける、という手続きを経るのです。

つまり、言い換えの手前には、難発になりそうだな、という「予感」がある。この予感がまず先にきて、それを避けるために「言い換え」が起こるのです。ドミニク・チェンさんは、この「予感」についてこんなふうに語っています（彼は「予兆」という言葉を使っています）。

吃音って予兆があるじゃないですか。話していても、三単語先には、「あ、あいつが来る」みたいな感じ（笑）。ブロックがこちらに向かって、来る、来る、来るという感じで、昔はぶつかっていたけれど、今はそれを右からでも避けられるし、左からでも避けられる。それで余裕が持てるのかなと。

チェンさんの描写は、なんだかゲーム感覚です。種類で言うなら、古いアーケードタイプのシューティングゲームでしょうか。

画面が自動的にスクロールしていくにつれて、自分は先へ先へ（上へ上へ）と進んでいく。すると、その行く手を阻むように、前方（上）から、「ブロック＝難発になりそうな言葉」がやってくる。「難発」は英語ではまさに「block＝阻止」と呼ばれます。このブロックにぶつかると「死んで」しまうかもしれない！　回避するのに残された時間は三単語分。ハラハラしながらも、このわずかな猶予のあいだに右や左にルートを変えてブロックを巧みにかわす——。そんなイメージでしょうか。

「三単語先にあいつが来る」。これが予感の感覚です。これはとりも直さず、吃音当事者には、これからしゃべろうとする言葉が難発を引き起こす言葉かどうかをチェックする働きがある、ということでしょう。

難発は、吃音スイッチが入り、「これを言おう」と準備しているときに起こる、というお話をしました。この「準備」のなかで「チェック機能」が作動します。いわば、出荷前に商品を検品するようなもの。実際にその言葉を発音して難発になってしまうのを避けるために事前にチェックをし、「難発要注意語」であればアラートが発せられる。これが「予感」です。

なかば自動の言い換え

ただ、注意しなければならないのは、「チェックする」といっても、それが「照合」のような作業ではない、ということです。

吃音の当事者は、「どもりやすい言葉のリスト」のようなものを、箇条書き的に（つまり意識的に）持っているわけではありません。道路の検問であれば、運転手や同乗者の顔を、指名手配犯の顔のリストと照合する、というようなスクリーニングの作業になるでしょう。けれども、言い換えの場合のチェックはそのようなものではありません。リストと照らし合わせて、「三単語先にあるあの

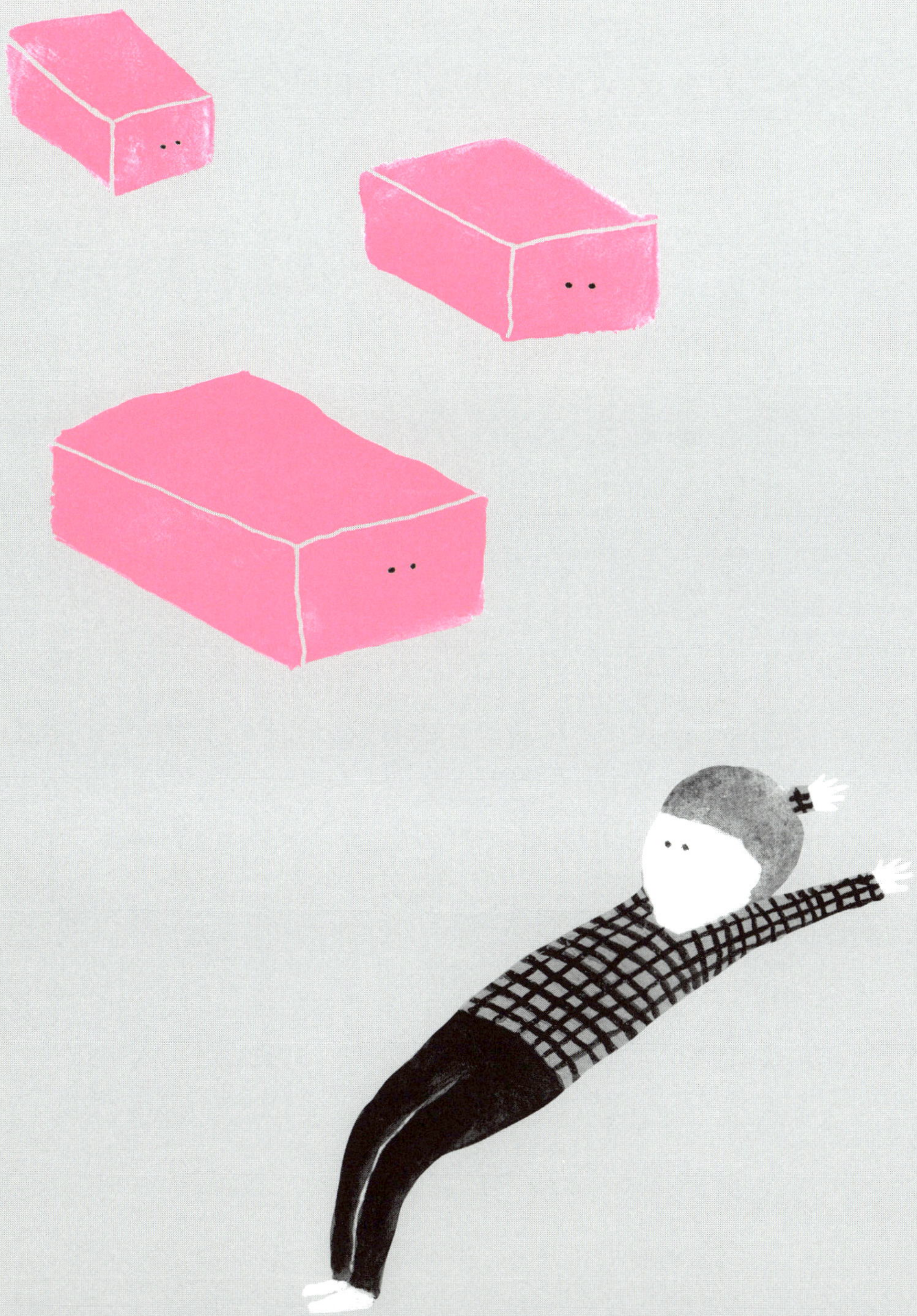

言葉は要注意NGワードである」とイエスorノーで「判断」しているわけではない。あくまで、それがNGワードであった場合に、「予感」が生じる、というだけです。

別の言い方をすれば、その言葉を、「これを言うぞ」と準備した身体感覚に対して「予感」しているのであって、「言語」として判断しているわけではありません。第1章でお話ししたように、何らかの運動をするとき、私たちはすでに獲得した「内部モデル（または内部反転モデル）」を利用しています。ある言葉が難発になりそうだなと感じることは、この「内部モデル」の発動を通じて、「予感」されていると考えられます。

苦手な言葉があれば、そもそもその言葉を使おうとしなければよいのに、とも思うのですが、そうはいきません。先にお話ししたように、難発になりやすい言葉が、その人のボキャブリーから消えることはない。あくまで、「内部モデル」が発動したあとで、それをブロックであると感じ、避ける」という体当たりのプロセスになります。

いちいち迂回しなければいけないなんて大変そうだな、と当事者でない人は思うかもしれません。たしかに言い換えせずにしゃべることに比べたら負荷がかかったり、タイミングが遅れたりすることもあります。けれども、言い換えに慣れた多くの当事者にとって、このプロセスはほとんど自動化しています。つまり「がんばってやっている」という努力の感覚がない。ここは、吃音のない人が、外国語をしゃべるときに表現を変えるのと、違うところかもしれません。

Nさんは言います。「最初は苦手だな、という感じがあって意識的に言い換えていたと思うんですが、もう無意識と意識の中間のような感じでやっているので……。たぶん言い換えのパターンがあって、いまはほとんど意識せずやっていますね」。

難発が対処法でありながら自分からするものではなかったように、言い換えも「代案の言葉」が出てくるのは自動的です。Nさんは、言い換えてから、「あっ、いま言い換えたな」と事後的に気づくこともあるそう。外国語を話すときのように、「この言葉、どう言い換えられるかな？」と悩むことはありません。

たしかに、予感があるので「言い換えようかな、どうしようかな、言い換えずに言えるかな」という逡巡が生じることはあるでしょう。けれども「対案の言葉を探さなきゃ」という意識的な苦労は、当事者にはない。過去の経験によって蓄積された「迂回のパターン」がすでに用意されているので、そちらを通って先に進めばよいのです。

この意味で、「言い換え」は、吃音のある人ならではの、体から言葉を出すための独特の仕組みだと言うことができます。

類語辞典系——言い換えのパターン①

では、当事者たちは具体的にどんな言い換えを行っているのでしょうか。いくつか例を見ていきましょう。

たとえば徳永泰之さんは、「飛行機」が言いにくいと言います。そこで、「飛行機」と言う必要があるときには、それを直前で「航空機」に言い換えるそう。「飛行機」が言いにくいなと感じ、それをいつものように避けて、「航空機」に行く。つまり徳永さんが表面上「航空機」と言っているときには、実はそれは「飛行機を経由した航空機」なのです。同じように「空母」を「航空母艦」と言い換えた例も話してくれました。

このタイプの言い換えは、典型的な「単語から単語へ」の言い換えです。言ってみれば、「類語辞典的」な言い換えです。「過度に」を「過剰に」、「いのち」を「生命」に、「マラソン」を「長距離」に……こうした言い換えの例は無数にあります。

少し変わった例としては、「外国語に言い換える」というやり方です。チェンさんは、日本語のほかに、フランス語と英語も話す方です。チェンさんは、東京にあるフランス人学校に通っていたため、日仏のハーフの人が多い環境で育ちました。すると、日本語とフランス語が混じったような言葉でしゃべることが多くなる。そうすると、ある単語を言うのに二つの言語のオプションが使えることになります。

「フランス語で話していて、ある単語が思い出せないと、いちいちつっかかるのも面倒くさいから日本語を入れちゃう」。「日仏人どうしで話していると、言語スイッチが使えるから、けっこうなめらかな気持ちはします」。

ただし類語といっても、言葉は一つひとつ微妙に異なるニュアンスを帯びています。指し示す対象が同じでも、こういう場合ではこの語を使う、というような使われる文脈との相性がある。ところが言い換えをしてしまうと、その文脈での最適な言葉を選べないことになります。徳永さんもそのことは自覚していて、「ふつうの会話では使わないような言葉をたまに使ったりします」。

たしかに「航空機」という単語は、「飛行機」に比べると少し硬い、やや専門的なニュアンスのある言葉です。会話で使うと、少し違和感を抱かなくもない。あるいは先のチェンさんの言語スイッチも、日本人と話しているときに急にフランス語を出したり、フランス人と話しているときに日本語を出したりすると不自然になってしまう。「日本語だけで話すとなると、うまく逃げ道がつくれなくて、つまってしまう。その逆もしかり」。

あるいは相手を笑わせようと思いついた言葉で「言い換え」が生じると、せっかくのギャグが台無しになってしまうこともあります。笑いの場合は、文脈がずれるだけでなく、タイミングや勢いもかかわってくる。

言い換えた言葉は、いわば「次善の策」なので、どうしても「ノりきれない感じ」が残ります。チェンさんは言います。「言い換えて言えたものって、なんか気持ちが乗っていない。たとえば笑わせようとして何かを言ったときに、それが言い換えたパターンBのほうだと、気持ちが乗ってないし、間も悪いしで、あんまり笑いが起こらない。それで、残念だなという思いがただただ残る（笑）」。

国語辞典系——言い換えのパターン②

あるいは、別のタイプの言い換えもあります。先のタイプが類語辞典的だとすれば、こちらは国語辞典的な言い換えです。

たとえば八木智大さんは、「利き手」を言い換えるこんな例について語ってくれました。「単語でうまくいくなら単語のほうがいいと思うけど、そのときそのときで臨機応変にやっていると思います。たとえばさっき『利き手』って言おうとしたんですけど、言いにくい感じがしたので、0・001秒くらい前にぱっと『ふだん使っている手』と言ったんですよね」。

少し文脈を説明しておきましょう。八木さんが言い換えた言葉としてあげている「ふだん使っている手」という表現は、まさに言い換えがどのような現象か説明するために、インタビューのなかで出てきた言葉でした。「ぼくにとっての言い換えは、たとえば、ふだん使っている手が怪我しているから左手を使う、みたいな感じですね」。

ところがそのときの「ふだん使っている手」は、実は言い換えたあとの表現だった、と八木さんは直後で種明かしをしてくれたのです。八木さんは、「利き手」と言おうとして、とっさにそれが発音しにくいと予感した（「ききて」も破裂音二連続！）。そこでそれを「ふだん使っている手」に言い換えたのです。

この場合の言い換えは、意味を開くような言い換えです。言おうとする単語を、別の単語に置き換えるのではなく、フレーズでその意味を説明していく。先ほど言い換えは、慣れない外国語を話す感覚に似ているというお話をしました。八木さんも、この国語辞典系の言い換えは、典型的な「受験テクニック」に近いと言います。「感じとしては、大学受験の英作文で、難しい単語を文章で言い換えるというのに似てます」。

学食でマヨネーズをよけるための「小皿」が言いにくくて「小さな皿」に言い換えたというIさ

んの例や、「気象予報士」を「さっきテレビに出てたお天気の人」のように言うのも同様です。

国語辞典的な言い換えは、意味を開くので、類語辞典的な言い換えで生じがちな文脈的な違和感はあまりありません。ただ、専門用語を使って話すような場面でその用語に言い換えが生じると、長々と説明しなければならないという大変さが生じます。大学院で研究をしているIさんは言います。「あの先輩と話すとたぶんあの議論になって、そうするとあの言葉がいっぱい出て……とか考えちゃいますね（笑）」。

この「類語辞典」と「国語辞典」的な発想に関連して、チェンさんは、ある学生が考えたアプリを教えてくれました。それは、「ボキャ貧」を解決してくれるアプリ。このアプリ自体は吃音とは直接関係ないのですが、「吃音の人が頭の中でやっていることに近いのではないか」とチェンさんは言います。

そのアプリは、スマートフォンで文字入力するときの予測変換機能に似たような、サジェスチョン機能を持っています。通常の予測変換では、ひらがなで最初の数文字を入れると、これまでの使用履歴等から続きを予測して、漢字の変換候補が示されます。たとえば、〝つんだ〟と入力していくと、「積んだ」「詰んだ」「摘んだ」「ツンだ」といった語が出てくる。

ところがこの学生が考えたアプリでは、通常の予測変換とは違って、漢字やカタカナではなく、言い換え可能な別表現が出てくるのです。たとえば〝つんだ〟と入れると、「四面楚歌」「八方塞がり」「打つ手なし」といった同義語が出てくるのです。まさに類語辞典的思考と国語辞典的思考をフル稼働させる「言い換え」的な変換作業です。

いわば、吃音のある人は、どもる体と付き合う過程で、この同義語アプリを自分で組み上げているようなもの、と言うことができます。だから「吃音のある人は構造的にボキャ貧が予防されているのかも」とチェンさんは言います。「今話している言葉があって、その先にどもりそうな言葉があると、アラートが鳴り始める。そして同時に別のパターンを用意しておく。だから構造的にボキャ貧が予防されているのかな、と思います。それをちょっと楽しんでいる感じはありますね」。

tellではなくshow——言い換えのパターン③

こうした類語辞典・国語辞典系の言い換えのほかに、ちょっと変わった言い換えもあります。厳密には、言葉を言い換えているわけではないのですが、「言わないで言う」という迂回をしている点では同じ。

たとえば、指示語に言い換える、というやり方。徳永さんは、プレゼンなどのときには「言いにくいものの実物を持っておく」と言います。そうすれば「これです」と言えるからです。つまり、自分のなすべき行為を「tell」から「show」に変換してしまうのです。実物がなくても「資料があったほうがいいし、パワポがあれば、『あれ』『これ』と言えます」。「読むときに、自分だけその文章が書かれた紙を持っているのと、みんなが持っているのとでは、全然違いますね」。

あるいは、「他の人に言ってもらう」というやり方。よく当事者のあいだで笑い話になっている「あるあるネタ」です。

たとえば「代々木」が言いにくいとします。そこで「新宿の次の駅何だっけ」と言ってみる。それで相手が「代々木？」と言ってくれたら、「そう、それそれ！」と指し示すようなやり方です。相手は「言いにくいのを助けた」つもりはないのですが、忘れたふりをしてどもるのを回避する、頭脳派の戦略です。

自分の名前でモジモジ

このように多くの当事者が、難発になるのを回避するために、言い換えの手法を使っています。それは「どのように言い換えしようかな」と悩む間もなく出てくる、吃音当事者にとっての、「言葉の出方のひとつ」です。

しかし、これも万能ではありません。なぜなら、すべての言葉が言い換え可能とは限らないからです。言い換えができない言葉。それはズバリ固有名詞です。

「新宿」を国語辞典的に「新しい宿」や「副都心」に言い換えては、待ち合わせも成立しません。「堅田さん」を「神田さん」にしてしまっては、別の人になってしまいます。それでも、一般的な地名や人の名前であれば、先にご紹介したように「他の人に言ってもらう」こともできるでしょう。あるいは職場であれば「課長」のように役職名で呼ぶこともできるかもしれない。

しかし絶対に「忘れたふり」ができない固有名詞があります。それは、「自分の名前」です。「お名前は？」と聞かれて、まさか「何だっけ？」と返すわけにもいきません。さあ大変。だけど、どうにもこうにも逃げ道がない。困ってしまってモジモジ……それゆえ、当事者の集まりでもよく話題になるのが、自己紹介のときのエピソードです。

言いにくい名前を持っている当事者は、自己紹介の場面が大の苦手。名前を言わなければいけないのに加えて、初対面の相手で間合いを測りにくいというのもある。

Iさんもそんな人の一人です。「自分の名前の最初の『い』が言えないんですよ。『い』から始まる言葉がすごく嫌いです」。だからついつい考えてしまうと言います。「飲み会でも、新しい人がくると、また自己紹介しなきゃ……とか」。

チェンさんも、ファーストネームの「ドミニク」が言いにくい。「チェン」ならば言いやすいのですが、「ドミニク」のほうが印象が強いので、「チェン」と言われてもピンとこない人がいる。だから「ときどき自分の名前が言えなくて、自己紹介なのに『どうも』で終わることもあります（笑）」。

もちろん、大人であれば名刺などで名前を伝えることはできますし、一度名前が言えなかったくらいで人間関係が構築できなくなるわけではありません。とはいえ、名前だけは、「あいつが来る」と思ってもブロックを回避することができない。その「言えない残念な気分」は残るでしょう。

ただ、チェンさんにはちょっと変わった事情があります。日本語の「ドミニク」とフランス語の「ドミニク」は言いにくいのですが、英語の「ドミニク」は言いやすいのです。つまり、自分の名前に関しても、先の「言語スイッチ」が使えるのです。「英語だと、最初の［dɑ］のアクセントが強くなるので、この「ド」に勢いをつけて破裂させる感じにすると、どもらないです。だから英語だと自己紹介しやすいです。イントネーションが大事なんですよね。勢いつけて言っていいんだ、となると大丈夫。アメリカ英語の、しかも西海岸の甘ったるい感じがいいのかもしれないですね」。

音読の拘束力

自分の名前は、単語の特性からして言い換えができない例ですが、状況の特性からして言い換えができない場合もあります。たとえば「音読」するとき。

小学校の国語の時間といえば定番の課題である「音読」は、ふつうの会話と違って、読むべき内容が決まっています。しかも聞いている人も、その「正解」を見ながら聞いている。だから、言いにくい言葉があったとしても別の言葉に言い換えることができません。それゆえ、当事者のなかには、音読が大の苦手だった、という人が一定数います。

藤岡千恵さんも、音読が苦手だった一人。最初は連発、やがて言い換えできないまま難発になっていたと言います。「音読だけはコントロールが難しかったので、小学校低学年の頃は連発をしていましたね。文章なので言い換えもできなかったし。小学校高学年頃になると、あからさまに連発することはできなくなっていたので、最初の音を出すまでは『・・・』と難発をしていました」。

難発の「ブロック」が迫ってくる。にもかかわらず、それを避けることができない。苦手な当事者にとって、音読はまったく身動きのとれない、苦しい状況です。他の人の例ですが、先生が配慮してくれ、音読を指名制ではなく立候補制にしてくれた、というケースもあったそうです。

他方で音読が苦手でない当事者もいます。すでに第3章でご紹介したように、Nさんは「音読だとどもらない」と言います。なぜなら、音読だと「頭の中での準備がないから」。

あるいは徳永さんも、音読が苦痛ではなかった。ただしその理由は少し違っていて、「みんな同じ教科書を持ってるので、逆にはっきり話せる」から。つまり徳永さんにとって音読は、「決められたとおりに読む」という指令遂行行為ではなく、「書かれた内容を伝える」というコミュニケーションの行為なのです。だから、聞き手が教科書を持っていることが、束縛になるどころか有利に働く。そこには「自分の発音が多少悪くても大丈夫」という安心感があるのだそうです。

そのように人によって差はあるとしても、音読が苦手な当事者は少なくありません。言い換えができない状況のなかで、彼らが痛切に感じているのは、そもそも「他の人が書いたものを声に出して読む」という行為が持っている拘束性でしょう。もちろん、拘束されることによって楽に話せるという当事者もいるので、必ずしも拘束＝悪というわけではありませんが、少なくとも音読が苦手な当事者は、それを苦しさとして感じています。

音読は奴隷の仕事！

音読の持つ拘束性はおそらく、吃音当事者だけが感じるものではなく、音読という行為そのものに内在する特性でしょう。その証拠ともいえるのが、古代ギリシャでは音読は奴隷の仕事とされていた、という事実です。音読は文字にかかわる行為なので、自由人のものだと思いがちですが、実はそうではなかったと考えられているのです[*1]。

なぜか。スウェーデンの詩人で古代哲学ギリシャ哲学が専門のジェスペル・スヴェンブロはこう言います。「読むこととは、自分の声を書かれた物のために（最終的には、書き手のために）役立てることにほかならない。読んでいる限りは、自分の声を相手に引き渡しているのである[*2]」。

つまり、スヴェンブロによれば、音読をしているあいだ、私たちは声を出しているけれども、同時に自分の声を失ってもいます。書かれた文字は、人間の声を借りずには「しゃべる」ことはできません。黙読があるじゃないか、と思われるかもしれませんが、古代ギリシャで黙読が発見されたのは、遅く見積もって紀元前五世紀。それ以前は、声に出す以外、文字から意味を取り出す方法はありませんでした。

たとえば、墓に刻まれた碑文を読むとすれば、それは墓の代わりにしゃべること、墓に自分の声を貸し出すことになる。「書かれた物が音声を手に入れるということは、読んでいる間は、読み手の声は読み手自身のものではない[*3]」のです。

文字、あるいは物に自分の声を奪われること。それは結局、私の発声器官、私の体を、自分でないものに乗っ取られることを意味します。「声は書かれた物にその身を委ね、それと一体となる。従って、読まれるということは、時間と空間がどれほど隔たっていようとも、相手の肉体に力を及ぼしていることにほかならない[*4]」。だからこそ、音読は自由を失う行為とされ、奴隷が行うべき仕事とされていたのです。

しかも、紀元前六世紀頃までの銘は、その物（壺や墓）を一人称とするような書き方がなされていたと言います。つまり、「私はグラウコスの墓である」というような書き方がされていたのです。この碑文を読むとは、まさにこの「私＝墓」の位置に自分が立つことを意味します。「自分のものではない物体を『私』と称することになる。（…）読み手は、こうすることでようやく、書かれた物に実際に奉仕し、発声器官を、つまりは自分の体を、声を引き渡すことになる」[*5]。

吃音の当事者が感じている「言い換えできないつらさ」も、本質的にはこの「書かれた言葉に自分の体を従わせるつらさ」であると考えることができます。「書かれたとおりに読む」ことの拘束性。吃音当事者は、言い換えという逃げ道を封鎖されるために、この音読の奴隷性をことさら強く感じることになると言えます。

体にぴったりくる言葉を探す

高山なおみさんも、音読が本質的に持つ「無理やり読まされる感じ」が非常につらかった一人です。「国語の本読みも、自分では思ってないのに、感じてないのに、その言葉のまま読まされるということの変な感じがすごくありました」。

体の自由を奪われる苦しさ、型にはめられる苦しさが、高山さんの言葉からはひしひし伝わってきます。言い換えは、「言いにくい言葉を避ける」ことですが、それは同時に「自分の体にぴったりくる言葉を探す」ことでもある。高山さんは常にこの「ぴったり」を探していたと言います。

ただし、高山さんの「ぴったり」は、単なる「言いやすさ」の次元にとどまるものではありません。象徴的なのは、小学生の高山さんがはじめて国語で発表したときのエピソード。発表なので音読とは違いますが、対照的な状況として見ておきたいと思います。

それは、教科書に載っていたアカという犬をめぐる話について発表したときに起こりました。ふだんは苦手な発表にもかかわらず、高山さんの口から思い切り言葉が出てきたのだそうです。

その捨て犬のことがありありと、毛ざわりとかまで分かったんです。ひとりぼっちの犬で、アカという名前だったんですが、その犬のことが大好きで。ぼた山が出てくるんですが、そのボタ山の土が赤いような気がしたり、挿絵がないのに絵が見えるんですよね。それで、すごく言いたくなったんだと思うんです。心臓が口から出そうになってドキドキしているのが分かったんですが、発表しました。毛が硬かったはず、とか、もっと赤い、とか、言ったんです。「かたい」の「か」なんてどうやって言ったのか分からないけど……もしかしたらものすごく吃音が出ていたかもしれないですね、今思うと。

音読の「強いられる感じ」がなく、自由に言葉が出てくる。なぜそうだったのかといえば、高山さんが、教科書に出てきたアカという犬と一体になって、その存在をありありと感じることができたからです。「たぶんその犬と『ぴったり』になっていたんだと思います。（…）私、変身が得意なんですよ。たぶん犬に重なっていたんだと思います。そのときは、だから自分の毛の感じを言おうとしていました」。

高山さんの「ぴったり」は、言いやすさの次元をはるかに超え、さらには単なる感情移入の次元も超えて、体ごと一体化するような「変身」を指します。自分のことのように確信を持って言える内容だったから、違和感を抱くことなく、しゃべることができた。実際にはどもっていたかもしれないけれど、違和感なしでしゃべれているという意味では、高山さんはどもりと無縁な体になっていたと言えます。

たしかに「音読」も、一体になることだとスヴェンブロは言っていました。けれども音読の場合には、心では思っていない内容に対して、自分の体を当てはめていくような一体化です。そこには拘束があります。一方、高山さんの発表の場合には、高山さんがみずから犬と一体化し、自分ごととして犬について語っている。吃音は出ていたかもしれないけれど（意識していないということは、出ていたとすれば連発でしょう）、気になっていない。

このことは、吃音が、単なる音の問題だけでは済まないということを示唆しています。しゃべる内容と自分の距離感が、吃音の出方を変えることがある。

よく、大人になって自信がついたら話せるようになった、と言う人がいます。高山さんも、文筆家・料理家として自分の気持ちや感覚を本に綴り、それが読者に受け入れられるという経験をした。そうしたことが、話しやすさにつながったのではないか、と言います。「しゃべれるようになったのは、そういったことで自信がついたせいだと思います。ちょっとくらいどもってもいいか、くらいに思えるようになりました」。

自信は、自分のありのままを表現して大丈夫だという安心感・肯定感であり、しゃべる内容と自分を一体化させる力になります。つまり、自信が言葉との関係を変えるのです。

とはいえ高山さんは今でも言い換えをしているし、難発になることもあるので、「治った」わけではない。けれども、症状が出ても「まあ、いいか」と思えるようになった。自信がついたことで、吃音に頓着しないでいられるようになった、ということでしょう。

ドッグトレーナーと犬――体を裏切る

さて、このように多くの吃音当事者が常用している「言い換え」のテクニックですが、その出発点にあったのは、「三単語先にあいつが来る」という難発の予感でした。難発の予感は緊張の予感であり、体に拒絶されるかもしれないという分離の予感でもあります。

では、言い換えをすることによって、拒絶されかけた体との関係は、どのように変わるのでしょうか。「言い換え」のテクニックを、体との関係という観点からあらためて考えてみたいと思います。

山田舜也さんは、その感覚を、ドッグトレーナーと犬の関係にたとえてこう説明してくれました(インタビュー後に加筆してもらったので、表現が文章体になっています)。

私は日本語を話すとき、そのような「言い換え」ですとか「助走」ですとかを非常に多用するのですが、このときの感覚は、ドッグトレーナーが犬をしつけるとき、思いどおりに歩かせないように、犬が向かった方向と瞬時に九〇度逆の方向に手綱を引く(リーダーウォーク)、というのと、似ていると感じています。自分が本当は言いたかった単語を、それを言おうとした瞬間に別の方向に、「裏切る」ことで、全体としてスムーズにしゃべれるようにする、という感覚です。この感覚は吃音と付き合うなかで、長い時間をかけて、特に中学から高校時代に、自分のなかで身につけた特殊な感覚だと思います。おそらく一般の人にはない感覚です。吃音者全員が持っている感覚ではないかもしれませんが、同じような感覚を身につけている吃音者は、おそらく多いのではないかと思います。

興味深い比喩です。図式的に整理するなら、ここで山田さんが「犬」にたとえているのは「体」のことだと理解できます。それを引っ張っているトレーナーは、「心」ないし「〇〇と言おうとする思い」のことでしょう。そして両者を結ぶ一本のリードがある。山田さんの比喩のおもしろさは、このリードの引っ張られ具合という形で、犬とトレーナーの駆け引きが実感を持って感じられる点にあります。

最初、トレーナーは犬をしつけようとして、ある方向に犬を歩かせています。ところが、犬はこれに従わず、別の方向に行こうとする。「〇〇と言いたい」と思っているのに、体がそれを拒絶しかけている状態、つまり「難発」の予感がしている状態です。犬が反発すればするほど、ぐっとリードのテンションが高まることになる。容赦なくこのままリードを強く引くなら、完全な「難発」の状態に陥ってしまうでしょう。体と心は「にらみ合い」の状態になり、動きの停止、万事休すです。

ところがトレーナーは、ふいに犬がいるのとは九〇度逆の方向にリードを引っ張ります。方向を変える、つまり言い換えです。急に向きを変える感覚は、チェンさんがやっていた「迫ってくるブロックを右や左に避ける」動きにも通じるものでしょう。この「言い換え＝方違《かたたが》え」によって、がんばって反発していた体＝犬も、不意を突かれた格好になる。すると、示された新しい方向にすっとついてくるようになるのです。

ここで山田さんは、「犬＝体」との関係を、「『裏切る』ことで、全体としてスムーズにしゃべれるようにする」と語っています。

「体を裏切る」とはなんともおもしろい表現です。何かを言おうとすると、体はそれを音にして出すための運動の「内部モデル」を発動させて準備しています。言おう言おうと体は待ち構えています。この準備こそ、難発の予感を生み出していたものです。それを「裏切る」。それはとりもなおさず、「準備を無効にすること」であり、「難発的な関係から降りる」ことを意味します。

言い換え自体に意味がある

重要なのは、この「難発的な関係から降りる」ことです。つまり言い換えには、関係そのものを書き換える力がある。

難発がつくり出すのは、「にらみ合い」です。意図と体のあいだには緊張があります。ところが、言い換え＝方違えによって、その緊張関係が、ふっと「脱臼」させられる。それまでピンと張っていたリードがゆるみ、遊びができるわけです。このゆるみができたことで、意固地になっていた体にも余地が生まれる。

ここにあるのは、いわば「負けて勝ちを取る」ような戦略です。「○○と言いたい」という意図を通すのではなく、むしろ折れることによって、深刻な関係に陥ることを回避する。負けることでそれまでの関係をキャンセルし、その切断を通して、より健康的な関係を結び直しています。フリーズした体を、いったん関係をリセットすることで再起動しているわけです。

「負けによる勝利」「切断による開通」。「全体としてスムーズにしゃべれるようにする」という山田さんの言い方は、この否定を含んだ肯定のニュアンスをよく表しています。

先にもお話ししたとおり、難発においては「体と意図の関係がうまくいかない」ことが問題なのですから、正攻法でそれに対処しようとしてもうまくいきません。「言い換え」は、単に「言葉を言い換える」という表面的な意味を超えて、体との緊張関係を解きほぐす巧みな交渉術である、と言うことができます。

このように考えていくと、そもそも言い換えとは、本当に「言いにくい言葉を言いやすい言葉に置き換えることなのか」という疑問がわいてきます。問題なのは、むしろ体との関係をつなぎ直すことにあるのではないか。

たとえば、類語辞典系の言い換えの例としてあげた徳永さんの「空母」から「航空母艦」への言い換えは、本当に身体運動的に「楽に」なっているのか。徳永さん自身も「自分でも、何が言いにくくて何が言いやすいのか分からないです」と言います。実際、発表の準備で言い換えるための言葉を用意しておいたら、むしろ元の言葉のほうが出た、というようなこともあるそう。「一回言えちゃうと次から言える」ということもあるそうです。

そもそも難発の予感は主観的なものなので、客観的に「言いにくい/言いやすい」を判断するのは難しいところがあります。ただ確かなのは、「言い換える」という〝ずらし〟の操作そのものが、この対処法にとって大きな意味を持つということ。どうやら「言いやすい言葉で言うこと」が言い換えの本質なのではなく(それもあるとしても)、「言い換えるということ」そのものが言い換えの本質なのではないか、ということです。

「言い換えの本質は言い換えである」なんて、なんとも禅問答のようですが、しゃべるという運動を前に進めるには、難発がもたらす体との緊張関係を解くことがまずは重要であるはず。言い換えは、この関係を瞬時に更新する力があると考えられます。

第5章

ノる——なぜ歌うときはどもらないのか

「歌うときはなぜかどもらないんです」。

当事者たちが口をそろえて言う、「吃音の不思議」のひとつです。人によって症状の個人差がきわめて大きい吃音ですが、この点に関してはみんなの意見がぴたりと一致する。私がこれまでお会いした当事者も、一〇〇パーセントの確率でイエスと答えてくれました。

本章では、しばしば語られるこの吃音の不思議に迫ってみたいと思います。これまで「連発→難発→言い換え」という吃音の典型的な症状＝対処法の進化にフォーカスを当ててきましたが、それをちょっと離れて、逆に「誰もがうまくいく」ケースを通してどもる体について考えていきます。

歌うときにはどもらない。なぜそれが不思議なのかといえば、彼らは別に「どもらないようにしよう」と意識しているわけではないからです。ただ歌を歌っているだけなのに、そのあいだだけは吃音から解放される。うまくやろうと頑張るとかえって難発になってしまったりする一方で、気にせず歌っているときにはうまくいく。どもる体との付き合いは、本当に一筋縄ではいきません。

もうひとつ、どもりが出にくい状況として「演技」があります。これは歌ほどの満場一致を見るわけではありませんが、かなりの割合で、何らかの役柄を演じてるときにはどもらない、という当事者がいるのです。たとえば、人前で話すときに、ふだんとは違う「頭のよさそうなキャラクター」になりきって話すと、どもりが出ない。あるいはもっと本格的に、演劇作品に出演することを楽しんでいる人もいます。「人前で話す」というプレッシャーのかかる状況でかえってどもらない当事者がいるのは、この「演技」の力が大きいようです。

リズムと演技。どもりが出にくいこの二つのシチュエーションに共通しているのは、それに没頭しているあいだ、彼らが「ノっている」ということです。「ノる」とは単にハイテンションになることではありません。「ノる」は、意図と体のあいだに生まれる独特の関係のことであり、この関係が運動をたやすくするのです。

「ノる」。

当事者の言葉や観察結果に寄り添いながら、その秘密をさぐってみたいと思います。

衝撃のバリバラ、ラストシーン

まずは具体的な場面から見ていきましょう。NHK・Eテレによる障害者のための情報バラエティ番組「バリバラ」で吃音が特集されたことがありました（二〇一六年一一月二七日放送）。

番組には、第2章で登場いただいた八木智大さんも出演していました。番組終盤、スタジオでのトークの場面で、司会者が八木さんに「どんな先生になりたいですか」と質問します。その前の

VTRのシーンで、八木さんの大学卒業後の進路として、学校の先生のことが話題にあがっていたことを受けての質問でした。

話題を振られた八木さんは、答えようとしますが、10秒弱にわたる吃音症状が出ます。第2章で分析したような、複数の音を行き来するような「さぐる感」のある連発です。あとから状況をたずねたところ、答える内容にも迷いがあって、「それでもとりあえず何かを言おうとしていたから」どもりが出たと言います。

ところが、ここで不思議なことが起こります。

スタジオには、同じく吃音当事者の落語家、桂文福さんがゲストとして来ていました。その文福さんが、吃音症状の出ている八木さんに向かって、「タン・タン・タン・タン」と規則的に舌を打ち始めたのです。

商売道具の扇子を横に振りながら、口拍子をとっていく文福さん。すると、まるで金縛りが解けたような変化が起きたのです。数秒前の連発症状はどこへやら、なんと八木さんが別人のようにしゃべり始めたではありませんか。まさに「魔法」と言いたくなるような変化に、スタジオにいた人たちも驚きの声をあげていました。

「なか・なか・こと・ばが・出に・くい・けれ・ど」

そのときの八木さんのしゃべり方はこうでした。「なか・なか・こと・ばが・出に・くい・けれ・ど」。

つまり文福さんの「タン・タン・タン」に合わせて、二音ずつのリズムをつけてしゃべっていたのです。これ以上ないほどシンプルな音節の反復。でもそれが、八木さんのしゃべり方を劇的に変えました。しかもその変化は、文福さんの「タン・タン・タン」の口拍子が始まってすぐに起こりました。

このことからまず分かるのは、多くの吃音当事者が「歌うとどもらない」と言うとき、必要なのは歌詞でもメロディでもなく、リズムだということです。八木さんはこのとき自分で言葉を選んでいますし、「なか・なか・こと・ばが・出に・くい・けれ・ど」は特別な抑揚もなく、ふつうにしゃべるときと同じ京都風のイントネーションで話されていました。歌を構成する要素はいろいろありますが、そのなかでまさにリズムが、どもる体に作用する力を持っているのです。

実際、歌でなくても、リズムを使ったゲームは吃音がでない、と多くの当事者が口にします。たとえば徳永泰之さんとの話のなかで出てきたのは、「山手線ゲーム」。

「山手線ゲーム」とは、「お題（たとえば、山手線の駅名）」を決め、その答えを順番に言っていくゲームです。「パン・パン」と全員で二回手拍子をする→一人が答えを言う→全員で二回手拍子をする→次の人が答えを言う、という流れになるので、手拍子そのものに合わせているわけではありませんが、全体として一定のリズムがあることになります。

こうした拍子に合わせて話すやり方は、臨床の現場でも、「メトロノーム法」として取り入れられています。つまり、メトロノームの「カチ・カチ・カチ」という音に合わせてゆっくりしゃべる訓練をすることで、吃音の軽減につなげようという方法です。文福さんが口拍子をしたのも、このメトロノーム法を知っていてのこと。ただし、他のあらゆる言語療法と同様、そのときはうまくいっても、効果がどこまで持続するかとなると確証的なことは言えないようです。[*1]

リズムは解放？　それとも規則？

文福さんの口拍子に合わせて「なか・なか・こと・ばが・出に・くい・けれ・ど」としゃべる八木さん。いったい、私たちがリズムにノるときには何が起こっているのでしょうか。

リズムにノっている状態は、しばしば「抑制の解放」として語られます。たとえばドイツの哲学者ルートヴィヒ・クラーゲスは、一〇〇年近く前に世に出されたリズム論の古典『リズムの本質』（一九二三年）で、こんなふうに語っています。「抵抗に対する生命の優勢の度合いに応じて」人はよりリズミカルになる。リズムは「抑制からの解放」であり、「喜ぶ者が怒る者より、若者が老人より、酩酊が素面よりもリズミカル」なのは、「抑制が脱落し、生命そのものが解放されているから」だ、と。[*2]

たしかにリズムには、日頃私たちの行動にブレーキをかけているもの、たとえば「自意識」や「社会性」をとっぱらう力があります。「恥ずかしいな」と思っていてはリズムに身を任せることはできませんし、逆に歌ったり踊ったりすることで日頃のストレスが解消される場合もあるでしょう。リフレッシュして「生き返った」ような気分になるのは、クラーゲスの言うように「生命そのものが解放された」証拠のようにも思えます。

しかし本当にそうでしょうか。バリバラの八木さんの例を思い出しましょう。吃音は、しゃべるさなかで、自分の体を一時的にコントロールできなくなる状態です。オートマチックな制御に任せた結果、体にエラーが生じる。次の音に移行しきれず、生じるアイドリングが連発です。そこにあるのは、第2章で分析したような「タガが外れた」感覚であり、意識がどもる体を離れて「俯瞰している」ような感覚です。

つまり連発においては、体はむしろ解放されすぎている。解放されすぎた結果、制御されない体のどもりが、そのままあらわになっているわけです。もしリズムが単純な「解放」であるとしたら、そもそも「過剰解放」である連発の体を救うことなど、とうていできないでしょう。

実際、先のバリバラの例を見ても、文福さんの口拍子がやっていることは、八木さんの体を「解放する」というよりは、むしろ「整えること」です。八木さんのしゃべりは、あちこち彷徨《さまよ》うように「手さぐり」していました。そこに「タン・タン・タン」という拍子が来ると、この「タン・タン」を基準として、それに合わせてしゃべるようになる。その結果、八木さんのしゃべりが規則を獲得している。実際の様子を見ても、リズムの力が、解放ではなく秩序、自由ではなく規則にあることがよく分かります。

規則的な運動としてのリズム。ロシアの文学者ミハイル・バフチンは、まさにそれゆえに、リズムと生を相反するものだと論じました。

主著のひとつ『作者と主人公』が書かれたのは、クラーゲスが『リズムの本質』を出版したのと同時期の一九二〇年代だと言われています。ところがそのなかでバフチンが展開するのは、クラーゲスとは正反対のリズム論です。（バフチンのリズム論は、基本的にドストエフスキーなどの文学作品を念頭に置いたものですが、文学以外にも適用できる普遍的な内容を持っています）。

バフチンは言います。「生はリズムでは表現されず、リズムを恥じる」*3。

リズムを恥じる、とはなんとも衝撃的な言い方ですが、その背後にはクラーゲスとはまったく異なる「生」のとらえ方があります。クラーゲスの「生命」は調和に満ちたものです。一方でバフチンが念頭におく「生」は、むき出しの現実そのもの、あらゆる可能性に開かれたオープンエンドの、しかしそれゆえシビアなものです。

一瞬先にはどうなるか分からない、そのような不確定要素を含んだものが生であるならば、それはたしかにリズムの規則性とは相容れないものとなるでしょう。

変化を含んだ反復

では、リズムが持つ規則とはいったいどのようなものなのでしょうか。

まず、リズムに不可欠な要素は「反復」でしょう。「なかなか言葉が出にくいけれど」という通常の発話には、（冒頭の「なかなか」という畳音はあるとしても）最初から最後までを貫く反復はありません。それはのっぺりとした、規則のないひとつづきの列です。

ところが、これを「なか・なか・こと・ばが・出に・くい・けれ・ど」と拍子に合わせて発音するとき、八木さんは、こののっぺりとした列に反復をつくり出しています。八木さんがやったことは、この列を等間隔で「刻む」こと。そうすることによって、アクセントから次のアクセントまでの間隔を基本単位とする、八回の反復を生み出したのです。

ただし、注意しなければならないのは、「反復」といっても、まったく同じものが繰り返されているわけではないことです。たしかに、時間の刻み幅は同一です。同じ間隔をあけて、アクセントが訪れます。しかし、音そのもの、言葉そのものは変化しています。つまり、八木さんは「なか・なか・なか・なか」と同じ音を反復しているわけではない。

違うけど同じ、同じだけど違う。この相反する特徴をあわせ持つことがリズムの特徴です。つまり、リズム的反復とは事細かに細部を指定する規則ではなく、異なるものをざっくりと束ねる寛容さを持った規則なのです。

この「変化を含んだ反復である」という点が、「リズム」と「拍子」の異なる点です。リズムと拍子なんて同じじゃないの、と思われるかもしれませんが、この点に関しては、クラーゲスも厳密な区別を設けています。クラーゲスは一言でこう定式化します。「拍子は反復し、リズムは更新する」[*4]。

拍子は純粋かつ客観的な反復です。音の波形を測定すれば、そこには同じ形の波が繰り返し登場するでしょう。文福さんの舌打ちは、この意味で厳然たる「拍子」です。

一方、リズムの場合には、反復されるのは時間のフレームだけであって、内容はどんどん変化していきます。繰り返すけど毎回新しい、新しいけど繰り返しである。それゆえ「更新」なのです。

音楽のメロディも、それ自体は変化していく流れです。しかし、流れであるにもかかわらずそこにある種の反復性が見出されるならば、それはリズミカルなメロディになる。メトロノームの打音のように、いくら反復があったとしても、更新がなければそれはメロディとは言えません。

「刻む」には「待ち」が必要

変化を含んだ反復としてのリズム。変化していくからこそ、逆に「刻む」働きが重要になります。適切なタイミングで「ここだ」と区切れを入れる。「ノる」とは端的に言って、この「刻む」働きにほかなりません。音などを実際に出す側だろうが、それを聴いたり見たりする受け手の側だろうが、リズムにノっている限りこの「刻む」働きに区別はありません。

誰でも見たことがあるでしょう。音楽を聴いている人が、足のつま先を上下に動かしたり、首を上下に振ったり、ときに上半身を左右にスイングさせたり……そう、「ノる」と聞いて私たちがまっさきに思い浮かべるあの反復運動です。

あのような運動は、まさにリズムの反復を「刻む」ための運動にほかなりません。そうやって自分の体を動かすことで、まさに「リズムをとって」いる。もちろん、目に見えて体を動かさないと、リズムにノれないわけではありません。ただ心の中でアクセントのタイミングを意識するだけでも、リズムにノることができます。

こうした意識するだけのレベルをも含めるならば、この「刻む」働きは、ほとんど避けようもなく「やってしまう」ことです。

リズムが始まると、そのまわりにいる人は、そうしようと思う前にリズムにノり、切れ目のタイミングを測ってしまっている。リズムには、それに立ち会う人を巻き込む強い力があります。その場にいる人が、同じ一つの時間構造を共有する。会話のような駆け引きのある複雑なやりとり――「吃音スイッチ」が入りやすい状況――に比べると、リズムははるかにシンプルで同調的な場をつくり出します。

リズムの「刻む」はただし、それ単体で成立するわけではありません。「刻む」を「図」とするなら、「地」に相当する働きが必要なのです。その働きとは、「待つ」です。

この「待つ」があるからこそ、等間隔に「刻む」ことができている。もし私たちが「刻む」だけしか意識していなかったら、バラバラな切れ目しかつくり出すことはできないでしょう。そうではなく、前の「刻む」から次の「刻む」までの間隔、物理学の用語でいえば「一周期」分の長さを「待つ」意識があるからこそ、等間隔に刻みを入れることができる。

来るぞ―来た―来るぞ―来た―来るぞ―来た。この「地」と「図」が両方あってこそ、リズムの時間は成立します。

思い出すのは、イチローが子どもの頃にやっていたという遊びです。幼いイチローは、車の車窓を流れていく電線を眺めるのが好きだったそうです。電線にはつなぎ目のような丸い点があって、それが規則的にあらわれる。イチローは、この点に合わせてパッと目をつむるのが好きだったのです。この密かな遊びは聴覚ではなく視覚的なリズムの例ですが、「待ち」から「刻む」へとミートする感覚は、なんともイチローらしいエピソードです。

つまりリズムにおいては、あらゆる「刻む」が過去の「待ち」の終点としての「刻む」であり、かつ未来の「待ち」の始まり起点としての「刻む」なのです。単なる点としての現在ではなく、過去そして未来をも含んだ幅のある現在。

ひとことで言えば、リズムの現在には「勢い」がある。ロボットが音楽に合わせて踊っているのを見ても、どうしても「ノっている」ようには見えないことがあります。その理由はロボットには「待ち」がないから、つまり「勢い」なしの純粋な現在しかないからかもしれません。

リズムとは「新しくなく」すること

「勢い」は当事者の口からもよく出てくるワードで、じっくり考えたいポイントです。ですがその前に、そもそも反復とは何なのか、少しつっこんで考えておきたいと思います。反復は、運動する体にとってどのような意味を持つのでしょうか。

反復とは、端的に言って「新しくない」ことです。なぜなら反復においては、今起こっている出来事が、過去にもあったようなこととして経験されているからです。「刻む」の前後で、「さっきの待ち」が「これからの待ち」と結びついて反復を形づくるとき、「これからの待ち」は「さっきのような待ち」として理解されていることになります。

もちろん、リズムの場合には変化を含んでいますから、「さっきのような待ち」です。とはいえ、あくまで差異ではなくその相同性の方に力点がある。「現在（あるいは未来を含んだ現在）」が、「過去」を通して理解されていること。つまり「現在」が「過去」と重ね合わされていること。これが反復です。

よく青春映画で「今を生きろ！」なんて言われることがありますが、反復とはあのメッセージのちょうど真逆だと言うことができます。今起こっていることを「前にも似たようなことがあったなあ」と感じること。最新の流行を見ても、なんだか若い頃に流行った○○のリバイバルに思えてしまう、そんなちょっと老成した、保守的な時間感覚が反復でありリズムです。

バフチンがリズムを批判して「生はリズムでは表現されず、リズムを恥じる」と言ったのも、まさにこの点に理由があります。バフチンは、リズムを「意味的な絶望性」と呼びます。「現実の、運命を左右する、危機をはらんだ絶対的な未来は、リズムによって克服される。過去と未来（そしてもちろん現在）のあいだの境界そのものが、過去を利するかたちで克服される」[*5]。

現実そのものは、一瞬一瞬が新しく、どうなるか分からない予測不可能性をはらんでいます。しかしリズムにノっているあいだは、その新しさ、つまり「過去との違い」が「過去との類似性」に飲み込まれるような形で克服される。現在の意味が過去によって枠づけされ、新しさもそこに回収されてしまう。

本章のはじめに確認した「変化を含んだ反復」というリズムの定義は、このような意味で理解されなければなりません。リズムとは、いわばショックアブソーバーのようなもの。現実の予測不可能性がもたらす衝撃を、すでに知っている意味のうちに吸収し、手なずけてしまうのです。

詩人としてリズムの力を探求していたフランスの文学者ポール・ヴァレリーも、この点について指摘しています。「リズムが十全に作用するとき、存在は自動的であり、外部の偶発的な条件は破棄され、排除されたかのようである」[*6]。

「破棄され、排除される」とは言っていないところがミソでしょう。偶発的な条件、つまりどうなるか分からない新しさが、あくまで「破棄され、排除されたかのようである」とヴァレリーは言っている。

リズムの力は、排除ではなくむしろ寛容さのうちに、新しさの衝撃を消していくところにあります。どんな新しさも、リズムにノっている限り、なじみの枠のなかに回収されてしまうのです。

「なか」の言い直しとしての「こと」

こんなふうにリズムとは「新しくなくすること」です。青春映画の感性からすれば、経験からビビッドさを奪う、保守的で老成した発想のようにも思えます。

しかしよくよく考えてみれば、過去を現在に重ね合わせることそれ自体は、私たちが日々当たり前のようにやっていることです。机の上の物体が単なる物体ではなくコップだと分かるのは、かつてそれに似たものを見たり使ったりした経験を参照しているからです。あるいは会社で新しいプロジェクトのリーダーを任されたら、学生時代にゼミ長としてみんなを引っ張った経験を生かして臨もうとするでしょう。私たちはそうやって、過去の経験をモデルとして現在に当てはめながら、この新しい現実に対応しようとしています。

もし、私たちが現在を純粋な現在として、過去を当てはめずに経験していたら、世界はまったくのカオスになってしまうでしょう。おそらく何の行為もできなくなってしまうに違いありません。過去をモデルとして現在に向かうことは、たしかに経験のビビッドさは減るかもしれませんが、そうすることで私たちは現実の複雑さを減らしています。

モデルがあれば、それに当てはまらない部分だけにフォーカスすればよいことになります。もちろん、実際にそのモデルが使えるかどうかは別問題です。うまくいかないとなれば、別のモデルを探すこともあるでしょう。

要するに、過去を現在に重ね合わせることは、私たちが「知性」や「記憶」と呼んでいるものの基本原理にほかなりません。それは、私たちが現実を自分の手元に引き寄せるための基本的な方法です。

このような意味での知性なら、人間のような高等生物でなくても、見られるものでしょう。単細胞生物——当然彼らは神経システムを持ちません——でさえもが、過去のパターンを記憶する能力を持っていることが研究によって示されています。[*7] リズムは、こうした反復が持続することによって、パターンが強化された状態だと考えられます。

新しく「こと」と言うことはできなくても、「なか」をモデルとしてなら言うことならできる。八木さんが「なか・なか・こと・ばが・出に・くい・けれ・ど」とリズムを刻みながら話すとき、「なか」「なか」「こと」「ばが」「出に」「くい」「けれ」「ど」のそれぞれは、分割されたバラバラのピースではなく、すべてが一つに重ね合わされています。「こと」は「なか」を更新したものとしての「こと」であり、「ばが」はそれをさらに更新したもの、「出に」以降も同様。つまり、「こと」も「ばが」も「出に」も、「『なか』の言い直し」なのです。

通常のしゃべり方ではありえないことですが、リズムにおいては、このように文字にするとまったく異なる音さえも重ね合わされることになります。

再びヴァレリーの言葉を引用しましょう。

リズムにおいては、「先行するものと後続するもののあいだにつながりがある」とヴァレリーは言います。そのつながりとは「すべての項が同時に存在し、活性化されているかのような、けれども継起的にしかあらわれないような、つながり」[*8]です。まさに、「こと」を言うときに「なか」も同時に響いている、そんな状態でしょう。

ひとつのモデルが、そのつど変奏されながら、何度も繰り返しあらわれること。そこにあらわれるのは通常とは少し異なる時間のあり方です。なぜならリズムにおいては、「継起的」と「同時的」の区別が曖昧になるからです。時間はもはや、過去から未来へと進む一方向の流れではなくなります。流れが折りたたまれ、現在の上に過去や未来が重ね合わされるのがリズムの時間だからです。

不確実性減少装置としてのリズム

「なかなかことばが出にくいけれど」と継起的な一本の線になっていたのでは、そのつどの発音、運動が新しく、予測不可能性が高まって、うまく言うことができない。しかしすでにやった動きにそれを重ね合わせ、運動に反復の構造を与えてしまえば、不確実さは減少し、スムーズに言うことができる。リズムが運動のたやすさ、言葉の言いやすさをもたらす理由は、複合的なものだと考えられますが、その核には、反復がもたらす安定があると考えられます。

不確実性が減少することによる、運動の安定。それゆえ反復のなかで運動することは、安心感をもたらします。

ドミニク・チェンさんは学校の授業でも、詩が大好きだったそう。音と音を重ねる韻に、「安らぎ」を感じていたそうです。「詩の韻というのも安心ポイントなのかもしれません。安心というか、ミクロな安らぎの源泉というか」。

ひとつの運動のサイクルを繰り返し繰り返し回転させながら、前へ前へと進んで行く詩の言葉。韻はその反復性が確認される重ね合わせの留め金であり、同時に次の反復へと湧き出す起点でもあります。「ミクロな安らぎの源泉」という表現には、一瞬の接触によって背中を押される、「安定するからこその運動」を感じます。

チェンさんはその感覚が心地よく、一〇代の頃は歌詞をプリントしたものを防水加工して、シャワーを浴びながらラップするほどだったそう。「歌っている人も気持ちよさそうで、自分も見ていて気持ちよい。だからやりたくなる。お風呂でラップしてるのも、自分だけのユートピアみたいな感じで、よどみなくしゃべれてる自分、言葉とたわむれている状態への憧憬みたいなのがあるのかもしれない。湧き出るまま、自由自在にできている気持ちよさ」。

どうすれば、自分の体はのびのびと気持ちよくなるのか。ふだん、どもる体の微妙さと付き合っているからこそ、吃音の当事者は逆に「快楽のポイント」にも敏感です。

歌や韻そのものとは違いますが、吃音の当事者が、会話のなかで反復を楽しんでいるように感じることがあります。たとえば、あらためて図9（八八・八九頁）を見てみると、一回目、「ちくぶじま」と言おうとしたときに八木さんはどもってしまい、なかなか言うことができませんでした。ところが長い連発を要したその「ちくぶしま」を、八木さんは直後で再び言い直しています。

この二回目の「ちくぶしま」は吃音いっさいなし。おそらく、一回目の「ちくぶしま」で運動のパターンが形成されるのでしょう。二回目はただそれをなぞればいい。一回目と同じように発声器官を動かせばよいので、慣れが生じ、スムーズに言うことができる。まさに反復の持つ「運動を容易にする力」を実感します。

興味深いのは、この「どもった言葉をもう一度言う」という反復が、八木さんのなかで習慣化していたことです。その後も、どもるたびに八木さんはその言葉を言い直していました。もちろん一方では、しっかり聞き取れるようにという聞き手への配慮でもあるでしょう。でも同時に、それ自体がひとつのリズムを形成しているようにも感じられました。

ただし、反復が運動を安定させるといっても、「一度できたら永遠にできる」わけではないのもまた事実です。一度言えた言葉は、そのあとずっと言えるかというとそういうわけではありません。その習慣の力も一定時間後には消えてしまいます。

運動の部分的アウトソーシング

先ほど保留した「勢い」とは、まさにパターンを繰り返し使うことによって生じる、推進力のようなものだと考えられます。運動が単純に継起するのではなく、現在の運動のうちに過去の運動が含まれ、さらには未来の運動が予感されている。これが「勢い」です。それはもちろん、ここまでお話ししてきた予測不可能性の減少、運動制御の確かさの増大の結果として起こることです。

バフチンはこう述べています。「リズムは、志向、行動、体験がある種のあらかじめ決定されたものであること（…）を前提としている」[*9]。

つまり、リズムにおいてはベクトルのようなものが生まれ、自分ですべてを決めなくてもよい。法則の力によって、運動の進むべき方向がおのずと決められ、進んでいく。

それは決められているという意味では「絶望」かもしれませんが、運動そのものは、なかば「法則任せ」にできる。ヴァレリーも、リズムが十全に作用すると、存在が「自動的になる」と語っていました。ボールが物理法則にしたがって繰り返し弾むように、まさに弾みを得たことによって、リズミカルな運動はおのずと進んでいきます。

つまりリズムにおいては、運動を部分的にアウトソーシングできる、と言うことができるでしょう。リズムがあれば、人はその法則性に依存して運動することができるのです。これこそ、リズムの持つ「運動を介助する力」です。リズムが、自分ひとりではできない運動の、片棒を担いでくれる。まさに「ノっている」からこそ、たやすく運動ができる。勢いのある運動とは、この「ともに運動している」感覚にほかなりません。

そう、「リズムにノる」とは、「ともに運動すること」です。一人であっても、それは「ともに運動すること」なのです。

通常、障害の分野では、運動が一人でできないときには、介助者という他者が介入して、その運動を助けることになります。でも吃音の場合はちょっと違う。リズムなどの運動を推進させる構造そのものが、介助者になるのです。「ともに運動する」という意味では通常の介助と同じですが、吃音においては、それが運動の構造として純化されていると言えます。

韻を踏むたび外に連れ出される

一点、特に芸術との関連で注釈を加えておきたいのは、リズムの創造性についてです。たしかにリズムには「勢い」があり、進むべき方向がおのずと決められています。けれども興味深いのは、リズムには同時に創造性もある、ということです。

リズムにおいて反復されるのはあくまで運動の枠組みとしてのパターンだけであって、それは先にお話ししたように、拍子と違って変化を許容する法則です。だからこそ、一見異質なものもおおらかに束ねることができる。しかもそれは、「ともに運動する」状態だからこその、独特の創造性の形を持ちます。もしリズムに創造性がなかったら、五・七・五の俳句のような芸術は生まれなかったでしょうし、アラベスクのような装飾もなかったはずです。

ヴァレリーも、リズムの力を生かして詩をつくることの多かった詩人です。たとえば、脚韻の持つ力について、こんなふうに語っています。「脚韻は（…）一群の観念、すなわち夢想だにしなかったような一群の組み合わせを生じさせるという魔力を持っている。人は、自身にまったくなじみのない思考をつくらされるのである[*10]」。

脚韻においては、規則にノって運動しているからこそ、主体的にものごとを考えるときとは違う仕方で、観念と観念が頭の中でおのずと結びつけられていきます。まるで自分がつくったとは思えないような意外な結びつきに、詩人自身も驚くことになる。ヴァレリーは言います。韻を踏むたび、詩人は「自分の《観念》の外に連れ出」され、「《観念》の周囲にある無数のものに触れる[*11]」。

自分が考えるのではなく脚韻が考えている。脚韻は、「規則が思考に対して周期的に与える暴力[*12]」だからこそ、「なじみの発想」とは違うものを生み出す創造性を持っています。そんな「安心して自分を手放せる力」がリズムにはあります。

「波づくり」の作業——はじめの一歩をどう出すか

部分的にアウトソーシングすることで、運動が安定する。しゃべりに勢いをつけ、「ともに運動している」状態に持ち込むための工夫は、多くの吃音当事者に見られるものです。

比較的吃音の軽い大学院生のNさんは、「会話の波みたいなのがあって、それに乗っけていく」

ようなイメージ話すとどもらないと言います。まさに「波とともに運動している」状態。「相手と会話のキャッチボールをしていて、言葉をそのリズムのなかに乗っけるときには言える感じがします」。

ここでNさんが「リズム」と呼んでいるものは、ここまで分析してきたような明確な反復構造を持たない、通常のしゃべりです。にもかかわらずNさんがそれを「リズム」と呼ぶのは、そこにもやはり「ともに運動している」感覚、「ノっている感覚」があるからでしょう。

このような「波」を必要とするNさんにとって、問題は、話を始めるときです。最初の口火を切るときは、波がそこにない状態でしゃべることになる。そうすると、どもりが出やすいのです。

そこで用いるのが、第2章の最後でも触れた「えーっと」などのフィラーです。「最初のリズムをつける段階が苦手です。だから前置きしますね。『えーっと』とか『うーん』とか。それを言うと言えますね」。

一般に、「えーっと」や「うーん」といったフィラーは、何を言うべきか迷う、ためらいの印と考えられています。しかし吃音の当事者は、別に内容に困って言い淀んでいるわけではない。むしろそれは「波づくり」の作業、Nさんの言葉を借りるならば「前置きの言葉みたいなものをさぐりで出しておく」ことなのです。

「さぐりで出しておく」というのは、なんともおもしろい表現です。いわば、これから進もうとする道を前もって整えておく「すす払い」のような感覚でしょうか。

Nさんは、第3章でも触れた『金閣寺』の「鍵のあきにくい扉」という表現になぞらえて、こう説明します。「その錆びをいかに取るかなんです。それで『えーっと』と言うことで錆びを取って、それで「失礼します」〔とコミュニケーションに入っていく〕。いきなりあけようとするとあかないので、錆びを取ってる感じですね」。

力技であけようとしてもうまくいかない。そこで、まずあきやすい状態を整えてから扉に手をかけ、コミュニケーションの場へと出て行く。吃音を描いた小説はたくさんありますが、「『金閣寺』の表現がいちばんしっくりくる」とNさんは言います。

興味深いのは、Nさんが「自分の声が聞こえないシチュエーションが苦手」と語っていることです。「何十人もいる飲み会のようなざわざわしているところは、いちばん吃音が出ます」。その理由をNさんはこう分析します。「まわりからわーっと音が入ってきちゃうんで、自分のリズムをつくれない感覚がありますね」。

つまりNさんは、単に自分の口や喉が動いているという実感だけでは、リズムを感じられない。耳から入ってくる自分の声を聞けていていること、その声とともにしゃべれていることが、Nさんが波にノるためには必要なのです。

「波づくり」は、対話以外の場面、たとえばプレゼンのようなときにもやはり重要だとNさんは言います。「プレゼンも、最初の波をつくっちゃえば、ほとんどどもらず最後まで行けますね。やっぱりリズムが重要ですね。名前、自己紹介がうまくいけば大丈夫です」。

最初の「波づくり」がうまくいくと、Nさん曰く、あとは「口が走っているところに言葉を乗っけていく」イメージになる。「口が走っている」という表現は、別のIさんからも出てきた表現ですが、しゃべるという運動を部分的にアウトソーシングしている状態、制御の負荷が軽くなって楽に運動できている状態だと考えられます。

体で波をつくるとき

こうした「波づくり」の作業は、フィラーのような音を使ってではなく、身体の具体的な運動、すなわち手や上体の動きを通して行われることもあります。一般に「随伴運動」と呼ばれる、発話に伴う身体の動きのことです。

たとえば、図8（七八・七九頁）で紹介した藤岡千恵さん。

藤岡さんのしゃべりには、独特の「スイング」があります。右手と上体を前後にゆったりと揺すりながら、その動きに合わせて、言葉を出していくのです。まさに、リズムにノっている人がメロディに合わせて体を揺さぶる、あの「刻む」動き。そのため、連発そのものは非常に高速であるにもかかわらず、藤岡さんはゆったりと優雅にしゃべっているような印象を受けます。

藤岡さんのスイングは完全な等間隔で反復されるわけではありません。連発が続くと、次の音へのモーフィングを待つように、スイングの動きがゆっくりになる。手と言葉が同調し、「ともに動く」の状態がつくり出されていることが分かります。手が動いていてくれるから、それに乗せてしゃべることができる。藤岡さんは言います。「両手を縛られたらしゃべりにくいと思う」。

こうした随伴運動は、吃音の当事者でない人にも見られるものです。演説をしている人や漫才師

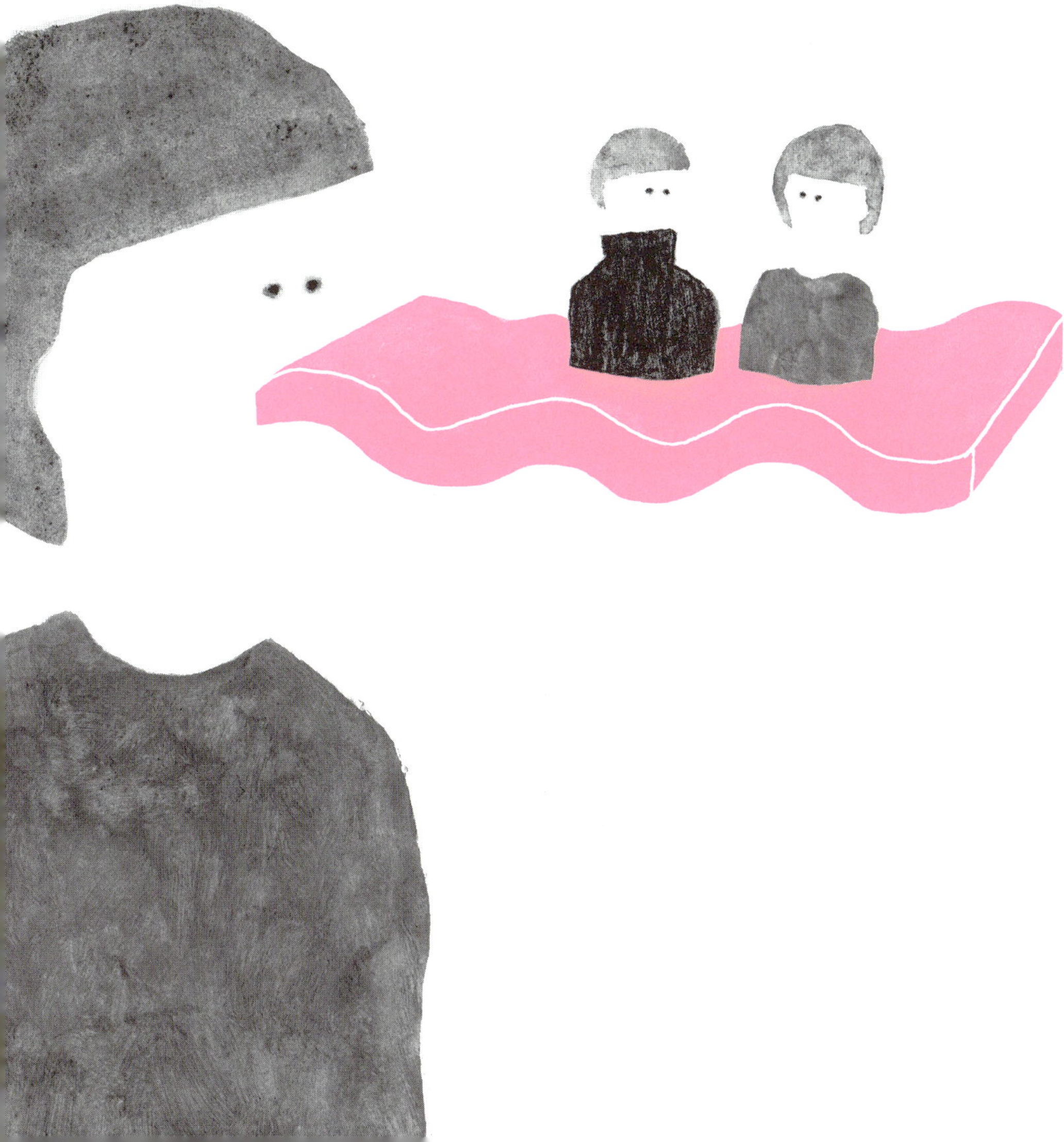

などの手の動きを観察してみれば、自分の声を届けるために、休みなく動いている例はいくらでもあるでしょう。

話している内容を視覚化するための身振り手振り（たとえば「新宿」と「大手町」の関係を説明するとき）はもちろんのこと、純粋にしゃべりに勢いをつけるための運動もよく見られます。こうした無意識の「波づくり」は、吃音の有無にかかわらず人がしゃべるときにかかわる一般的な傾向だと言うことができます。

しかし、吃音のある人の場合には、「内容を伝える」ためではなく、「体から音を出す」ために随伴運動が行われる。見た目には似ていても、その目的は違っています。当事者の場合には、まさに体をどもらなくするために、手や上体を動かしているのです。

別人のような音読

さて、ここでちょっと話題を変えましょう。本章の冒頭でお話ししたとおり、「リズム」のほかにもうひとつ、どもりが生じにくいシチュエーションがあります。それは「演技をしているとき」です。

なぜ別の人格を演じていると、どもりが出ないのか。私が最初にその不思議に出会ったのは、山田舜也さんの「音読」を目の当たりにしたときでした。その日は私にとって最初の吃音に関するインタビューで、うまく話が進むか不安があったため、その場で山田さんにやってもらう簡単な実験を用意していたのです。

やろうと思ったのは、音読の実験でした。「吃音がある人の多くは音読が苦手である」ということは知っていたので、さまざまな文章を読んでもらい、何が起こっているのかを山田さんと一緒に分析したいと思っていたのです。

準備したのは、タイプの違う四つの文章。絵本『ばけたらふうせん』の一節、沖縄の観光ガイドブックの「ゆいレール」のページ、山田さん自身が書いたメール、ワークショップについての本からの引用でした。

ところが、インタビューの途中で実験のアイディアを持ちかけると、山田さんからいきなり意外な答えが返ってきました。「でも、ぼくそんなにどもらないと思いますよ」。

インタビューを重ねた今でこそ、音読が苦手でない当事者の人もかなりいることを知っていますが、当時はずいぶん面食らったことを覚えています。山田さんの「自信満々」を信じることができず、「そうは言っても、『どもるけど音読ができる』程度で、まさか『どもらない』という意味ではないだろう」とそのときは失礼ながら思っていました。

最初に音読してもらったのは、絵本『ばけたらふうせん』の一節でした。病院の診察室で、院長先生と、患者としてやってきたふうせんが会話をしています。ふうせんは、いろいろな姿に化けているうちにもとの姿が分からなくなってしまい、相談にきたのです。

あらかじめ以下の一節を紙に印刷して用意しておき、それをインタビューの途中で山田さんに手渡して、その場ですぐ音読してもらいました。

「そりゃ、そうだけどさ」

院長先生は、それにしても、ふうせんでは、
きのどくだと　おもいながら、いいました。

「じゃ、もう一かいだけ　かわって、えらい人にでも　なって、それで　おしまいにしたら」

「もう　いいよ。ぼく、ふうせんが　いいんだ」

ふうせんが、いいました。

「ふうせんの　とき、そう、おもったんだからね。

ふうせんで　いくよ」


（作・三木卓、絵・長新太『ばけたらふうせん』童話館出版、二〇一二年、六四–六五頁）


思わず拍手してしまうような、すばらしい読み方でした。それまでの、難発で言葉につまったり、言いにくそうに顔をゆがめたりする様子はいっさいなく、実に堂々とした「聞かせる読み」です。声もやや低く太い声に変わり、台詞の箇所は語り手の心情が手にとるよう、「院長先生は」や「それにしても」など切れ目では軽いタメを置き、逆に「もういいよ」では振り切るように畳み掛ける。どもりが出ないどころか、むしろ手本のような読み方でした。まさに「別人」になったようです。独特の「入り込んで」いる感じ。そこには、確かな「演技」がありました。

ただ「演技」といっても、このときの山田さんは、「院長先生」や「ふうせん」といった登場人

物を演じていたわけではありませんでした。むしろ「弁士」のような、最初から最後まで一定の、「しゃべりのプロ」のような読み方です。その証拠に、山田さんは、院長先生のセリフとふうせんのセリフをほとんど同じトーンで読んでいて、「演じ分け」はしていませんでした。もし前もって文章を渡していたら、山田さんはばっちり演じ分けてくれたのかもしれませんが、少なくともそのときは区別がありませんでした。

パターンの使用としての演技

いったい山田さんは何に「入り込んで」いたのか。そのヒントは、山田さんの中学生のころの趣味にありました。

ぼくは中学校のころ、吃音の症状がすごくひどかったときに、ラジオドラマにハマっていたんです。ひとりで、声優さんの真似をしていました。学校では吃音がものすごくひどかったけど、家で独り言を言っているぶんにはまったく吃音が出ないので、声優さんの真似をすごくやってたんですね。なるべく自然を装いながら抑揚つけて感情を込めて言う。そういう読み方を自分のなかで開拓していったというのはあると思います。

「独り言」というどもりが出にくい状況で、思い切り声優の真似をする。それは中学生の山田さんにとって、ものすごい解放感のある行為だったことでしょう。シャワーを浴びながらラップの歌詞を暗記していた一〇代のチェンさんの経験ともつながる話です。

山田さんも、「親からうるさいと言われる」ほどにハマっていたそう。具体的には、波平さんの声で有名な永井一郎や、ねずみ男役の大塚周夫が好きだったそうです。いわゆるアニメ声の最近の声優さんよりも、「新劇の劇団出身だったり、青年座とか文学座とか出身の方々のほうが、ちゃんと自分の持ち味、味みたいなものを持っている」と感じていたそうです。

最初はおそらく、耳で聞いた声優たちの台詞を、字面ごとなりきって言うような「なぞり」だったでしょう。真似ていたのがラジオドラマだった、というのもおもしろいポイントです。つまり映像のない状態で、純粋にその語りの抑揚や声色をなぞっていた。

するとそのうちに、山田さんのなかに「しゃべり方のパターン」のようなものがストックされていったと言います。つまり、「字面ごとの真似」を離れて、「別のセリフを同じようなしゃべり方でしゃべる」というアレンジができるようになってきた。「『こういう抑揚をつけて読めば、おもしろく感じてもらえる』っていうのを、そこまで意識的じゃないけど、なんか自分のなかで、ストックみたいなのを、いくつかつくってるんです、おそらく」。

そう、山田さんの流暢な音読を支えていたのは、このストックされた「しゃべり方のパターン」だったのです。「パターンを使ってますね。真似をしている感じですね」。

あの「低く太い声」や「タメや間のとり方」、そして「畳み掛けるようなピッチ」。あれらの演技は、山田さんがこれまでに身につけたパターンを、ほとんど無意識的に召喚し、それに自分をはめ込んで読んだ結果だったのです。

『ばけたらふうせん』を読む山田さんは弁士のようなしゃべり方でしたが、一人一人の登場人物になりきったとしても、やはり何らかのパターンを使ってしゃべっていたことでしょう。「もう少し考える余裕があれば、たとえば喫茶店のマスターのセリフなら自分の知っているマスターっぽくしゃべります」。

言うべきセリフを、自分の知っている過去のしゃべり方に当てはめてしゃべること。文字どおり同じセリフでなくても、人は取り出したパターンを用いて、新しい言葉を演じることができます。「演じる」とは「パターンの使用」にほかなりません。

すでにお気づきのとおり、ここにはリズムと同じ構造があります。先に、リズムは「新しくなくすること」であるという話をしました。同じ幅の単位がずっと反復されていくため、一つのパターンを使いながら、それを応用するという形で今を乗り切ることができる。リズムとは「過去をモデルとして現在に向かうこと」です。法則性に依存し、それとともに運動しているから、楽になる。この「運動を部分的にアウトソーシングしている状態」が「ノる」でした。

演技も同様です。すでに知っているしゃべり方のパターンが手元にある。与えられたのは今はじめて体から出す言葉だけど、既存のパターンに当てはめてそれを言うことによって、「新しい運動」を「過去にやった運動の応用」に変えることができる。

「自分のなかにあるパターンを取り出して読んでる感じ」と山田さんは言います。パターンに依存し、運動を部分的にアウトソーシングしているから、予測の不安定さに惑わされることなく、楽にしゃべることができる。山田さんもまた、「ノる」ことによって、どもりが消えていたのです。

「ノる」とは「降りる」こと

山田さんは、音読のような場面での演技を超えて、実際に演劇もやられている方です。自分で脚本を書き、舞台に出るほどに演技に親しんでいる。プレゼンだと「自分が値踏みされているようでどもってしまう」そうですが、舞台上では絶対にどもらないと山田さんは言います。「舞台上では人格を演じることに意識的になっているからかもしれませんね。これはこういうキャラだというのを自分で決めて、それに没入することに集中すればいいので。ぼく以外にも、舞台上だとどもらない、吃音の回路そのものが消えるんだという人が一定数いますね」。

たとえばIさんも、第3章でもご紹介したとおり、「研究会とか学会で報告しているときは、どもる確率はほぼゼロ」だと言います。その理由をIさんはこう分析しています。「ちょっと違う人格になっているのかなと思います。極度に緊張していてどもりを忘れているというのもあるんですが、それよりも別の人格になっているということが大きいです」。

山田さんは「プレゼンが苦手」と言っていましたが、Iさんはむしろプレゼンでこそ演技の力を利用しています。

具体的に、Iさんはどんな人格に「ノって」いるのか。それは「真面目で頭がよさそうな感じ」だとIさんは言います。「ぼくはふだんお笑い芸人というか、人を笑わせたりするのが好きなのですが、学会の発表とかでは、もちろんすごく真面目な感じ、頭がよさそうな感じを演じているんですよ。だから違う性格になっているのかなと思いますね」。

学会発表の場なので言葉づかいもふだんと違うでしょうし、聴衆の注目もいっせいにこちらに向いています。そのような、ある意味では「非日常」な空間のなかで、ふだんとはまったく違う「非日常」な自分を演じる。「人を笑わせるふだんの自分」と「真面目で頭がよさそうな自分」というギャップも、「パターンを使っている感覚」をより強めてくれる要因でしょう。

あらためて不思議なのは、「演じるとどもらない」と言っても、Iさんが「どもらない人を演じている」わけではないことです。あくまで「真面目で頭がよさそうな感じ」を演じることが、結果として吃音の解消につながっている。つまり、演じる内容ではなく、演じるという構造そのものが、しゃべるという運動の起こり方に変化を与えていると考えられます。

この「狙ったわけではないのに解消される」という棚ボタ感は、「リズム」の場合と同じです。素の状態でしゃべるとは、自分のしゃべりをゼロから自分で構築することを意味します。しゃべりに対する評価も、直接自分に返ってきます。これに対して「リズム」や「演技」では、自分の運動の主導権が、自分でないものに一部明け渡されています。「すでにあるパターン」という他者を自分のなかに招き入れ、それとともに運動する。自分の運動を構築するという仕事を、部分的に「パターン」にアウトソーシングしている。

リズムにせよ、演技にせよ、「ノる」とは、自分の運動を一部手放すことにほかなりません。「ともに運動する」ためには、「少し手放す」ことが必要。要するに、「ノる」とは結局「降りること」

なのです。

自己から「匿名態」への移行

「ノる」が「降りる」であるとは、端的に言って、能動と受動が混じり合うような事態が生じていることを意味しています。たとえば「ノる」が始まるときでさえ、私たちは決して「同意して」「引き受けて」ノり始めるわけではありません。せいぜい「太鼓の音が鳴り始めたために、気づけば上体を揺らしていた」というようなものでしょう。

このような、能動も受動も問えない、「気づいたらノっていた」状態について、哲学者のエマニュエル・レヴィナスはこう語っています。「リズムは、同意や引き受けや主導権や自由を語ることのできないような比類ない状況を表している[*13]」。

同意した/していない、主導権がある/ない、自由/不自由、そんな二項対立がすべて無効になってしまうのがリズムの状態です。気づいたときにはすでに巻き込まれていて、パターンとともに動いている。私の運動の主語を私だと言うことが憚《はばか》られる、というより主語を問うような私が消えてしまっているのが、「ノる」の特徴でしょう。レヴィナスは言います。

「なぜそれらのこと〔同意や引き受けや主導権や自由〕について語ることができないかというと、主体はリズムによって掴まれ、連れ去られるからである。(…)しかも、みずからの意に反して、そうなるのでさえない[*14]」。

こうした能動と受動が混じり合う状態のなかで「自己から匿名態への移行」が起こる、とレヴィナスは言います。それは意識的でも無意識的でもない状態です。ノっているとき、私たちは運動を意識的に構築しているわけではありません。かといって、夢遊病者のように無意識の状態に陥っているわけでもない。「リズムという存在様相には、意識の形式も無意識的なものの形式も適用されない」[*15]。匿名態とは、この「無意識ではないけど自分でコントロールしているわけでもない状態」を指します。

この匿名の感覚は、連発のときの「俯瞰」や「無頓着」とも、言い換えのときの「脱臼」とも違っています。連発のときは、体のオートマ制御に生じたエラーが、意識によって抑圧されないままに表に出ています。言い換えのときは、体との関係をいったん切断することによって、緊張がリセットされています。そこにあるのは、意図と体という二つの項の関係です。

ところが「ノる」においては、パターンという第三項があります。「○○と言いたい」という意図と、それを実行する体が、パターンという第三項によって媒介されている。それによって、緊張を生みかねない、意図が体を支配するような命令的な関係が回避されていると考えられます。

第1章で、パターンとは意識の代用品である、というお話をしました。ここではまさに、パターンが意識と体のあいだをつないでいます。体のオートマ制御でも、意識のマニュアル制御でもない、両者の中間形態としての「ノる」。ノる＝匿名態とは「パターン制御」にほかなりません。

完全に身体化されたパターンではなく、外部から持ってこられた他者としてのパターン。それが、意図や主体性といった言葉では片付けられない運動のあわいへと、私たちを連れ出します。いかにこの緩衝地帯に身を投げ出すか。吃音当事者はそのための秘かなテクニックを駆使して、自分のしゃべりを前へと進めています。

第6章

乗っ取られる——工夫の逆襲

自分の運動を部分的にアウトソーシングすることによってうまくいく。前章では、リズムや演技に共通する、「ノる」という状態について分析しました。「ノる」とは、「既存のパターンを使いながら動く」ことです。そうすることによって、自分でゼロから運動を組み立てるよりも、運動の不確定性の度合いを下げることができるのです。

うまくやろうとするとうまくいかない。他方で、うまくやろうとしていないことによってうまくいく。意識は、体が行う運動の主人では決してありません。リズムに合わせて話すとき、あるいは特定の人格になりきってしゃべるとき、私は私の運動の主人であることから部分的に「降りて」います。

問題は、この「降りる」の度合いです。私たちはどこまで、自分の運動の主人としての地位を手放すことができるのか。どの程度なら、私たちは自分の体を自分でないものに預けることができるのか。これが本章で考えたい問題です。

いや、どこまででも手放せるでしょう、だって「ノる」ことは楽しいじゃないか、と思われるかもしれません。たしかに「うまくいく」ための方法に「やりすぎ」があるというのは、おかしな事態にも思えます。

けれども、実際にはそうではありません。なにしろ、「自分の運動の主人としての地位を手放す」とは、要するに「モノ」に近づくことを意味しているのですから。私の思いとは関係なく、勝手に体が動かされること。それは私にとてつもない苦痛をもたらすでしょう。

たとえば介助の場面で、介助者が被介助者の思いを無視して、その体をモノのように扱ったらどうでしょうか。もし、介助者が完全に自分のタイミングや力の強さで、石でも動かすように、ひょいと被介助者の体を動かしたらどうでしょうか。

もちろん物理的には、被介助者の体重のすべてを、介助者が支えているかもしれません。仮にそうだとしても、体の主人は本人であるということは、物理的な条件とは別に、確保されなければなりません。声をかけたり、力の入れ具合を調整したりしながら、お互いに息を合わせて、持ち上げる／持ち上げられる繊細さが必要です。一方的な操作でなく、あくまで共同作業として進めないことには、被介助者の尊厳が踏みにじられてしまいます。

同じことがリズムや演技においても起こります。「既存のパターンを用いて動く」が度を超えると、「既存のパターンが私を動かす」ようになってしまうのです。「ノる」の先にある「乗っ取る」の領域。この「乗っ取り」においては、あるパターンが、私の意志とは無関係に、私の体を動かすようになります。私は「モノ」のような自由を奪われた存在になってしまいます。

たしかに「ノる」のは楽しいことですが、私たちは無際限に、自分の運動の主人であることから

「降りる」ことはできません。では、その「ノる」から「乗っ取られる」への反転はどのように起こるのか。事例に即して考えていきたいと思います。

なぜ実生活では使えないのか

「ノる」から「乗っ取られる」への反転。ただし、その起こり方は一様ではありません。「しゃべる」に関係するどのフェーズでパワーバランスが崩れるのか。順番に見ていきたいと思います。

まずは、「言葉を体から出す」という最も基礎的なフェーズで起こる反転についてです。

テレビ番組で口拍子に音を乗せてしゃべっていた八木智大さん。あるいはインタビューですばらしい音読を披露してくれた山田舜也さん。彼らは、「ノること」が、どもる体の運動を助ける力を持っていることを、身をもって示してくれました。

しかし興味深いことに、彼らはともに、少なくとも現時点では、その「ノる」の力を実生活において活用できていない、と告白しています。ふだん人と話すときにもリズムにノりながらしゃべれば、あるいは弁士のような得意のパターンを使ってしゃべれば、どもりが克服できるじゃないか。あの流暢なしゃべりを見たら、誰だってそんなアドバイスをしたくなります。しかし実際にはそう単純ではないのです。

八木さんは言います。「実際には使えないテクニックですよ。（…）体につけて振動で分かる電子メトロノームも買ってみたんですが、やはり使ってしゃべるのは現実的でないかな……まだ検討中です」。

あるいは山田さんも言います。「日常生活のなかでパターンを使ってしゃべるのは、抵抗があってできないです」。

なぜ「ノる」は実用的でないのか。ふつうの会話のなかで、いきなりリズムにノってしゃべっていたら、あるいは弁士のように朗々としゃべっていたら、浮いてしまうから――。たしかにそれもあるでしょう。でもそれは、絶対に越えられない壁ではない。家族や友人のような身近な人であれば、そのように変わったしゃべり方をすることを理解してもらうこともできるでしょう。

理由はもっと根本的なところにあります。八木さんは「ノりながらしゃべる」ときに起こる問題を、こう説明しています。「言おうとするタイミングと、ビートのタイミングが一致しないので、ビートのタイミングに合わせるようになりますね」。

すでに話すべき内容が決まっている歌や音読、あるいはシンプルな会話であれば、「ノる」感覚に身を任せることもできます。しかし、通常の会話はそうではありません。話す内容を自分で考えて、それを言葉として出す、という形になる。

「私」のなかには、思考や衝動、あるいは感情の自然な流れやうねりがあります。他方で、「ノる」ためには、リズムの法則性にのっとって、それを刻まなければならない。当然、うまくいきません。結果として、八木さんが言うように「ビートのタイミングに自分のなかの流れを当てはめる」ようなしゃべり方になってしまう。「まとめて考えて、まとめて言うという感じで、言いながら考えるというのができないですね。やっぱり嫌ですね」。

山田さんが、「パターンを使ってしゃべることに抵抗を感じる」というのも、この「規則を当てはめられる不自然さ」に理由のひとつがありそうです。

「こ・ん・な・こ・と・さ・れ・た・ら・めっ・ちゃ・い・や・で・す」

規則に当てはめてしゃべる。言ってみればそれは、自分の思考や衝動や感情が、法則性に侵食され、自由を奪われている状態です。まさに「乗っ取られる」。言葉を出すという運動を容易にするために呼び込んだ法則性が、母屋を乗っ取るようにして、生きている私の運動を押さえ込んでしまう。

特に大きいのは、継続性の問題です。「歌っているあいだ」や「音読しているあいだ」のような限定された時間のあいだであれば、自分の運動を手放すことも心地よくできるでしょう。しかし、生のすべての時間において、自分を明け渡すことはできません。人は「ノリ続けること」はできないのです。

このことは、どもる体を抱えていない人とて同じでしょう。芸術的な表現として、あるいは気晴らしとして、音楽を聴きながらダンスをするのは楽しいことです。しかし、始めた踊りをずっとやめられないとしたらどうでしょう。時間的な「終わり」があれば楽しいことも、終わりがなくなったとたんに苦痛に変化します。

アンデルセンに「赤い靴」という恐ろしい童話があります。主人公の少女カーレンは赤い靴がお気に入りで、養母の忠告も聞かずそれを履いて教会に行ってしまいます。養母が病気になっても、看病せずその靴を履いて舞踏会に出かけてしまうのです。すると不思議なことにその靴は勝手に踊り出し、脱ごうとしても脱げなくなってしまう。

呪われた靴の力によって踊り続けなければならなくなったカーレン。養母の看病もできず、葬儀にも出席できず、彼女は踊り続ける自分の足をついに切り落とすのです。切り離された足だけが、踊りながら遠くに去っていくさまは、これ以上ないほど「乗っ取られる」の恐怖を物語っています。

「言葉が流暢に出ること」と「思ったようにしゃべれること」は、まったくの別物です。流暢にしゃべれることが、必ずしも吃音当事者のゴールではない。指先で喫茶店の机をビートしながら、八木さんがこう答えてくれました。「りゅ・う・ちょ・う・に・は・しゃ・べ・れ・る・け・ど・こ・ん・な・こ・と・さ・れ・た・ら・め・っ・ちゃ・い・や・で・す」。

「生はリズムでは表現されず、リズムを恥じる」というバフチンの言葉が思い出されます。

機械のような人間

実際、「乗っ取られた」人は、まるで生命のない旧式のロボットのようになってしまいます。まず、思考や衝動や感情の流れが抑制されるために、話す内容のクオリティが下がる。多くの場合、決められたテンプレートのような言葉しか出てこなくなってしまうのです。八木さんも言います。「めっちゃつまらないことを話すことになる」。

ある程度訓練をすれば、ラッパーのように、ノりながら即興で言葉を出すことができるようになるかもしれません。しかし、すぐれたラッパーとて、多くのテンプレート的な言葉で「助走」をつける必要があります。それを日常のすべてにおいて行うのは現実的ではありません。「乗っ取られている感じ」は、はたから見ても分かります。つまり、何を考えているのか伝わってこないのです。言葉は聞こえる。しかし内面が感じられません。通常の人間らしい会話であれば、刻々と変化するその人の内面――盛り上がりや緊張、戸惑いなど――が、すべてでないにしても感じられるものです。ところが、ただ規則に従っているだけの人からは、それが感じられない。それは流暢だけれど、なんだか不気味なしゃべりでもあります。

リズムに乗っ取られるときに起こる「人間の機械化」は、第5章で触れた詩人のヴァレリーも語っています。ふだんから定型詩を好み、リズムの創造性を知り尽くしていたヴァレリーですが、それだけではないことも知っていました。リズムの力に恐怖を感じるような経験もしていたのです。それは、ヴァレリーが骨休めに散歩をしていたときのことでした。「スタ・スタ・スタ」と石畳を踏むヴァレリーの足音。すると、その歩調にからみつくようにして、ある複雑なリズムがヴァレリーのもとにやってきたのです。「私は突然、あるリズムにとらえられた。それは私に押し付けられ、すぐに異質な機能作用という印象を私に与えた[*1]」。

いわゆる「恩寵」を思わせるような経験ですが、ヴァレリーはそのリズムを自分のものにして詩をつくることなどできず、むしろそれに乗っ取られてしまいます。およそ二〇分のあいだ、それは続いたといいます。

興味深いのは、ヴァレリーが先の引用で「異質な機能作用」という表現を使っていることです。ベースにあるのは「スタ・スタ・スタ」というヴァレリー自身の歩調です。しかし、そこに絡みつくようにリズムが成長していったとき、ヴァレリーはその働きを「異質なもの」、つまり「自分ではないもの」ととらえている。「あたかも誰かが私の生きる機械を利用しているかのようであった」[*2]。

自分の体が自分でないものによって動かされ、乗っ取られ、利用されている状態。それはヴァレリーにとって「ほとんど苦痛、ほとんど不安」[*3]だったと言います。

リズムを介して、人間が機械に接近すること。このことは、より大きな文脈でいえば、産業革命以降の私たちの体のあり方とも関係する問題でしょう。

映画について論じた著作のなかで、長谷川正人は、「テクノロジーが人間を疎外する」というよく知られた主張とは逆に、「いかにテクノロジーが私たちの体と親和性が高いか」について語っています。「例えば鉄道というテクノロジーの機械的な振動に揺られているとき、私たちの身体はその機械のリズムに同調して気持ちよくなり、眠ってしまったりするだろう。(…)テクノロジー自体には、人間を『裸』の自然状態へと解放してくれる豊かな(＝貧困な)機能が備わっている」[*4]。

たしかに私たちの体には、テクノロジーのリズムに容易に同調し、快感さえ感じていつの間にかそれに身を委ねてしまう傾向性があります。言うまでもなく、映画とは、テクノロジーのこうした体を乗っ取る力(長谷川は「乗っ取る」という言葉を使ってはいませんが)を、巧みに利用した芸術であると言えます。

リスクを残しておく

吃音に話を戻しましょう。

私の体を私でないものに奪われる苦痛と不安。吃音の当事者と話していると、「乗っ取り」が起きるのを避けるために、彼らがさまざまな「微調整」をしていることが分かります。それはいわば、「自分が機械にならないための工夫」です。

たとえば山田さんは、プレゼンなどでは準備をしすぎないように気をつけている、と言います。一字一句話すべき内容を決めてしまうと、それに縛られて苦しい。なので、決めすぎないようにしているのです。「今は、プレゼンするときは、準備はほどほどにして、大まかな話の枠組みという か話の流れ、プロットだけをつくって、あとはその場その場で言葉をつくりながら、考えながら話すようにすることにしたんです。そうすると、わりとうまくいくし、自分も楽だなっていうことに気がついたので」。

準備を「いい加減」にしておくこと。これは言ってみれば「リスクを残しておく」ということでしょう。プロットしか決まっていないのですから、うまく話せないかもしれない。でも、あえて不確定な余地を残しておいたほうが、山田さん曰く「考えながら自由に話せる」。

もし、一字一句話すべき内容が決まっていたら、それはただ練習を再生するだけの「機械」になるということを意味します。「練習が報われて、それでうまくいくっていう経験もありました。それはそれでうれしい経験だったんですが、でも、『なんか変だな』って思うようになったんです」。

これはおそらく、吃音のない人でも当てはまることでしょう。「プロット」という運動の手がかりはある。でもアドリブの要素もある。この規則と不確定のバランスがとれていることが、人間らしい、ヘルシーな運動には不可欠です。

あるいは徳永泰之さんのように、言い換えの言葉を用意しておき、「選べる状態をつくっておく」というやり方もあるでしょう。案外、本番では何が起こるか分かりません。「これは絶対言えないから他の言葉を準備していたのに、実際やってみたら勢いで言えちゃった、ということが何回かありますね。発表の練習のときは言えなかったのに、本番だと言えちゃった」。

規則どおりにいかないかもしれない余地を残しておくこと。それは自分の生き物らしさを解放しておくことにほかなりません。

演技が他者にどう受け取られるか

生の流れよりも規則が優先された結果、「機械」であることを強いられてしまう苦しさ。前節までで見た「ノる」から「乗っ取られる」への反転は、「言葉を体から出す」というプロセスに生じたパワーバランスの狂いでした。

ここからは、もう少し別のフェーズに起こる反転、具体的には「しゃべる」の社会的行為としての側面に生じる反転に光を当てたいと思います。前節までで扱ってきたのは、あくまでしゃべっている個人内部で起こる反転です。それに対して、ここからお話しするのは、個人の外部で起こる反転、つまり自分と他者のあいだで起こるズレについてです。

第5章でお話ししたように「ノる」のひとつの形として「演技」がありました。演技とは「既知のパターンを使いながらしゃべる」ことであり、これもまた規則に自分の運動を部分的に委ねるやり方でした。そこで紹介したのは、山田さんの、かなり演技の度合いの強い、抑揚のつけ方や間の取り方までをもコントロールする音読の例でした。

しかし、第5章でも補足したとおり、音読のような特殊な場合にのみ、演技が生じるわけではありません。プレゼンのような場面でも、はたまた日常的な会話であっても、同様の「演技」を使ってどもりを回避している当事者はたくさんいます。常にではないとしても、日常生活の特定の場面であるキャラクターを使うことで、より楽にしゃべるのです。

山田さんも、音読の場合ほどかっちりしたものではありませんが、日常生活のなかで演技をすることがあると言います。

たとえば、サークルのような場面。チェスのサークルに所属していた山田さんは、大学二年生のときに代表を務めることになりました。「それまでみんなをまとめるようなことはしたことがなかったので、すごいプレッシャーがあった」。

とはいえ、プレッシャーでがちがちになっていては、サークルらしい居心地のよい雰囲気をつくれません。そこで山田さんは「わざと適当なキャラを演じてみんなを笑わせていた」と言います。ふだんと違う「適当キャラ」を演じていると、どもりが出にくかったからです。山田さんは言います。「ぼくのなかで、会話のなかでもこの人格なら言いやすいというのがあると思います」。

こういうときはこういうふうにボケる。あるいはお決まりのセリフではぐらかす。特定のキャラクターを演じるということは、その集団のなかでの自分のポジションもそれに従って決まるということを意味しています。その結果、しゃべるという運動だけでなく、まわりにいる仲間とのコミュニケーションも、ある程度パターン化することになる。サークルの仲間も、山田さんの「適当キャラ」を前提に、ツッコミを入れたり、話を振ったりしていたことでしょう。

あるイベント[*5]で山田さんが発表していたところによれば、「適当キャラ」は具体的にはこんなふうに発揮されると言います。

たとえば「ディズニーシー」と言いたいとします。ところが「ディズニー」で難発の予感がし、これを回避したいと考える。しかし固有名詞なので、これはどうにも言い換えはできません。そこで忘れたふりをして「ナントカシー」と言ってみる。さらに「昼から酒が飲めるところ」とヒントも言い足してみる。すると誰かが「ああ、ディズニーシーね」と言ってくれます。第4章でも触れた、難発のある当事者ではよくある「忘れたフリをして人に言ってもらう」方法です。

けれど、困ったことに、「正解」が出たあとも、「ディズニー」が言えない。そこで「そうそう、そのナントカシーに行ったときのことなんだけど……」と強引に話を進める。まるで不条理演劇のようなその「適当さ」に、まわりの仲間は笑い出すでしょう。

体の都合による演技なのに

吃音の有無にかかわらず、私たちの社会生活は「演技」に満ちあふれています。アーヴィング・ゴッフマンは、人類学の立場から、私たちの生活がいかに演技に支えられているかを分析しました。「個人は、他者の前にいるとき、たいてい彼は何らかの理由があって、自分の行為を操作して、伝達することが自分の利益になるような印象を他者に与えるだろう[*6]」。

部屋に一人でくつろいでいるときと、仕事で得意先とやりとりしているときで、態度や顔つきが変わらない人はいません。誰もが、場面場面でさまざまな「顔」を使い分けているのが、私たちの社会というものです。社会のなかでは、誰もがみな俳優です。

しかし、こういう社会生活の普遍としての「演技」と、吃音当事者が行う「演技」は、表面的には似ているとしても、実質はまったくの別物です。

まず、動機が違います。社会生活のために行う演技は、先にゴッフマンが述べていたように「自分の利益になる印象を与える」ことがその目的です。ところが吃音当事者が行う演技は、これまで見てきたとおり、「自分の運動を助けること」が目的になる。

もちろん、吃音のない人でも、人によっては「このキャラクターだとしゃべりやすいな」というものがあるでしょう。しかし、それはあくまで「そのキャラクターがもたらす集団のなかでの自分のポジション」から来るしゃべりやすさであるはずです。「自分の体の都合によるしゃべりやすさ」

ではありません。

ややこしいのは、吃音当事者が「自分の運動を助けるために」やった演技であったとしても、まわりの人はそうとは気づかず、通常の社会生活的な演技として受け取る、というズレが生じる場合があることです。まわりの人が吃音に気づいていない「隠れ吃音」タイプの人では、本人の「しゃべる努力」が見えないため、このズレがしばしば起こります。

たとえばNさんは、第5章でも触れたとおり、話し始める前に「波づくり」をする習慣があります。「えーと」「うーん」などのフィラーを、前もって出しておくのです。それは本人にとっては、「急に音を出すのが苦手なので、前置きの言葉みたいなものをさぐりで出しておく」作業。まぎれもなく、自分の運動を助けるための努力です。

ところがこれをまわりの人が見るとどうか。しゃべる前に「えーと」「うーん」と言うということは、「この人は、ぺらぺら思ったことを口にするのではなく、いったん考えて、言葉を選んでしゃべる人だな」という印象を与えます。Nさんもそのことは自覚していて、「ちょっと考えているふうの、若干思慮深い感じの雰囲気を出しているのかも」。

おそらく、その「えーと」「うーん」のあいだに、周囲の人の「話しの聞き方のモード」も変わっていることでしょう。Nさんの話なら、ていねいに耳を傾けて聞こう。そんなふうに思っているかもしれない。「自分の土俵に引きずり込んでからしゃべる」というNさんの感覚はそこから来ているに違いありません。

「思慮深そうにしゃべる」ことは、Nさん自身にとっては、それが「言葉が出やすいやり方」だからです。しかし周囲の人は、結果としてあらわれるその人格を、ストレートに「Nさんは思慮深い人だな」という人格の印象として受け取る。本人の動機とは違うところで、演技が流通することになります。

なぜ「希望的観測」なのか

Nさんの場合は、このズレはズレであるとしても問題化していません。むしろ「独特の空気感というか、独特の時間が流れていると言われる」ことに対して、吃音だからこその「コミュニケーションの仕方や間合いの取り方っていうのがあるんじゃないか、と希望的観測をしています」。Nさんもそのように思えるようになるまでには悩んだ時期もあったようですが、今は、プラスに考えるようになったそうです。

興味深いのは、プラスに考えているとしても、Nさんにとってそれがあくまで「希望的観測」であるということです。

「希望的観測」という言葉には、「結果は不透明だけど、楽観的にとらえよう」というニュアンスがあります。なぜ「結果が不透明」かといえば、Nさんは「思慮深い人という印象を与えよう」と意図して、それらしい間合いをつくったりしているわけではないからです。「どうしようもなくそのようなしゃべり方になるけれど、それが結果として、プラスの印象になっていたらいいな」。これがNさんの「希望的観測」です。

社会生活に普遍的に見られる通常の「演技」は、（完全にではないにしてもある程度は）本人の意図によって行われる、人格の制御です。自分にとっても都合がいいように、かつその場に合うように、自分の印象をコントロールしている。ところが、吃音当事者が行う「演技」の場合には、社会的な印象が、運動上の工夫の副産物として生じることになるので、自分では制御できないところで、自分の印象が形づくられることになる。

つまり、自分の社会的人格形成に、吃音の当事者は完全にはコミットできません。だから、自分がどのような印象を与えているのかが「推測」にならざるをえないのです。

話し言葉を選べない

先にもお話ししたとおり、Nさんの場合には、この不制御、ズレはネガティブには作用していません。運動を助けるための演技が人に与える印象を、「それも自分だ」と思えているのです。ところが、このズレはいつも安全とは限りません。ときに、与える印象を「自分だ」と思えなくなる。そうすると、ここでもまた「乗っ取り」が起こることになります。

自分の運動を助けるために、望んでいないにもかかわらず、ある印象を人に与える演技をせざるをえない状態。それは、否応なくその人格を演じることを「選択させられてしまっている」状態です。

その人格を演じることを「選択させられてしまっている」と感じるのは、とりもなおさず、他の人格を選べないような場面に直面したときです。山田さんは、そのような場面について語っています。

それは、山田さんが代表を務めていたチェスサークルに、とある優秀な先輩が入ってきたときのこと。いくら「適当キャラ」が話しやすいからといって、優秀な先輩に対してまでおちゃらけるわけにはいきません。急に話す方法を失った山田さん。

「えらい先輩が入ってくるということが起こって、困りましたね。今はその先輩と話すときはどもらないんですが、そのときは、その先輩と話すときだけどもるということが半年くらいずっと続いたんですね。となりにいる後輩と話すときは全然出ないのに(笑)。ぼくが先輩のことを『話しにくい人』と思っているかのようで申しわけなかったです」。

社会生活上の演技は、そこにいる人の顔ぶれによって調整が必要です。山田さんの「適当キャラ」は、実態としては「吃音回避のための演技」なわけですが、あくまで対外的には「社会生活上の演技」である以上、相手によって演じる人格を調整しなくてはなりません。ところが、「先輩に対しても失礼でないような吃音を回避できる話し方」を山田さんは持っていない。それまで使い勝手のよかったやり方が急に使えなくなり、山田さんはどもり始めます。先輩に「チューンナップ」するのに、結局半年の時間がかかりました。

それは山田さんにとって、「自分のしゃべりのもろさ」を実感する経験だったはずです。ちょっと条件が変わっただけで、しゃべれなくなってしまう自分。それは裏を返せば、自分がいかに特定のしゃべり方に強く依存していたかを実感する経験でもあったでしょう。熊谷晋一郎さんの「自立とは依存先を増やすことである」という言葉を念頭において、山田さんは言います。「何にしても、吃音者は、話し言葉の選択の依存先が限られてしまっている」。

しゃべり方の選択肢を複数持っていれば、多少状況が変わったとしても、別の選択肢を選ぶことでリスクを回避できます。けれども山田さんは、状況の変化に柔軟に対応できるだけの選択肢を、そのときは持っていませんでした。「相手に合わせて演じ分ける」という社会的な演技ができなかったのです。

「社会的な演技ができない」とは、端的に言って、目の前にいる相手に合わせて調節されていない、自閉的な体を人前にさらすことにほかなりません。この「相手を見失う」感覚について、山田さんはこう語っています。「言い換えたり、助走をつけたりするほうに意識が向いてしまって、相手のことを考えるということがおろそかになってしまって、今もわりとそういう感じですが、とりあえず言いたいことが言えるようにしようというふうになっていく。外見的な症状は消えるんだけれど、演じるキャラみたいなものが固定化してしまったり、制御できなくなってしまう」。

しゃべり方を選べないことが、しゃべりを自閉的なものにしてしまう。一言でいえば、それは「言いたいことを言うのに必死で、まわりが見えていない」状態です。

いつの間にか自分が犬になっている

八木さんのリズムもそうですが、演じることは、本来は「うまくいくための方法」だったはずです。ところが、それがある時点から自分を思いどおりに動けなくする。杓子定規に「その方法を遂行する人」になってしまう。結果として、目の前にある状況に合わせた話し方ができなくなってしまう。第5章でリズムや演技はパターンの使用であり、「新しくなくすること」であると指摘しましたが、まさにそれが「今の出来事」に対応する力を奪っていくのです。

自分で始めたことが、気づけば自分の意志を追い越しており、避けようもなく自分を動かし始めている。この関係の反転を如実に反映しているのが、山田さんが、「しゃべり方の選べなさ」について語るときの言葉づかいです。山田さんは徹底的に「させられる」という使役受け身の形でそれを語るのです。

「『サバイバル』のために、無意識のうちに、特定の話し言葉の種類を、選択させられてしまう」

「吃音によって、本人の意志とは関係なく、特定の人格を演じさせられてしまうっていうことが起こる」。

象徴的なのは、ドックトレーナーの比喩の使い方です。山田さんは、第4章で紹介したように、「言い換え」を説明するときに、ドックトレーナーの比喩を使っていました。つまり、言い換えとは、ドックトレーナーが犬を従わせるために、進もうとした向きを九〇度変えさせるようなものだ、と話していたのです。

ところが、同じ比喩が、演技について語る場面では、まったく逆の仕方で用いられているのです。

「本当は演じたい人格みたいなものがあるのに、それを、ドックトレーナーが九〇度リードを回転させるように、反転し、制御された人格でコミュニケーションをとる。その『トレーナー』の顔ですとか意図ですとかがよく分からない」。

どう「逆」であるかは一目瞭然でしょう。

言い換えという工夫について話していたとき、山田さんは「トレーナー」の立場にいました。犬という「自分の体」に言葉をしゃべらせるために、リードをクイっと別方向引いていたのです。ところが、演技のある側面について語る場面では、山田さんは完全に「犬」の立場になっています。その犬は、自分の思いとは別の方向に、クイっとリードを引っ張られる。しかも「トレーナーの顔や意図が分からない」という、かなり不気味な、非対称な関係に置かれています。

無意識であるにせよ、同じ比喩がまったく逆の仕方で用いられていることは、まさに「ノる」と「乗っ取られる」の反転を示す兆候です。扱われているのは「言い換え」と「演技」という異なる工夫ですが、重要なのはこの工夫の種類の差異ではなく、工夫がそもそも乗っ取りを生み出すという構造そのものです（あとでお話しするように、「言い換え」に「乗っ取られる」というケースもあります）。

「うまくいく方法」が「私」を乗っ取る

「うまくいくための工夫」が「私の主体性を奪っていく」。「ノリすぎる」と「乗っ取られる」。そう、第3章でお話ししたように、吃音では、ひとつの現象が「対処法」としての側面と「症状」としての側面の両方を持つ、ということが起こります。症状に見えているものが実は対処法であり、対処法が実は症状としての要素も持つのです。

第3章でお話しした難発は、一般に「症状」に分類されていました。けれども、連発を回避できるという意味では「対処法」でもある。一般に「症状」に分類されるのは、「スイッチ」と言われるように、難発の起こるプロセスが反射的であり、介入の余地がないためだと考えられます。

同じことが、一般には「対処法」に分類される言い換えや演技についても起こります。言い換えや演技は、難発に比べるとよりプロセスを自覚しやすく、介入の余地があるように感じられます。慣れてしまえば実際にはかなり自動的に起こるとはいえ、「私は言い換えをしている」のように「私」を主語にして語ったとしても、違和感はありません。「工夫」と言ってよいものです。

そのようなある程度自覚的な「対処法」「工夫」であったとしても、度を超えてしまうと、それもまた「症状」になるのです。パターンに「ノっている」つもりがパターンに「依存する」ようになり、やがて「乗っ取られ」ていく。薬と毒の関係にも似たこの奇妙な反転が起こることが、吃音のとてつもないおもしろさであり、また付き合うことを難しくしている点です。

私はこれまでに視覚障害や四肢切断などいろいろな障害のある人についてリサーチをしてきましたが、インタビューの質問事項の半分以上は、「その人がどんな工夫をしているか」が占めていました。たとえば目が見えない人が、いかに音や風や言葉を手がかりに、周囲の環境を「見て」いるか。片足をひざ下で切断した人が、どんなふうに体重を移動しながら、椅子から立ち上がっているか。その工夫を知ることで、健常者との身体の差異と、中途障害であれば身体の変化する能力について、知ることができたのです。

ところが、吃音の場合はそうはいきません。工夫が工夫としてうまくいっている人がいる一方で、工夫に苦しめられている人もいる。吃音について知るためには、ただ「言い換え」「演技」などの工夫について調査を深めていってもだめなのです。

「工夫が牙をむく」。私も研究を始めてみるまで、そんなことがありうるとは、想像したことさえありませんでした。

工夫が「今」を失わせる

視覚障害の「見る」や四肢切断の「立つ」「歩く」と、吃音の「しゃべる」の違いは何か。それは、先ほどから問題にしているとおり、圧倒的に「今」に関係しているという点に尽きます。「しゃべる」が単なる運動の制御であれば、「うまくいくやり方」をひとつ持っていれば、せいぜいそれをアレンジすることで乗り切ることもできるでしょう。けれども、「しゃべる」は同時に相手がいる社会的行為でもあり、刻々と変化する状況に対応する柔軟性が求められます。

もちろん「見る」「立つ」「歩く」だって、足場の状況などに応じてやり方を調整する臨機応変さは必要でしょう。とはいえ、意外だったとしても状況それ自体は安定しています。「しゃべる」が相手にする状況はそうではありません。刻一刻と状況する、はるかに変動の度合いが大きい状況なのです。

工夫は、私の運動を安定した「パターン」へと引き寄せます。一方で、社会的行為である限り、揺れ動く「今」に合わせるというタスクが課されます。同時に二つの要求を満たすようなしゃべり方ができればよいのですが、吃音の当事者の場合はそうもいかない。しゃべり方の選択肢を多く持たないがゆえに、切れるカードが限られているからです。その結果、前者を選び、後者を捨てざるをえない、ということが起こる。

「パターン」に依存し、「今」に背を向けたしゃべり。これが先にもあげた「言葉を言うのに必死で相手が見えていない」という自閉的な状況です。乗っ取られた人が機械に接近するのはこの点においてです。

相手の存在や状況を受け止められないまま、ただしゃべること。それはつまり、行為ではなく運動の遂行です。

二重スパイ――意志なき目的の遂行

「うまくいく方法」が私の主体性を乗っ取り、「今」から切り離された状態で、ただの「運動」として機械的に運用されていく。結果として生じるのは、目的の喪失です。自分が何のためにそれを行っているのか。「今」という文脈と宛先を失い、運動だけが虚しく空回りすることになります。

この目的の喪失を、山田さんは「二重スパイ」という比喩を使って語っています。この比喩は、劇作家の別役実の本を読んでいて思いついたと山田さんは言います。「『二重スパイ』っていうのは、その辺のニュアンスを表した言葉です。自分がいったい何のためにこの人格を演じているのか分からなくなってしまっている状態が、『二重スパイ』です」。

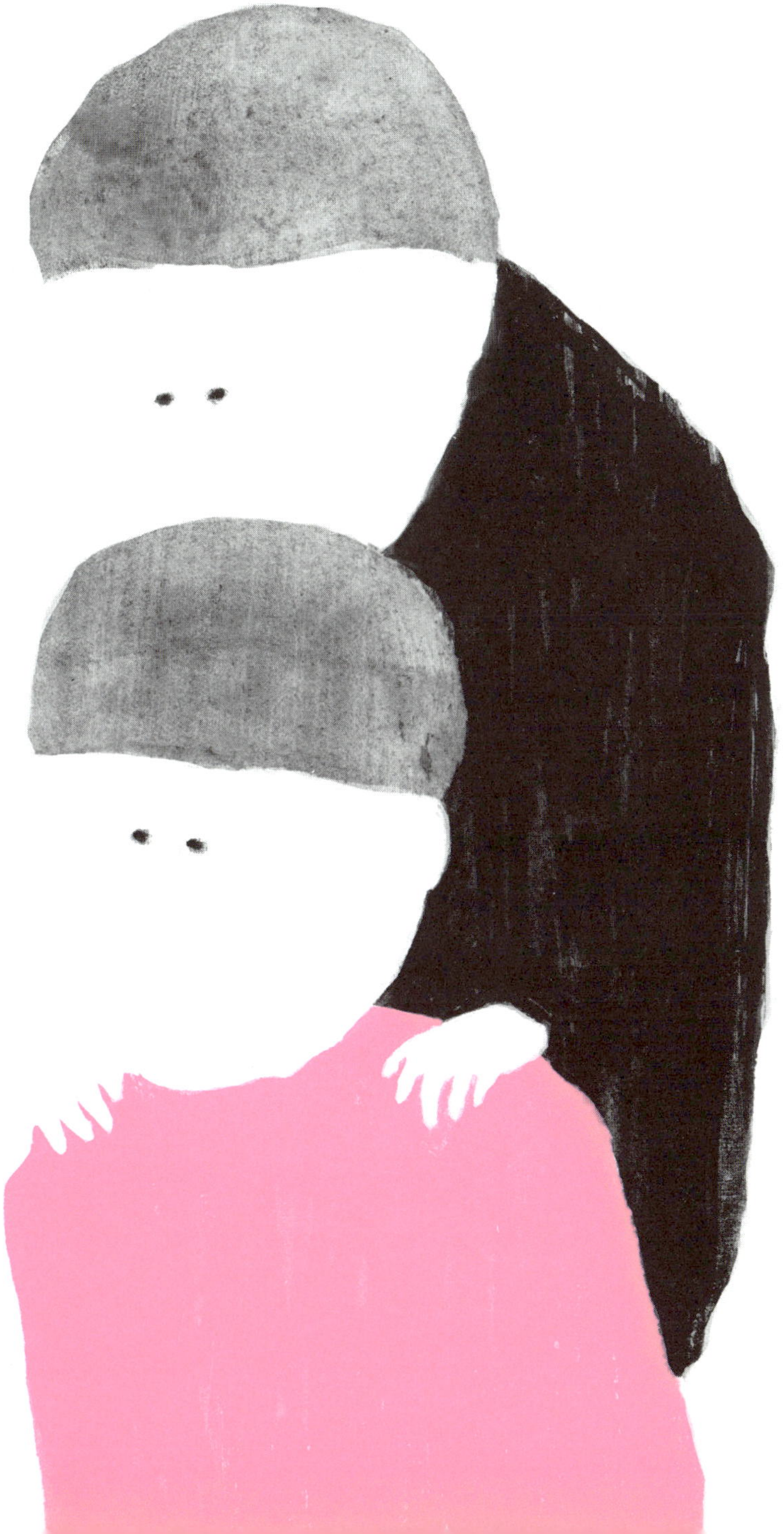

「二重スパイ」、つまり単なるスパイであれば、自分が何のためにその人格を演じているか、嘘をついているのか、自覚的になれます。自分は本当はA国の人間なんだけれども、B国から情報を盗み出すためにB国の人間のようなふりをしている。B国の人格を演じるとしても、目的は明確です。嘘をつくのはつらいかもしれませんが、しかし、自分が何のために嘘をついているのか、演じているのか、自覚することができます。

ところが、「二重スパイ」は違う。山田さんは言います。「『二重スパイ』っていうのは、（…）A国ではA国の人間のようなふりをして、裏ではB国のために画策し、B国ではまるでB国の人間であるようなふりをして、裏ではA国のために画策する。いったい本当はどっちの味方なんだか、自分でもよく分からなくなってしまった人間なんです」。

つまり「自分の利益になる」という社会的演技の目的が見失われ、ただ演技しているという事実だけが空転しているような状態が「二重スパイ」だと言えます。「今」から乖離している状況は、二重スパイも二重スパイも共通です。違いは目的の有無、より厳密にいえば目的に対する意志の有無ということでしょう。

吃音の当事者が吃音を回避するために演技をするとき、事実としては、たしかに「吃音を回避する」という目的があります。しかし本人の意識としては、むしろ回避のパターンにとらわれて反復再生している状態で、それを意志したという自覚がありません。選んだつもりはないのに、「今」から乖離する複雑なしゃべり方をしていて、なおかつそれ以外のやり方を選ぶこともできない。

ここにあるのは、「意志の不在」にもかかわらず「目的の遂行」が進む状態です。そのぞっとするような自動性に気づいた苦しさが、山田さんの言う「二重スパイ」の寄る辺なさだと考えられます。

だから山田さんは、意志して演じる演劇のような場面は非常に楽だと言います。意志して選んでいるから目的も明確、要するに「一重スパイ」でいられるのです。

「だって、嘘ですから。演劇っていうのは。ここは嘘の世界ですよっていうことを、客も役者も承知のうえで、その虚構の人格なり関係性なりを一生懸命演じることができる。特定の人格を演じるっていうことに集中できる。『演じてもいい』とみんなが承認してくれる。むしろうまく嘘をつき通したり、うまく演じたほうが褒められる。そういうときは、ぼくはとっても楽なんです。吃音そのものの回路が消えることだってあるくらいなんです」。

興味深いのは、二重スパイ状態に「させられている」にもかかわらず、山田さんが、「させている主」であるところの吃音を、憎みはしないことです。「吃音のせいで俺はこんなに苦しんで……」のような構造であれば、悩ましいとしてもシンプルです。しかしそうはならない。

「私の場合、それを演じさせているまさにその原因であるところの『吃音である』ということについて、絶対にマイナスなものだとかネガティブなものだとか否定することができないわけです。それとともに自分が生きてきて、その下で常にコミュニケーションをとってきたので、そうではない自分というのが想像できない、っていうことだと思いますが。よく分からないんだけれども、ニヒリスティックなかたちで、非常に肯定的なものとしてアイデンティティのなかに組み入れている」。

先のドックトレーナーの比喩でいえば、山田さんは「顔の見えないトレーナー」たる吃音に、自分の主導権を奪われることがあることを自覚しつつも、そのトレーナーを憎みはしていないのです。「トレーナーとともにある」ことがむしろ「私」の構造に組み込まれている状態、まさに「ノる／乗っ取られる」の緊張関係から私が生まれてくるような状態、そこにひとつの特徴的なアイデンティティの形が見え隠れします。この点については第7章で論じます。

乗っ取りからの決別

さて、人は乗っ取られたときにどうするか。多くの吃音の当事者が、「ノる／乗っ取られる」関係を抱えたまま、「ノったり乗っ取られたり」の行きつ戻りつする揺れを生きている一方で、それと決別することを企て、実際に実行した人がいます。

揺れを生きる仕方については次章で扱いますので、ここでは決別を選んだ人の物語を紹介して、本章を終えたいと思います。「乗っ取り」からの決別を企て、実行したのは藤岡千恵さんです。

藤岡さんは、第3章でお話ししたように、幼い頃に連発がありました。しかし次第にそれを意識するようになり、難発が出て、さらに「言い換え」などの工夫を身につけるようになります。その工夫はある意味では見事なもので、家族はもう吃音が治ったと思っていたそうです。

「小学校高学年のときに、お母さんから『吃音が治ってよかったね』と言われたことがあったんですよ。私もそこを目指してたというか、『千恵は吃音には悩んでないし、吃音じゃない』と思ってほしかったです。その頃には吃音が出ないしゃべり方を身につけていたので、『うん、治った』と答えました」。

もちろん、この「治った」は、言葉レベルのこと。言葉としてはどもっていなくても、工夫で対処しなければいけないほど、体はどもり続けています。

藤岡さんはその後短大を出ていくつかの仕事を経験し、ワーキングホリデーで一年の海外生活を送ります。そんな、はたから見れば吃音があるとは分からないような生活を送っていた藤岡さん。転機が訪れたのは二九歳のときでした。精神的なバランスをくずし、その原因が、吃音を隠していることにあるのではないか、と考えたのです。「吃音が自分の核心部分だろうと思ったので、『この核心部分の吃音に向き合わないといけない』と思いました」。

とはいえ、一人で吃音に向き合うのは難しい。そこで藤岡さんは、言友会の設立者である伊藤伸二さんの吃音教室に参加します。吃音教室には八年前に一度行ったことがありましたが、そのときは「この人たちは自分とは違う」と感じて続きませんでした。しかし久しぶりに訪れたところ、藤岡さんはまったく別の感想を抱くようになります。

吃音教室で藤岡さんは、大人で連発する人に出会います。「不謹慎かもしれませんが、連発で話す人のことを『うらやましいな』と思いました。『私もこんなふうにどもりたいな』と思ったんです。でもそんなすぐにはなれなかったですね」。

連発を「うらやましい」と思う。ふつうは、あまり抱きにくい感想です。にもかかわらず、なぜ藤岡さんは「うらやましい」と感じたのか。それは、「連発は素の状態で自然な姿だ」と思ったから。藤岡さんのような難発は「吃音を隠している状態」だけれど、連発は吃音を隠していない、ありのままだと感じて、憧れを覚えたそうです。

たしかに、藤岡さんのしゃべり方は、「ありのまま」とはほど遠い状態でした。常に工夫をしながら、苦労してしゃべっていたのです。

「無意識に近いレベルで一個一個どもらないフレーズを探しながらしゃべっていたから、『そこのコップ取って』と言おうとして『そこのグラスとって』と言い換えたり、『取って、そこのコップ』と順番を変えたりしていました。これはどもる人なら普通にやっていることですが、『人前でどもってはいけない』と思っていた頃の私は、言葉を発する前に常に言い換えのチェック機能を張りめぐらせていました」。

常に工夫の負荷を強いられているしゃべり方。まさに「乗っ取られている」状態です。それは藤岡さんにとっても「思考が重い」状態だったし、何よりも工夫の覆いがない「素のしゃべり」のすばらしさに気づいてしまった。そこから藤岡さんの「乗っ取り」決別プロジェクトが始まります。

どもれるようになるまで

工夫に乗っ取られたしゃべり方をやめること。それはとりもなおさず「どもること」を意味します。つまり、連発で、言葉のレベルでどもるのです。

はたから見ると、なぜ流暢なしゃべり方をやめるのか、という疑問もわきます。当事者のなかでも、工夫のなかでゆらぎながら生きる人がたくさんいることは先にも述べたとおりなのですが、少なくとも藤岡さんにとっては、「どもること」が解決に思えた。

しかし、吃音当事者でありながら、どもるのはなかなか難しい。連発するには体を解放する必要がありますが、事前にどもることを予期して難発になってしまったり、言い換えをしてしまったりするのです。なにしろ、二〇年続けてきたしゃべり方をやめるのです。そう簡単にはいきません。「どもりたいのにどもれない」というもどかしい日々が続きました。結局、藤岡さんがどもれるようになるまでに三年の月日を要したと言います。

まず、藤岡さんは周囲の人に「どもります宣言」をしました。友達や家族に一人ひとり、あるいは数人で直接会う機会をつくって、どもりのことをカミングアウトしたのです。それはつまり、「どもりを隠さなくていい状況」をつくる作業でした。周囲の状況を変えることを通して、自分と体の関係を変えようとしたのです。

「大阪の吃音教室の三〇人くらいのグループのなかで少しずつどもりが表に出るようになりました。『ここではどもっても大丈夫なんだ』と思えてきたんですね。私は親にも友達にも大事な人にも吃音のことを隠していましたが、吃音教室に通っている人のなかには家族に打ち明けた人がいたり、もともと自分の吃音のことを話している人もいました。そういう話を聞くうちに『私も、せめて大切な人の前ではどもりたい』と思ったんです」。

ところが実際にカミングアウトしてみると、周囲の反応は拍子抜けするようなものだったそうです。まず、当たり前といえば当たり前ですが、話をした友達一五名のうち二名を除いて、藤岡さんの吃音に気づいていませんでした。子どものころに真似をしていた弟すら、「千恵に吃音があるなんて知らへんかった」そうです。

その気づいていなかった人たちに、自分が吃音であることを伝えると、案外あっけない反応が返ってきた。「意外なことに、実際の反応は『え、そうなん？』って感じで、拍子抜けしました」。

カミングアウトしたことに加えて、結婚をして自分をまるごと受け入れてもらう経験をしたこと、自助グループでどもることの意味や役割を感じ始めたことも、どもるきっかけをつくってくれたと藤岡さんは言います。まさに、吃音に対する周囲や自分の認知が変わったことが、藤岡さんのしゃべり方の変化につながったのです。

こうして藤岡さんは、少しずつ連発でどもれるようになります。つまり、負担になっていた言い換えをやめられるようになったのです。

しかも藤岡さんの連発は、すでに分析したように、独特のゆったりした「スイング」があります。右手と上体を前後にゆったりと揺すりながら、その動きに合わせて、言葉を出していく。「仲間から『どもり方がいい』と言われるのを聞いて、どんどん調子に乗ってきたのもありますね（笑）」。

どもりを「現象」として眺める

「自分を俯瞰して眺める」感覚も、こうしたなかで出てきます。第2章でも少し触れたエピソードですが、当事者の集まりで自分の吃音について話したときのことを藤岡さんは、こう振り返ります。「発表しているときは、連発も楽しくて気持ちよかったんですよね。しゃべりながら派手にどもる自分にも笑ってしまう。どもりという現象、『どもり』と言いたいのに『どどどどどどど』と、すごく時間がかかる現象がおもしろいという感じでした。(…)派手に連発しまくったことで、時間が全然足りなくなりました。手元のiPhoneのストップウォッチがものすごい速さで時間をカウントしていくのを見て『時間が足りない！』と思ったけど、不思議と『どもれるうれしさ』のようなものも感じていました」。

藤岡さんの語りで興味深いのは、「現象」という言葉を使っていることです。「どどどどどどど」という自分の連発を、「失敗」や「苦痛」ではなく、まるで木の葉が散るのを眺めるように、ただ「現象」として受け止めている。そこにはいかなる評価の視線もありません。ただニュートラルに、どこか他人事のように、自分のどもる体を観察しています。

工夫しようとする意識の背後には、コントロールしたいという欲望があります。うまくいかないから、そこに介入して方法を改善し、うまくいくようにする。しかし、吃音においては、この工夫が「乗っ取り」に反転しうるというところが問題でした。

藤岡さんが連発を「現象」として眺めるとき、それをコントロールしようとする意識は手放されています。このコントロールの意識を手放したことが、藤岡さんにとっては、工夫をやめ、乗っ取られている状態から決別することになりました。

工夫を使いこなす

もっとも、藤岡さんは言い換えを完全に封印したわけではありません。以前は、言い換えをしてしまうと自分を責める感じがありましたが、今は、それもひとつの選択肢としてとらえているそうです。

「目の前の相手のためにも言い換えようと思うようになったんです。私が『ここここ』と言ってるあいだ、相手は待ってくれていて、それだけ時間を使っているんですが、ここはさっと言い換えたほうがいいなというときは、言い換えたりもします。選択肢はいっぱいあるんだなという感じですね」。

つまり、藤岡さんはいつでもどこでも連発という「ありのままのしゃべり」を解放したいわけではないのです。会話という共同作業のなかに連発が入ることは、相手にとっては流れを阻害することになりますし、第2章でお話ししたような「祈っちゃう感じ」を相手に強いてしまうことになるかもしれない。それを避けたい場合には、藤岡さんはむしろ言い換えを使用します。

重要なのは「工夫を封印すること」ではなく、むしろ「工夫を使いこなせること」。そうすることによって、乗っ取られがちだった工夫から、自由になれるのです。

言い換え以外にも、藤岡さんは臨機応変に工夫を使っています。たとえば職場で退席するとき。「お先に失礼します」というのが言いにくいので、席を立ってくるっと円を描くように歩きながら言うようにしているそう。

「歩かないと言えないです。それをしないと『おおおお』となっちゃう。職場では今ではふつうに連発してるんですけど、そういうシーンでどもって注目されるのも、時間が止まるし、『お先に』じゃなくなりますよね（笑）」。

「選択肢を選べること」は、「工夫させられている」という乗っ取られの状態とは対極です。一つのやり方に依存していることが、自分の主導権を奪われることにつながるのに対し、複数のやり方を使いこなすことは、主導権を保持することにつながります。この使いこなす感覚を取り戻すことが、藤岡さんにとっては重要だったのです。

ここまで、本章では「乗っ取り」がどのようにして起こるのかを分析しました。吃音に特有なのは、うまくいくための工夫が、かえって法則として自分のしゃべりを枠づけ、狭めてしまう可能性があることです。そうすると、意志していないにもかかわらずそのしゃべり方を選ばされてしまう「乗っ取り」が生じます。

最後に、乗っ取りから決別して、連発でどもるようになった藤岡さんの物語を紹介しました。工夫をやめるというのはたしかに潔く明快です。

しかし、解決策はそれだけではありません。

藤岡さんのような道を選ぶ当事者はほかにもいますが、実際には大部分の人がそうでない道を選んでいます。連発で会話の流れを遅らせるのはいやだ、という考え方もあるでしょうし、工夫しながらしゃべるほうがむしろ自然だ、と感じる人もいるでしょう。

「ありのまま＝連発」に振り切れるのではなく、「ノる／乗っ取られる」の境界線上で生きる人々。次章ではその境界線上の揺れ動きに注目し、全体のまとめとしたいと思います。

第7章

ゆらぎのある私

ここまで見てきたように、吃音とは、単に言葉のレベルでエラーが生じることではありません。その本質は、体のレベルで、さまざまな「意志していない出来事」が起こることにあります。

まず「連発」があります。連発は、しゃべるという複雑なオートマ制御に生じるアイドリングです。オートマ制御である以上、しゃべることに伴う発声器官の制御一つひとつは、意識的に行われてはいません。その「意識しなくてもうまくいく」運動が、連発では、うまくいっている状態から外れてしまう。それは「言葉の代わりに間違って体が伝わってしまう」状態でした。

この連発を回避するための対処法が「難発」でした。連発を防ごうと意志してそうなるわけではありませんが、体がおのずと緊張し、発音がブロックされるのです。たしかにそれは連発が起こるのを防ぐのに役立ちます。けれども難発は「しゃべる」という行為そのものの停止であり、体の緊張が伴うため、本人にもつらさがあります。つまり「対処法」でありながら「症状」としてのネガティブな側面を持ちます。

難発を回避するためにさらに生じる対処法が「言い換え」でした。難発を予感すると、言い換えをしようと思う間もなく、頭の中に「同じ意味の別の言葉や表現」が浮かびます。それは、吃音の当事者ならではの言葉の出し方の一つと言えます。

リズムや演技には、「どもらないようにしよう」と意志するわけではないのに、体をどもらなくする力がありました。パターンを利用して、運動を部分的にアウトソーシングすることによって、運動が安定するのです。しかし、あまりにその法則性に依存しすぎると、自由が失われ、パターンを遂行するだけの運動になってしまいます。自分の運動の主人が自分ではなくなり、パターンに乗っ取られてしまうのです。

このように吃音の当事者は、さまざまなレベルで自分の体がコントロールを外れる場面に遭遇しています。「○○と言いたい」「○○のように振る舞いたい」という思いから切り離されたところで、体が動く。しかも常に切り離されるわけではありません。思いどおりにしゃべれていたと思ったら、不意にコントロールを外れたり、三か月前まではうまくいっていたのに最近はうまくいかない、といったことが起こる。半身に麻痺がある人のように、「常に思いどおりにならない」障害とはわけが違います。

ときとして、思いから切断されたままに動く体。どもる体は、私をさまざまなレベルで「コントロールのきわ」へと引き寄せます。そんな体を抱えて生きるとは、あるいは体のそうした側面に向き合って生きるとは、どのようなことなのか。本章ではどもる体がもたらす、吃音的な「私」のあり方を考えます。

「生理的エラー」と「工夫の誤作動」

まず、このように整理してみると、「思いから切断された動き」といっても、少なくとも二つのレベルがあることが分かります。

一つめは、身体運動そのものに生じるエラーです。これに相当するのは、言うまでもなく「連発」です。しゃべるという運動に必要なオートマ制御がうまくいかず、「たたたたた……」とアイドリングが生じてしまう。それは発声器官の筋肉の動きそのものに生じるエラーです。このような思いからの切り離され方を、「生理的エラー」と呼びましょう。

二つめは、工夫として始めたことに「乗っ取られる」場合です。これについては前章でお話ししたとおりですが、たとえば、特定のしゃべり方のパターンを、目の前の状況とは無関係に、杓子定規に再生してしまうような場合です。

そのしゃべり方に「ノって」いるうちはいい。問題は、その方法にしがみついているうちに、いつしか自分の自由な選択肢が奪われてしまうことです。そうなると、思いを介さないで、ただその方法を機械的に反復するような状態になってしまいます。こちらは「工夫の誤作動」と呼びましょう。

「生理的エラー」か、「工夫の誤作動」か。ひとまずこの二つが、どもる体がコントロールを外れるメカニズムであると整理できます。

工夫→乗っ取り→自動化

しかし、容易に想像がつくように、両者は必ずしも截《せつ》然と分けられるものではありません。たとえば「難発」。難発は、連発に対する対処法として生まれていますが、当事者には「連発にならないように工夫しよう」などという自覚はありません。特定の語が来ると、「体がおのずと緊張して言葉が出るのを妨げる」という出来事が起こるのであって、もはや「生理的エラー」と感じられる。つまり工夫が自動化しているのです。

そもそも「乗っ取られている」と感じるためには、別の選択肢が選べた可能性を自覚している必要がありますが、難発の場合には、もはや何が乗っ取られたか分からないほどに、それが自動化してしまっている。こうなると、二つのメカニズムの区別がよく分からなくなってきます。

ここには、習慣の力が大きく働いています。ある工夫は、何度も何度も繰り返されることによって、いつしか体の生理的機能の一部であるかのように自動化していきます。反復するうちに特定の対処パターンが固着化し、他の可能性が排除されていくのです。その過程で、乗っ取られた、と感じることもあれば、そのような自覚がないままに自動化するケースもあるでしょう。意識的に始めた工夫が習慣の力によって自動化するというこの「変質」のプロセスがあるため、先にあげた二つのメカニズムのあいだに、さまざまな中間形態が生じることになります。

第3章や第4章でお話しした「連発→難発→言い換え」という対処法=症状の進化が起こるのも、

この習慣による自動化ゆえのことです。というのも、新しい対処法が生まれるのは、あるパターンが固着して自動化し、なおかつそれを苦しいと感じたときだからです。それは思いから切断された体との関係を結び直すために、別のステージをつくり出すような作業です。

その意味で興味深いのは、やはり「言い換え」です。というのも、言い換えは、「難発」や「演技」に比べて、人によるとらえ方の違いが非常に大きいからです。

ある人は、自動化した言い換えと共存しています。それを苦しいとはとらえません。ところが別のタイプの人は、言い換えを症状とみなして警戒し、それが自動化することを抑止したり解除したりしようとします。前章の最後でお話しした藤岡千恵さんのエピソードは、まさにこの「自動化の解除」の物語です。藤岡さんは、いったん自動化してしまった言い換えを、主体的に使いこなす「工夫」にまで押し戻しました。

インタビュー調査のなかでも、言い換えは、試金石のような役割を果たしていました。不意に言い換えをしたときの心の動きを尋ねていくと、「思いから切り離されること」に対する、その人のとらえ方がよく分かるのです。

言い換えと共存するのか、それとも自動化を警戒するのか。

以降では言い換えのとらえ方を手がかりに、吃音的な「私」のあり方を、大きく二つのタイプに分けて考えていきたいと思います。

言い換え警戒派――本当じゃない自分

まず後者の「言い換え警戒派」から見ていきましょう。

Iさんは、日常生活で言い換えをすることがありますが、そのとき「やっちまった感」があると言います。Iさんにとって、言い換えは「反則」なのです。

どもるときの感覚というのは……たとえば水泳でバタフライをしているとしますよね。ところが適切な息継ぎのタイミングを失ってしまって、息が本当に苦しいとき。これが難発の状態だと思います。言い換えは、水泳でいうとコースで立って息を吸うという感じなんです。そのくらい、ぼくにとっては言い換えは反則なんです。言い換えは、「やっちまった感」があるんです。

緊張で息ができなくなる難発を、水泳に喩《たと》えるのは言い得て妙です。Iさんの感覚では、難発とは、泳いでいて息継ぎのタイミングを失ってしまい、体の中が酸欠になった状態です。息を吸って運動の安定を取り戻したいのに、酸欠で体力が奪われ、ますます息継ぎのきっかけがつかめなくなってしまう。息を吸うために上体を引き上げなければならない「バタフライ」という泳法が選ばれている点も象徴的です。

そんな難発のときに言い換えをすることは、いわば「コースで立つこと」だとIさんは言います。言い換えは、言葉は出ているので、泳ぎとしては前に進んでいるのではないか、と人によっては思うところです。しかしIさんにとってはそうではない。たしかに息は吸えるし、その意味では対処法として成立しているけれども、それはやってはいけない「反則」なのです。

なぜ、言い換えは「反則」なのか。その理由を、Iさんはこう説明します。「言い換えをしてしまうと、本当の自分じゃなくなるので、ぼく的には嫌なんです。本当じゃない自分が、他人と話すときにたくさん出てくる人生がずっと続くかと思うと、ぼく的には反則行為かなと思いますね」。

Iさんにとってベストの対処法は、難発になりかけたら自分を落ち着かせて肺に空気を入れ、言おうと思った言葉を予定どおり発することです。「入れれば、あとは吐くしかないので、最初の音はなんとか出るんです。『お腹に空気が入っていて、声帯を震わせると音が出る』というふうに、生体の仕組みとして分かっていると、確実に出るんです」。

ところが、それができずに「言い換え」をしてしまうと、本来言おうとしたのではない言葉を発することになる。

ポイントは、このときIさんが、「言おうとした言葉と違う言葉を言う自分」を「本当の自分ではない」と感じていることです。のちに見るように、「言い換え共存派」の人は、そのようには感じません。彼らは「言おうとした言葉と違う言葉を言う自分」を、「それもまた自分である」と感じている。ここに、言い換えとどう付き合うか、そのタイプを分ける分水嶺があります。

なぜ「反則」なのか

どこまでが「本当の自分」であり、どこからが「本当の自分でない」のか。ここにあるのは、「私」の輪郭を明確に確定しようとする意識です。

Iさんのような言い換え警戒派の人にとって、言い換えによって出た言葉は、あくまで「私の外側にあるもの」と理解されます。この姿勢は、前章の最後でお話しした藤岡さんとも共通するものでしょう。藤岡さんは、言い換えを「吃音を隠すこと」ととらえ、言い換えをしていない「素の状態」を目指しました。

そうだとしても、「反則行為」というのはあまりに強い言い方です。「本来の自分ではない」という言葉は、ふつう、持っている実力が出し切れなかったときや、意図的に別の人格を演じているときなどに使う表現でしょう。それは「不本意」な状況、あるいは「仮の」状況であって、「反則行為」のような警告的ニュアンスはありません。

その謎を解く鍵は、おそらく、Iさんが「人生」の話をしていることにあります。言い換えが「反則行為」に感じられるのは、「本当じゃない自分が、他人と話すときにたくさん出てくる人生がずっと続く」かもしれないから、なのです。Iさんは、人生という「長い目」で、言い換えを警戒しています。

このまま言い換えを続けていたら、それが固着して、乗っ取られてしまうかもしれない。だからこそ「工夫→乗っ取り→自動化」の最初の矢印を逆方向に押し戻す必要があります。本当に問題なのは、一回一回の回避行為としての「言い換え」そのものではない。恐れるべきは、言い換えを繰り返すことで、それがパターンとして習慣化し、人生そのものが工夫に乗っ取られることです。

この「長い目」で見るとき、一回一回の言い換えは、固着化を促進するという点で、「危険」だということになります。危険行為だからこそ、言い換えは「不本意」でも「仮」でもなく「反則」なのです。

押し寄せる「私でないもの」から「私」を区別したい。言い換えは、「思ったのと違う言葉を言う」という文字どおりの意味においても、「乗っ取られる状態に接近する」という長い目で見ても、「私の輪郭」を揺るがし、曖昧にする力を帯びています。「私の輪郭」を明確に保とうとする限り、言い換えによって出た言葉は「本当の自分ではない」と排除されるべきものとなります。

言い換え共存派――それもまた自分

一方、「共存派」の当事者は、そのようには考えません。言い換えが自動化した状態を前提として、「それもまた自分」と考えるのです。

インタビューした限りでは、この違いは、吃音の症状の重さや種類とは関係なく生じており、おそらくは性格や価値観の影響が大きいと考えられます。どちらが正解というわけではなく、純粋なとらえ方の違いとして、ひきつづき「共存派」の立場を見ていきたいと思います。

たとえば、八木智大さん。八木さんはもはや「言い換えをしている実感があまりない」と言います。

言い換えしているという実感があまりないんですよね。これが当然、という感じで。ときどき吃音の人で「言い換えをしてしまって……」という人がいるんですが、ぼくにはよく分からないです。言い換えはぼくにとってはネガティブなことじゃなくて当然のことで、そう言われると「言い換えって何だっけ？」みたいな気になってしまいます。

八木さんが「言い換えの実感がない」のは、それがあまりに「当然」であって、距離をとろうなどという意識を持っていないからです。それゆえ、先に「警戒派」と呼んだような、言い換えをネガティブにとらえ、「私」から切り離そうとする人に出会うと戸惑ってしまう。「迂回しながら話す」ことは、ストレートなしゃべり方からすると遠回りで負荷がかかるけれど、それは私から切り離せるようなものではありません。

だからこそ、あらためて距離をとろうとすると、「言い換えって何だっけ？」と分からなくなってしまう。「どうやって言い換えしているの？」は、八木さんにとって「どうやってしゃべっているの？」と同義の質問です。それは、しゃべるプロセスに適宜組み込まれるパーツなのです。

肯定でも否定でもなく

とはいえ、これは言い換えを肯定しているというのとは少し違うでしょう。むしろそれは事実として自動化しているのであって、肯定的にも否定的にも評価するような対象でなくなっている。だからこそ、予定していたとおりのコミュニケーションにならないような場面、たとえば言い換えのせいでタイミングが遅れてしまうような場面でも、あくまで「残念」なだけです。それは一回一回のコミュニケーションについての残念さであって、言い換えそのものを否定しているわけでありません。

思ったのとは違うことを言う自分もまた自分である。裏を返せば、ここにあるのは、「自分とは、そもそもそのようにズレていくものである」という感覚でしょう。「本当の自分」という明確な輪郭はなく、思いから切り離された言葉や振る舞いも、事後的に「これも自分だ」と認めています。これは、警戒派の人たちが「私の輪郭」を明確に引こうとするのとは、対照的です。

第4章でも触れたとおり、八木さんにとって言い換えは「ふだん使っている手が怪我しているから左手を使う」ようなものです。左手と右手、その二つのオプションがあり、一方が使えないから他方を使っている。そもそも右手を「本当の手」とみなし、それ以外使ってはならない、というこだわりがないのです。

たしかに、利き手でない左手を使うと、右手ほど器用には作業ができず、ぎこちなさが残ります。

左手の動きは、「こうしよう」という思いを十分に反映していません。けれども、思いから半ば切断されているそれも、やはり自分の体がやった行いであることには変わらない。ズレていても、それもまた自分なのです。

思考はしゃべると同時にわくものだ

こうした「ズレ」の感覚は、程度の差こそあれ、吃音の当事者でなくても感じるものかもしれません。そもそも、事前に頭の中できっちり作文してから、それを読むようにしゃべっている人はいません。誰でも「しゃべりながら考えて」いるのであり、そのなかで、思いがけない言葉が口をついて出てくる、ということはありうる。つまり、しゃべるという行為そのものに「ズレ」を生み出すような構造があるのです。

このことをあざやかに論じているのが、ドイツの劇作家ハインリヒ・フォン・クライストです。クライストは、一八〇五－〇六年に書かれた「語りながら次第に思考を練り上げていくことについて」という文章のなかで、「食欲は食べると同時にわくものだ」というフランスの諺をもじって、「思考はしゃべると同時にわくものだ」と宣言します。つまり私たちは、常に前もって自分が言おうとすることを分かって言っているのではなく、しばしば言うのと同時に、おのずと言うべき内容が生まれてくると言うのです。[*1]

クライストが例にあげるのは、フランス革命前夜の一七八九年六月二三日、御前会議の議場でミラボーが切った「啖呵《たんか》」です。

会議が終わり、王は各代表者に散会するように命じていました。ところが代表者たちはなかなか退場しようとしません。そこで式部官が戻ってきて「君たちは陛下の命令を聞いたのか」と言った。これに対し、ミラボーは「我々は国王の命令を聞いたとも」から始まる演説を始めます。

クライストの記述では、その演説は次のような内容でした。

「たしかに、式部官、命令を我々は聞きました。しかしどういう権利があってあなたは、ここで我々に命令の話など持ち出すのだ。我々は国民の代表者たちなのだ。国民は命令を与えるが、どんな命令も受けはしない。しかも私の気持ちをはっきりとあなたに説明しておくために、王にあなたから伝えていただきたい。銃剣をつきつけられない限りは我々はこの場を退くつもりはありません、とね」*2。

国王と直接対決する姿勢をあらわにしたこのミラボーの「啖呵」について、クライストはこう分析します。

それを述べ始める冒頭の段階では、ミラボーは「結末をしめくくる銃剣のことなど考えてもいなかったのだ、と私は確信する」*3。むしろ演説を続けるうちに「鬱勃とした反論の泉」がわき出し、「必要としていた言葉」が見いだされ、銃剣を交える覚悟だという「反対のありったけを吐き出せる言葉」を思いついたのだ。

つまりクライスト曰く、ミラボーは国王と直接対決しようと覚悟を決めてから、しゃべり始めたのではない。ミラボーはしゃべるうちに、その勢いによって、「直接対決も辞さない人」になっていったのである。

もちろん、ミラボーのなかにもともと不満の感情があったことは事実でしょう。けれども、まさに「しゃべる」という行為を通じて、本人にも思いがけない形で、その感情が覚悟としてあらわれるに至った。そうクライストは言うのです。

運動が運動を生み出す次元

クライストに従うなら、「思いがけないズレ」が生まれることは、事故ではなく、「しゃべる」という行為そのものに内在する力である、ということになります。ミラボーの啖呵の話題を、クライストはこう締めくくります。「物事の秩序の倒壊〔つまり革命のこと〕をフランスで引き起こしたものは、結局はこういう仕方で生じた上唇の痙攣であったり、袖口を怪しげにいじりまわすことだったのかもしれない」[*4]。

「上唇の痙攣」に「袖口をいじる癖」。まるで吃音の連発や随伴運動のことを語っているようですが、クライストはあくまで一般論として語っています。人類史の転換点となったフランス革命のきっかけは、実はそうした「コントロールを外れた動き」だったのではないか。

ここにはもちろん、クライスト一流の皮肉が含まれているでしょう。とはいえ、その分を差し引いたとしても、私たちは決して前もって計画したとおりにしゃべっているのではないということ、取り返しがつかないようなことを口走ってしまい、それが物事を進めてしまうことがありうるということ、それは誰にも否定しようがないのではないでしょうか。「言葉は、たとえば精神という車輪に働く抑制機のような枷《かせ》ではなくて、一つの車輪に並行してまわる同じ精神の軸棒につながる第二の車輪のようなもの」[*5]なのです。

身体を通すからこそ、言葉と精神がけしかけ合うようにして、勢いを得て加速していく。「一つの車軸に平行してまわる言葉と精神」とは、まるで序章でふれた、あの「階段ジャンキー」の二本の足のようです。

一段抜かしで階段を駆け降りるうちに、二本の足は勢いづき、次第にコントロールを外れて自動的に動き始める。「階段を下りる」が「転がる」に、「ノる」が「乗っ取られる」に変わる瞬間です。「自分がしゃべる」というより、いわば「しゃべる行為にしゃべらされることとしてのしゃべる」。

言葉にするとなんだか禅問答のようですが、乗っ取られるとは、この「運動が運動を生み出す」次元にほかなりません。

詩人のマドリン・ギンズは、まさに「転がる」という表現を使いながら、しゃべる声についてこんな定義を与えています。「声とは、何かが述べられるという過程で、一つにまとまっていく一個のボール──転がり出ることによってのみ、生成していくボールである」[*6]。

「転がり出ることによってのみ生成する」というところがポイントでしょう。運動がいったん始まると、みずからの続きを次から次へと生み出していく。まさに「思考がしゃべると同時にわく」次元です。

ビリーの悲劇

もちろん、「思いがけないズレ」が生み出すのは、いつも創造的な結果とは限りません。場合によっては、それが誤解を生み、悲惨な結末につながることもあるでしょう。たとえばメルヴィルの遺作「ビリー・バッド」は、まさに吃音によって生じた「思いとのズレ」によって、最後には命を落とす船員の物語です。

無邪気で善良なビリーは、船の誰からも愛されていました。しかし先任衛兵長クラッガートは例外で、ビリーが反乱を企てているという嘘の内容を艦長に告発します。ビリーは艦長に呼ばれ、クラッガートの前で弁明せよと言われます。

しかし思いもかけなかった状況に、ビリーは難発とおぼしき重い言語障害に陥ってしまう。しゃべろうとすればするほど全身が緊張し、苦痛の表情を浮かべるビリー。次の瞬間、ビリーは衝動的にクラッガートを撲殺してしまうのです。そして裁判にかけられ、極刑に。ビリーの死は、艦長や他の船員にとっても望まないものであったため、物語全体が、吃音の持つ「思いを外れて出来事を進める力」の大きさを強調しています。

だからこそ、言い換え警戒派のような立場も生まれる、と言うこともできます。つまり、言い換え警戒派の人が、「私の輪郭」を明確化しようとするのは、「ズレが生じること」を否定しているのではなくて、むしろズレが生じることをよく知ったうえで、それがもたらす影響を警戒しているのだ、と。

Ｉさんが、人生について語りながら言い換えを「反則」だと言うとき、そこで想定されている危険は、先にあげた「言い換えという工夫が固着して乗っ取られること」に加えて、「不本意な出来事に巻き込まれること」も含まれているでしょう。

私たちは、ひとつの体であると同時に、一人の社会的な存在でもあります。すでに演技との関連でお話ししたことですが、体の理屈としては「思いから切断された言葉や振る舞い」であったとしても、社会的には「意志の表明」と見なされ、責任を問われる。しゃべることが本質的に「ズレ」を生み出すものであるとすれば、その両者のあいだで引き裂かれることは、おそらくは私たちが社会のなかで体をもって生きる限り避けられない、ひとつの宿命でしょう。

どもる体を持つとは、この人間の宿命に触れ続けることにほかなりません。

体との関係が変質するプロセス

最後にあらためて考えておきたいのは、「工夫↓乗っ取り↓自動化」のプロセスについてです。このプロセスは、とりもなおさず、「意図と体の関係が変質する」プロセスです。この変質のプロセスに、吃音的な「私」は、まるごと投げ込まれています。「言い換え」の例で見てきたように、「私」のあり方は、「意図と体の関係」に深くかかわっているからです。

工夫↓乗っ取り↓自動化。とはいえ、このプロセスそのものは、体に起こる変化としては、ごく自然なものです。これは私たちが、何らかの技術や能力を身につけるプロセスにほかならないからです。

新しい技術や能力を身につけようとするとき、最初は常に意識的です。どうやったらうまくいくのか、工夫があります。たび重なる失敗や試行錯誤があるでしょう。しかし、同じ動きを繰り返すなかで、パターンが獲得され、工夫しているという意識が消え、その動きが自動的なものになっていく。

そう、思えばこれは、第1章でお話しした、私たちがしゃべるという運動を習得する過程とまったく同じです。

最初は、ある音を出すために発声器官をどのようなポジションにすればよいか、その対応関係が分からなかった。けれども繰り返すうちに、内部モデルが形成され、ある音を出そうと思えば、オートマ制御でそれが出るようになります。あるいは「歩く」という能力だってそうです。最初は試行錯誤されていた動きが、徐々にパターンとして身につき、自動的に行われるようになる。

別の言い方をすれば、これは「適応」のプロセスでもあります。あらゆる運動はそれが行う環境に条件づけられています。日本語を話す環境に生まれた子どもは、日本語を話すのに必要なパターンを身につけ、逆に他の言語を話す能力を失っていきます。あるいは幼い子どもは、歩行の能力を獲得するなかで、地球という星が持つ重力や気候的条件のなかで自分の体を操るすべを身につけ、生まれた家のつくりやその文化での振る舞い方に合わせて自分の体を成型していきます。

生成する体

工夫として始まったことが、やがて思いから切り離されていく。それは第1章でもお話ししたように、体を効率よく動かすためです。「しゃべる」や「歩く」のような動作をいちいち意識してコントロールしなければならないとしたら大変です。だから、なるべく過去のパターンを適用しつつ、それを微調整することでその時々の状況に対応している。自動化することは、体を効率的に動かすためには絶対に必要なことです。

私たちが生きて運動している限り、この自動化のプロセスは起こっています。それは私たちの体が、生まれたときの状態を離れ、環境のなかで経験を重ねながら次第につくり上げられていく、その生成のプロセスそのものです。最初は難しく、異物のように感じられたある運動が、繰り返すうちに次第に私になじみ、私の一部となっていく。まさに運動によって体はつくられます。

吃音において起こっているのも、ほかでもないこの生成のプロセスです。工夫が固着し、自動化して、最終的には生理的な反応のように感じられるまでになる。それはまさに、体が異質なものを自分の一部にしていくプロセスです。

一回一回の連発や難発は、たしかに吃音の「あらわれ」ではある。けれどもそれは同時に、体をある方向へと強化する「練習」でもあるのです。体から症状が生じるだけでなく、症状が体をつくるという側面を持っています。

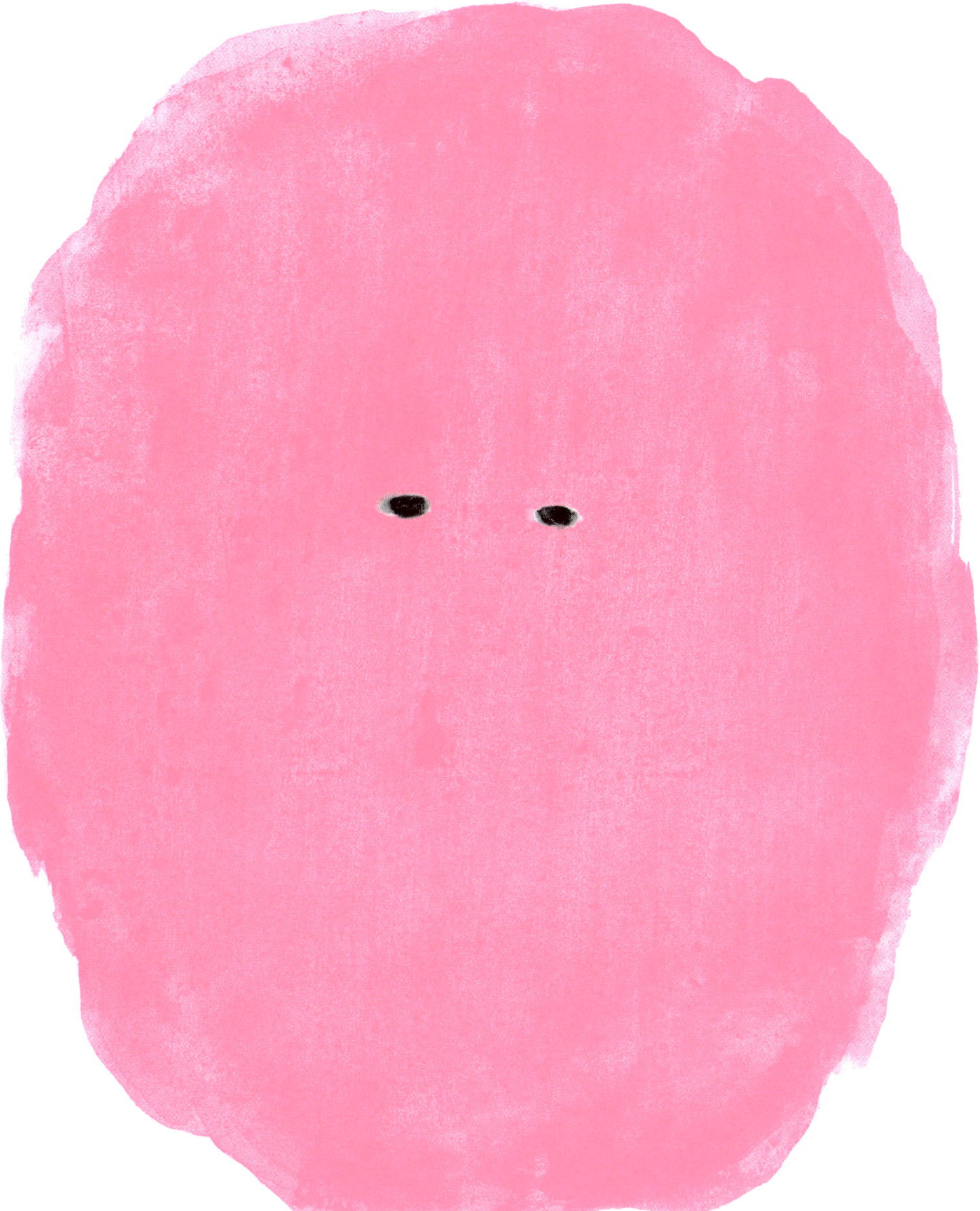

吃音の場合に特殊なのは、生成によって獲得された運動が、ある評価基準から見たとき、必ずしも好ましいものとは言えない、ということです。人によっては身についてしまった運動を否定的にとらえ、さらなる工夫＝症状を生み出すようになる。この運動に対する事後的な「評価」が、生成を複雑化します。

自動化した運動に対処するために新たな工夫が生まれ、するとそれがまた自動化し、場合によってはさらなる工夫が生まれ……。対処法＝症状の進化はこうして起こります。

吃音という謎とともに生きる

私たちは本質的に、自分の体がやっていることに、ほぼ無知です。何が起こっているのか、ほとんど知ることのできない生成に巻き込まれています。

吃音においては、どんな意識的な介入も、藤岡さんのケースのように徹底的にやらない限りは、生成のプロセスに絡め取られて曖昧になっていく。当事者たちが、「自分は○○なときにどもりやすい」「○○だとどもらない」といった法則を求めようとするのは、むしろこの曖昧さの裏返しでしょう。曖昧だからこそ、それを研究し、法則としてとらえたいという欲望が働きます。

意識的な介入さえも飲み込んで生成していく体と付き合うこと。どもるとは、このもどかしさ、ままならなさに絶えず引き戻されることを意味します。コントロールを旨とする社会のなかでは、このもどかしさ、ままならなさはたしかに具合が悪い。でもそもそも私たちの体とは、そのような全貌を知ることのできない生成によってつくり出されています。

吃音とともに生きることは「一生を通して考えられる謎」を持つことだ、とドミニク・チェンさんは言います。容易な落としどころはないかもしれない。でもそれは、社会のなかで、絶えず体の声を聴きながら生きることを可能にします。

私のインタビューが終わったあとで、チェンさんはフェイスブックにこう書き込んでいました。

吃音と共生しながら話すことは、もう一人の自分（alter ego）と調整しながら話す感覚で、発話内容にゆらぎが生じるというエフェクトが生じるのだと思います。このことが自分の意識や表現にどのように揺さぶりをかけているのか。この一生を通して考えられる「謎」と改めて向き合っていこうと思います。

不意に、思いがけない仕方で言葉を操る私。どもるとは、まさに「もう一人の自分alter ego」との接触です。

「私」と「私でない私」のあいだで揺れながら、圧倒的な体の論理に巻き込まれつつ、それでもなんとか現在地を見出そうとすること。そこに見晴らしのよい超越的な視点はありません。

体について傍観者のように観察したのでは嘘になる。ただ謎として、そのダイナミズムのただなかで、体とそのつど出会い続けること。その分からなさに茫然としつつ、それと付き合うやり方を、何度も何度も仮設し続けること。

どもる体を抱えて生きるとは、常に私を超えていく体という存在のおもしろさに、いつでも誠実であることなのかもしれません。

序章

＊1 https://www.youtube.com/watch?v=keWMFJsSjck

＊2 Gilles Deleuze, *Critique et Clinique*, les Éditions de Minuit, pp.135-143. この点に関しては、以下の論文に示唆を受けました。松本卓也「健康としての狂気とは何か――ドゥルーズ『批評と臨床』試論」『文学界』二〇一七年一二月号、二一八頁。

＊3 武満徹『音、沈黙と測りあえるほどに』新潮社、一九七一年、六五-八九頁。

＊4 https://www.youtube.com/watch?v=dYdJHTwXjk8

＊5 http://www.jprime.jp/articles/-/9472?page=5

＊6 https://www.youtube.com/watch?v=Vi22VQgIg8o

＊7 日本経済新聞二〇一七年八月七日朝刊記事より。「幼少期は二〇人に一人」は、国立障害者リハビリテーションセンターが二〇一六年夏から始めた調査の二〇一七年三月時点での集計結果にもとづいています。なお、WHO（世界保健機関）による国際的な疾病分類ICD-10にもとづき、日本でも吃音は発達障害者支援法の対象になっています。したがって精神障害として障害者手帳を申請することが可能です。

＊8 菊池良和『エビデンスに基づいた吃音支援入門』学苑社、二〇一二年、五二頁。

＊9 伊藤伸二編『吃音者宣言――言友会運動十年』たいまつ社、一九七六年、一四頁。

＊10 本論のもとになったインタビューの全文は、私のホームページ（http://asaito.com/research/）で読むことができます。ここに、インタビューに応じてくださった八名の詳しいプロフィールも、あわせて掲載しています。ただし、テキスト化にあたっては、インタビュー時に見られた吃音症状はすべて無視しました。本書では「言葉のどもり」ではなく、「体のどもり」に焦点を当てているからです（そもそも、吃音症状は文字で表すことは不可能です。たとえば、同じ「た」の連続でも音程や音量の変動がありますし、身振りや表情など言葉にあらわれない症状が多数見られます）。

第1章

＊1 「ん」の発音は三種類以上あるとする専門家もいます。また、本論で扱いきれなかった問題として、物理的な音としての個人差があります。声の高い人の「ん」と低い人の「ん」では、周波数がまったく異なります。にもかかわらず、私たちはそれを同じ「ん」だと考える。私たちは、ある音を単体として扱うのではなく、他の音との関係（「音声ゲシュタルト」）のなかで、たとえばそれを「ん」だと認識していると考えられます（峯松信明ほか「構造不変の定理とそれに基づく音声ゲシュタルトの導出」『電子情報通信学会技術研究報告』第一〇五巻九八号、電子情報通信学会、

二〇〇五年、一-八頁）。

＊2　山口謠司『ん――日本語最後の謎に挑む』新潮社、二〇一〇年、一五六-一五九頁。

＊3　同書、四九-五九頁。

＊4　今井むつみ『ことばの発達の謎を解く』筑摩書房、二〇一三年、二四頁。

＊5　「吃音の言語学的・音声学的特質」『生存学』第八巻、生活書院、二〇一五年、一六三頁。

＊6　山口前掲書、一六-一八頁。

＊7　バリー・ギター（長澤泰子訳）『吃音の基礎と臨床――統合的アプローチ』学苑社、二〇〇七年、一〇一頁。

＊8　同書、七〇-七一頁。

＊9　氏平明「発声時の振幅のゆらぎに見る吃音者と非吃音者」『音声研究』第一七巻二号、二〇一三年、五頁。

＊10　剣持秀紀、藤本健『ボーカロイド技術論――歌声合成の基礎とその仕組み』ヤマハミュージックメディア、二〇一四年、一二頁。

＊11　同書、四〇-四一頁。

第2章

＊1　http://www.thewaywetalk.org

＊2　「身体という最大のノイズを超えたい」『美術手帖』二〇〇六年三月号、一三〇頁。

＊3　Shaun Gallagher, "Philosophical conceptions of the self: Implications for cognitive science," in *Trends in Cognitive Sciences*, vol.4, No.1, 2000, pp.14-21.

＊4　Ibid., p.16.

＊5　武満徹『音、沈黙と測りあえるほどに』新潮社、一九七一年、六九頁。

＊6　https://www.youtube.com/watch?v = t0bnWBk0k_8

＊7　鈴木雅雄『ゲラシム・ルカ――ノン＝オイディプスの戦略』水声社、二〇〇九年、一一七頁。

第4章

＊1　ここでの音読についての議論は、以下の拙稿の内容と一部重なっています。「貸し出される身体――話すことと読むことをめぐって」『声と文学』平凡社、二〇一七年、一一七-四三頁。

＊2 J. Svenbro, "La Grèce archaïque et classique," in *Histoire de la lecture dans le monde Occidental*, Seuil, 1997, p.56.
＊3 Ibid., p.56.
＊4 Ibid., p.56.
＊5 Ibid., p.58.

第5章

＊1 菊池良和『エビデンスに基づいた吃音支援入門』学苑社、二〇一二年、八二頁。
＊2 Ludwig Klages, *Vom Wesen des Rhythmus*, Gropengiesser, 1944, S. 93-94.
＊3 ミハイル・バフチン『作者と主人公』（斎藤俊雄・佐々木寛訳）新時代社、一九八四年、一七九頁。
＊4 Klages, op.cit., S. 52.
＊5 バフチン前掲書、一七五頁。
＊6 Paul Valéry, *Cahiers*, éd. Judith Robinson – Valéry, Gallimard,《Bibliothèque de la Pleiade》, vol.1, 1973, p.1278.
＊7 日本医療研究開発機構のプレスリリース（二〇一五年一二月二五日）より。
https://www.amed.go.jp/news/release_20151225-01.html
＊8 Valéry, op.cit., pp.1278-1279.
＊9 バフチン前掲書、一七五頁。
＊10 Valéry, op.cit., p.1079.
＊11 Ibid., p.1084.
＊12 Ibid., p.1084.
＊13 Emmanuel Lévinas, *Les Temps Modernes*, 38, 1948, p.775.
＊14 Ibid., p.775.
＊15 Ibid., p.775.

第6章

＊1 *Œuvres*, éd. Jean Hytier, Gallimard,《Bibliothèque de la Pleiade》, vol.1, 1957, p.1322.
＊2 Ibid., p.1322.

＊3　Ibid., p.1322.
＊4　長谷川正人『映画というテクノロジー経験』青弓社、二〇一〇年、一一三頁。
＊5　アプライドシアター研究所 ラボ vol.7 当事者と演劇①「吃音の考古学——演技の中動態としての吃音」(二〇一七年一一月九日開催)。
＊6　Erving Goffman, *The Presentation of Self in Everyday Life*, 1959, p.4.

第7章

＊1　このクライストの議論については、一部以下の拙稿と重なっています。「貸し出される身体——話すことと読むことをめぐって」『声と文学』平凡社、二〇一七年、二七-四三頁。
＊2　クライスト(佐藤恵三訳)「語りながら次第に思考を練り上げていくことについて」『クライスト全集 第一巻』沖積舎、一九九八年、四四八-四五〇頁を要約。ただし、『クライスト全集』の注釈によれば、この内容は『ミラボー著作全集』に掲載されている演説とは異同がある。
＊3　同書、四四八頁。
＊4　同書、四四九頁。
＊5　同書、四五一頁。
＊6　マドリン・ギンズ、荒川修作『ヘレン・ケラーまたは荒川修作』新書館、二〇一〇年、二四頁。

あとがき

なんだか後出しジャンケンみたいになりますが、私自身にも吃音があります。

吃音があるといってもそれほど重くはなく、ふだんの会話も、授業や講演など人前で話す仕事も、大きな問題なくこなすことができています。つまりは典型的な「隠れ吃音」タイプ。まわりの人に気づかれることも、おそらくはほとんどないはずです。

でも本人としてはたしかに「体がどもる」感じがあって、かなりの頻度で言い換えをしています。体をだましだまし使っている感じ。

つくづく感じるのは、書き言葉の気楽さです。こうやって原稿を書く作業は本当に楽しく、言葉がさらさらと流れていく快感があります。でもしゃべるとなると、言葉の湿度と粘り気が一気に上がる感じがする。言葉よ、私の体にまとわりつかないでおくれ。

どもることをテーマにして本を書こうと思ったきっかけは、言うまでもなく私に吃音があったからです。いつもそこにある「思い通りにならなさ」とどう付き合ったらいいのか。私は体や感覚について専門に研究していますから、いつか自分の体と向き合う必要がありました。

とはいえ、専門家であろうがなかろうが、自分の体と向き合うのは容易ではありません。単純に、向き合うことの怖さもあります。加えて、そもそもどうやったら研究対象としての距離がとれるのかが分かりません。思いどおりにならなさは、生活の随所で立ち上がる喫緊の課題であって、それが起こると、頭が「どうやってやり過ごすかを考えるモード」になってしまう。まじまじと分析している余裕などなくなってしまいます。

さらに本文でも触れたとおり、吃音は人によって症状や付き合い方の多様性がきわめて大きい障害です。インタビューをしていても、共感できる話と同じくらい、共感できない話が多い。となると、自分の当事者性を出しすぎてしまうと、研究としては客観性を欠いた調査になってしまいます。そんな半分は向き合うのが困難であるという消極的な理由から、もう半分は研究の客観性を確保したいという理由から、ある時点から私は、自分の吃音経験をいったん括弧に入れて研究を進めるようになりました。

まるで自分が当事者でないかのように、虚心坦懐に相手の話に耳を傾ける。相づち程度には自分の話をするのですが、しっかり自分の体を見つめるようなことは、結局はどこかで避けていました。

もちろん、調査の過程でどもることについてたくさんのヒントを得たし、そこから今まで考えたことのないことを考えることができました。他の当事者との違いを知ることは、それ自体ひとつの知の形です。研究としてはたしかに進んでいるのだけれど、何か肝心な部分を触っていないような、重要なことを忘れているような、ソワソワした気分が続いていました。

そんななか、研究のクライマックスは不意にやってきました。

下原稿があらかた書き終わり、いよいよ文章という記号の列が、本という物質の形になる段階です。

その編集会議の席。私はそこで、三好愛さんが描いた、本書の表紙になるはずの絵の下絵を見せられました。

その絵を見て、私は反射的に爆笑してしまいました。今思うとちょっと失礼なリアクションだったのですが、どうしようもなく笑ってしまい、その笑いはしばらく止まりませんでした。

笑いの原因は、三好さんの絵がユーモラスだった、ということもあります。でもそれとは違う、何かが根元から吹っ切れるような爽快感がありました。

三好さんは、私の原稿のなかの「言葉の代わりに体が伝わってしまう」という表現に興味を持ち、それを絵にしてくれたのでした。女の子の口から、にょろっと飛び出している女の子自身。言ってみれば、これ以上ないほど直球の表現です。

うまく言えないのですが、もし大人になって初めて鏡を見た人がいたら、こんな気分なのかもしれない、と思いました。「あっ、なるほどこうなっていたのか！」。それまであまりに当たり前すぎてよく分からなかったことを、ズバリ言い当てられたような気がしました。

重要なのは、私が子どものころから味わってきた吃音という経験のディティールが、三好さんの絵からはすっぽりと抜け落ちていたことです。当事者というのは、自分の経験について、ついつい虫メガネのように解像度をあげて迫ってしまいがちです。無限の繊細さでもって、自分の困っていることを注視してしまいます。

ところが、当事者がこだわりがちな細部のあれやこれやを、三好さんはあっさりスルーしていました。それも、吃音のことを知らずにそうしたのではなく、私の原稿を読んだうえで、そのように大づかみに扱ってくれた。その視点の落差に、私は思わず笑ってしまったのです（くれぐれも誤解のないように言っておくと、三好さんは「手抜き」で細部をスルーしたわけではありません。原稿を的確に読んでくださり、その内容を消化したうえで、気になったところを絵にしてくれたのでした）。

要するに、三好さんの絵は、当事者には絶対に描くことのできない絵なのです。

「細部までリアルに」だけが鏡ではありません。鏡とは、本人が見ることのできない視野を本人に見せるための器具です。「非当事者から見た吃音」という、私がこれまで見たことない視野を、三好さんの絵ははじめて私に見せてくれた。

「ああ、吃音ってこういうことなのか」

はじめてどもる自分を見たような、そんなうれしさがありました。

こうして私は思いがけず、吃音を相対化する視点を手に入れたのでした。研究の過程では、自分の体と向き合うことが難しく感じられたにもかかわらず、思いがけない形でブレイクスルーが訪れました。本書で書いてきたことが、ブーメランのように一気に自分に返ってくる感じがしました。あらためて、「相対化」という出来事の起こり方には驚かされます。

三好さんがもし、私の話をじっくり聞いてくれ、心の底から共感を示し、精いっぱい当事者の立場にたって理解しようとつとめてくれたなら、それはそれで力になったでしょう。でも少なくとも私の場合は、それは「相対化」にはつながらなかったはずです。

会議の日、三好さんとは初対面でした。本の装画を三好さんに依頼するというアイディアも、デザイナーの加藤愛子さんの発案でした。私と三好さんはそれまでまったくの赤の他人。その仕事ぶりから三好さんは信頼できる方だとすぐに実感しましたが、少なくともその日はまだ、私にとっては距離のある相手でした。

要するに、必要なのは「他者」ではなく「他人」だったのです。私に共感してくれる「他者」との親密な対話ではなく、会ったこともない「他人」によるマイペースな解釈。それがかえって私の経験を開いてくれたのです。玄関から外に出ようとしていたのに、裏口から不意に扉を開けられて外の風が入ってきた、そんな気分でした。

もちろん、他者の関わりは重要です。とはいえ、「つながり」や「共感」が、あらゆる場面において万能なわけではない。偶然に引いたおみくじこそ真実を語っていると思えるのと同じように、切断されたところにいる他人が、私を言い当てることもある。「同じ立場にたって寄り添う」よりも「向こう岸から見られていた」ような関係に、ハッとさせられることがある。無関心で乱暴な干渉は論外ですが、適度な距離が解決する問題もあることを、私はその一件で教えられました。

ちょうど同じタイミングで、「他人」の力を実感する、別の出来事がありました。

その日、私は世田谷にあるハーモニーという施設を訪れていました。ハーモニーは、いわゆる就労継続支援B型事業所で、統合失調症など、こころの病を持つ人が通所し、活動を行っています。短いエッセイを頼まれていたので、その取材をすることが目的でした。

訪れたとき、利用者のみなさんは「幻聴妄想かるた」第三弾制作の真っ只中でした。「幻聴妄想かるた」のモチーフになっているのは、その名のとおり、利用者のみなさんを日々振り回す幻聴や妄想です。第一弾で六〇〇〇部発行の人気商品となりました（『幻聴妄想かるた』医学書院、二〇一一年）。

「うちゅう人を助けた」「若松組が床をゆらす」など、どの読み札もふるっています。ちょうど着色の作業中だった絵も、それぞれに世界観があって、まるでタロットカードのようでした。

おもしろいのは、必ずしも幻聴や妄想の持ち主本人が、自分で絵を描いているのではないことです。お互いの幻聴や妄想について話すのはハーモニーでは当たり前のことですが、本人ではない別のメンバーが、話として聞いたその人の経験を絵に描いているのです。メンバーどうし、和気あいあいとした雰囲気で作業を続けていますが、制作自体はあくまでその事業所の仕事。どこかクールに、「他人」が経験を視覚化していきます。

しかも幻聴の場合は、そもそも目に見えません。「池を泳いでいくとお姫様に会える」という声が聞こえたとしても、本人はそのお姫様や声の主の顔を見たことはありません。いつも声だけ聞こえて悩まされていた、けれども見たことはないそうした顔を、他人が絵に描くことになります。

当然、本人の経験とはズレているはずです。でも、そんなふうに他人に言い当てられる経験は、当事者の方々にとっては「はじめて鏡を見る」ような気分だったのではないかと思います。幻想や妄想というきわめて主観的な経験が、相対化される驚きがあったはずです。

というのも、施設長の新澤克憲さんの話では、つくったかるたが、その後「名刺」として使われることがあるからです。名刺とは、他人に見せる、あるいは見せてもよい自分の姿ということでしょう。他人に描いてもらうことによって、自分だけのパーソナルな経験が、社会的な顔を獲得する。見られる対象としての自分を発見できたのは、まさに鏡のもつ相対化の力がなせる技です。

願わくはこの本も、もっともパーソナルな経験に鏡を差し向ける、よき「他人」であってほしいと思っています。人には話したことのない体のうごめきに、名刺を与えること。吃音の当事者であってもなくても、そんな仕方で、体との付き合いが開かれますように。

＊＊＊

本書は、多くの方とともにつくられました。

まず、研究の過程でインタビューに応じてくれた、高山なおみさん、藤岡千恵さん、ドミニク・チェンさん、山田舜也さん、徳永泰之さん、八木智大さん、Iさん、Nさん。みなさんのご協力なくしては、この研究は一歩も進みませんでした。

特に八名のうち半分は、ご自身の吃音経験について細かく語るのははじめてという方でした。私を相手に口を開いてくださったことに、心から感激しています。そのほか、イベントの見学や家庭訪問を受け入れてくださった方にも、この場を借りてお礼を申し上げます。

それから本書のもとになった雑誌『看護教育』誌上の連載「リズムとからだ――『うまくいくと『うまくいかない』の謎」（医学書院、二〇一七年四月－一八年三月）を担当してくださった、医学書院の番匠遼介さん。私が出演するさまざまなイベントにも足を運んでくださり、まさに鏡のように、重要な感想を投げてくださいました。連載を始めた当初は、もっぱら「ノる」に注目していたのですが、むしろ「乗っ取られる」とのせめぎ合いこそ議論の骨格になるのではないか、と気づかせてくれたのは番匠さんでした。

そして連載のころから並走してくださり、本書の完成まで導いてくださった、同じく医学書院の白石正明さん。毎回の原稿に対して、こちらの意図の半歩先ゆく視点からコメントをくださったほか、編集の過程では、「ぎりぎりアウトかも」のラインを狙っていくハズしと攻めのリズムに連れ出してくださり、とても楽しかったです。いま思えば、編集者としての白石さんこそ、最大の「他人」だったかもしれません。また、「ケアをひらく」シリーズは、『リハビリの夜』以来愛読していたので、そこに加わることができたのも光栄です。

実は白石さんと番匠さんにも、吃音の傾向があります。つまり本書は、「関係者全員吃音」という稀有な布陣で進められた研究になります。お二人にはインタビューにもたびたび同行していただきましたが、毎回、インタビュイーの話を一時間くらい聞いているうちに、たまらず全員が話を始めます。即席の当事者研究のような雰囲気で、とても愉快でした。

それから、先にもお話ししたとおり、本書のためにすばらしいイラストを描いてくださった三好愛さん。三好さんの絵がなかったら、本書はまったく別のものになっていました。

最後に三好さんを紹介してくださり、またブックデザインを担当してくださった、オフィスキントンの加藤愛子さん。吃音とは真逆のおしゃべり上手な加藤さんは、本書の明るい雰囲気をつくってくださいました。

これまで制作にかかわってくださったみなさまに、記して感謝申し上げます。

二〇一八年四月
伊藤亜紗

伊藤亜紗

（いとう・あさ）

東京工業大学リベラルアーツ研究教育院准教授。専門は美学、現代アート。もともと生物学者を目指していたが，大学3年次より文転。東京大学大学院人文社会系研究科美学芸術学専門分野博士課程修了（文学博士）。研究のかたわらアート作品の制作にもたずさわる。

主な著作に『ヴァレリーの芸術哲学、あるいは身体の解剖』（水声社）、『目の見えない人は世界をどう見ているのか』（光文社）、『目の見えないアスリートの身体論』（潮出版社）、参加作品に小林耕平《タ・イ・ム・マ・シ・ン》（東京国立近代美術館）など。趣味はテープ起こし。インタビュー時には気づかなかった声の肌理や感情の動きが伝わってきてゾクゾクします。

シリーズ ケアをひらく

どもる体

発行　2018年6月1日　第1版第1刷©

著者　伊藤亜紗

発行者　株式会社　医学書院
代表取締役　金原 俊
〒113-8719　東京都文京区本郷1-28-23
電話 03-3817-5600（社内案内）

印刷・製本　アイワード

ISBN978-4-260-03636-8

どもる体
テキストデータ引換券

◎本書のテキストデータを提供します。
視覚障害、読字障害、上肢障害などの理由で本書をお読みになれない方には、電子データを提供いたします。
・200円切手
・左のテキストデータ引換券(コピー不可)を同封のうえ、下記までお申し込みください。
[宛先]
〒113-8719 東京都文京区本郷1-28-23
医学書院看護出版部 テキストデータ係

シリーズ ケアをひらく ❶

下記価格は本体価格です。

本シリーズでは、「科学性」「専門性」「主体性」
といったことばだけでは語りきれない地点から
《ケア》の世界を探ります。

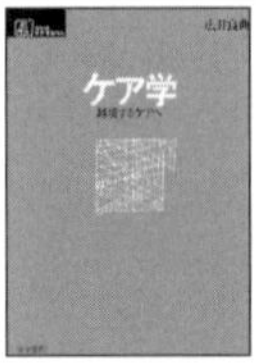

ケア学：越境するケアへ●広井良典●2300円●ケアの多様性を一望する———どの学問分野の窓から見ても、〈ケア〉の姿はいつもそのフレームをはみ出している。医学・看護学・社会福祉学・哲学・宗教学・経済・制度等々のタテワリ性をとことん排して〝越境〟しよう。その跳躍力なしにケアの豊かさはとらえられない。刺激に満ちた論考は、時代を境界線引きからクロスオーバーへと導く。

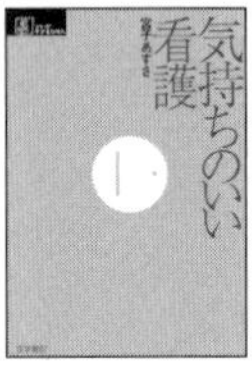

気持ちのいい看護●宮子あずさ●2100円●患者さんが気持ちいいと、看護師も気持ちいい、か?———「これまであえて避けてきた部分に踏み込んで、看護について言語化したい」という著者の意欲作。〈看護を語る〉ブームへの違和感を語り、看護師はなぜ尊大に見えるのかを考察し、専門性志向の底の浅さに思いをめぐらす。夜勤明けの頭で考えた「アケのケア論」!

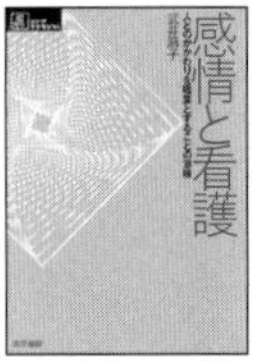

感情と看護：人とのかかわりを職業とすることの意味●武井麻子●2400円●看護師はなぜ疲れるのか———「巻き込まれずに共感せよ」「怒ってはいけない!」「うんざりするな!!」。看護はなにより感情労働だ。どう感じるべきかが強制され、やがて自分の気持ちさえ見えなくなってくる。隠され、貶められ、ないものとされてきた〈感情〉をキーワードに、「看護とは何か」を縦横に論じた記念碑的論考。

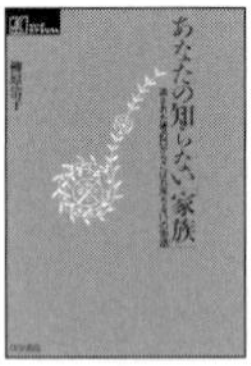

あなたの知らない「家族」：遺された者の口からこぼれ落ちる13の物語●柳原清子●2000円●それはケアだろうか———幼子を亡くした親、夫を亡くした妻、母親を亡くした少女たちは、佇む看護師の前で、やがて「その人」のことを語りはじめる。ためらいがちな口と、傾けられた耳によって紡ぎだされた物語は、語る人を語り、聴く人を語り、誰も知らない家族を語る。

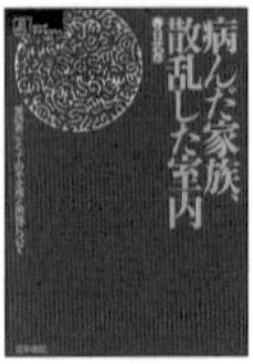

病んだ家族、散乱した室内：援助者にとっての不全感と困惑について●春日武彦●2200円●善意だけでは通用しない——— 一筋縄ではいかない家族の前で、われわれ援助者は何を頼りに仕事をすればいいのか。罪悪感や無力感にとらわれないためには、どんな「覚悟とテクニック」が必要なのか。空疎な建前論や偽善めいた原則論の一切を排し、「ああ、そうだったのか」と腑に落ちる発想に満ちた話題の書。

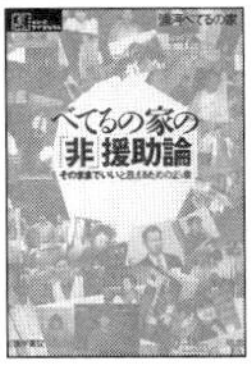

べてるの家の「非」援助論：そのままでいいと思えるための25章●浦河べてるの家●2000円●それで順調！———「幻覚＆妄想大会」「偏見・差別歓迎集会」という珍妙なイベント。「諦めが肝心」「安心してサボれる会社づくり」という脱力系キャッチフレーズ群。それでいて年商1億円、年間見学者2000人。医療福祉領域を超えて圧倒的な注目を浴びる〈べてるの家〉の、右肩下がりの援助論！

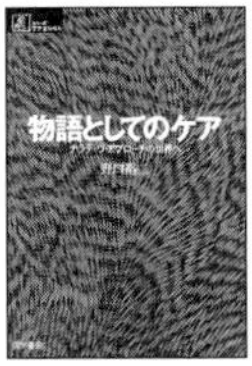

物語としてのケア：ナラティヴ・アプローチの世界へ●野口裕二●2200円●「ナラティヴ」の時代へ———「語り」「物語」を意味するナラティヴ。人文科学領域で衝撃を与えつづけているこの言葉は、ついに臨床の風景さえ一変させた。「精神論 vs. 技術論」「主観主義 vs. 客観主義」「ケア vs. キュア」という二項対立の呪縛を超えて、臨床の物語論的転回はどこまで行くのか。

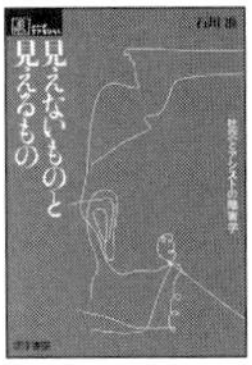

見えないものと見えるもの：社交とアシストの障害学●石川准●2000円●だから障害学はおもしろい———自由と配慮がなければ生きられない。社交とアシストがなければつながらない。社会学者にしてプログラマ、全知にして全盲、強気にして気弱、感情的な合理主義者……〝いつも二つある〟著者が冷静と情熱のあいだで書き下ろした、つながるための障害学。

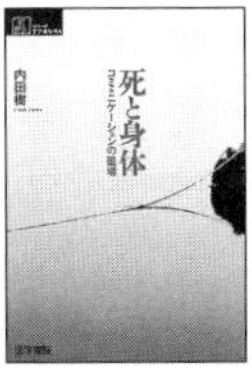

死と身体：コミュニケーションの磁場●内田 樹●2000円●人間は、死んだ者とも語り合うことができる———〈ことば〉の通じない世界にある「死」と「身体」こそが、人をコミュニケーションへと駆り立てる。なんという腑に落ちる逆説！「誰もが感じていて、誰も言わなかったことを、誰にでもわかるように語る」著者の、教科書には絶対に出ていないコミュニケーション論。読んだ後、猫にもあいさつしたくなります。

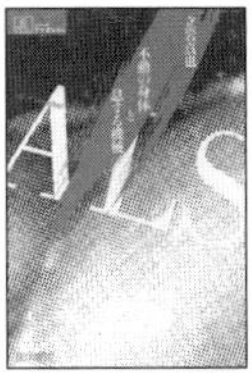

ALS 不動の身体と息する機械●立岩真也●2800円●それでも生きたほうがよい、となぜ言えるのか———ALS当事者の語りを渉猟し、「生きろと言えない生命倫理」の浅薄さを徹底的に暴き出す。人工呼吸器と人がいれば生きることができると言う本。「質のわるい生」に代わるべきは「質のよい生」であって「美しい死」ではない、という当たり前のことに気づく本。

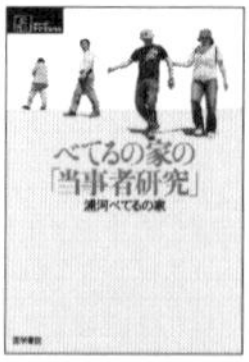

べてるの家の「当事者研究」●浦河べてるの家●2000円●研究？ ワクワクするなあ———べてるの家で「研究」がはじまった。心の中を見つめたり、反省したり……なんてやつじゃない。どうにもならない自分を、他人事のように考えてみる。仲間と一緒に笑いながら眺めてみる。やればやるほど元気になってくる、不思議な研究。合い言葉は「自分自身で、共に」。そして「無反省でいこう！」

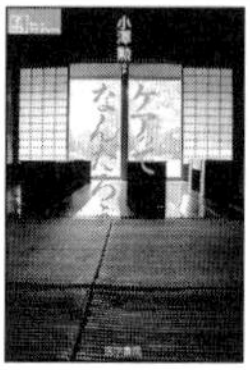

ケアってなんだろう●小澤勲編著●2000円●「技術としてのやさしさ」を探る七人との対話———「ケアの境界」にいる専門家、作家、若手研究者らが、精神科医・小澤勲氏に「ケアってなんだ？」と迫り聴く。「ほんのいっときでも憩える椅子を差し出す」のがケアだと言い切れる人の《強さとやさしさ》はどこから来るのか———。感情労働が知的労働に変換されるスリリングな一瞬！

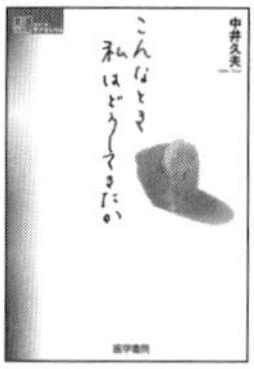

こんなとき私はどうしてきたか●中井久夫●2000円●「希望を失わない」とはどういうことか———はじめて患者さんと出会ったとき、暴力をふるわれそうになったとき、退院が近づいてきたとき、私はどんな言葉をかけ、どう振る舞ってきたか。当代きっての臨床家であり達意の文章家として知られる著者渾身の一冊。ここまで具体的で美しいアドバイスが、かつてあっただろうか。

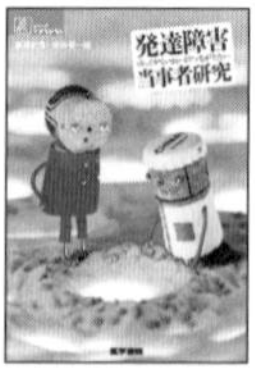

発達障害当事者研究：ゆっくりていねいにつながりたい●綾屋紗月＋熊谷晋一郎●2000円●あふれる刺激、ほどける私———なぜ空腹がわからないのか、なぜ看板が話しかけてくるのか。外部からは「感覚過敏」「こだわりが強い」としか見えない発達障害の世界を、アスペルガー症候群当事者が、脳性まひの共著者と探る。「過剰」の苦しみは身体に来ることを発見した画期的研究！

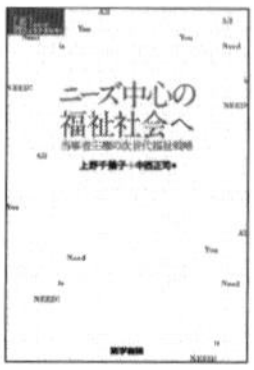

ニーズ中心の福祉社会へ：当事者主権の次世代福祉戦略●上野千鶴子＋中西正司編●2100円●社会改革のためのデザイン！ ビジョン!! アクション!!!———「こうあってほしい」という構想力をもったとき、人はニーズを知り、当事者になる。「当事者ニーズ」をキーワードに、研究者とアクティビストたちが「ニーズ中心の福祉社会」への具体的シナリオを提示する。

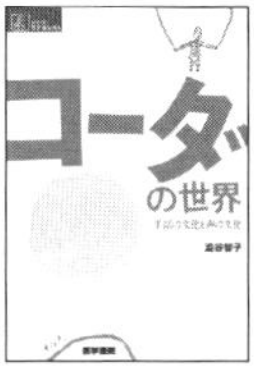

コーダの世界：手話の文化と声の文化●澁谷智子●2000円●生まれながらのバイリンガル?———コーダとは聞こえない親をもつ聞こえる子どもたち。「ろう文化」と「聴文化」のハイブリッドである彼らの日常は驚きに満ちている。親が振り向いてから泣く赤ちゃん? じっと見つめすぎて誤解される若い女性? 手話が「言語」であり「文化」であると心から納得できる刮目のコミュニケーション論。

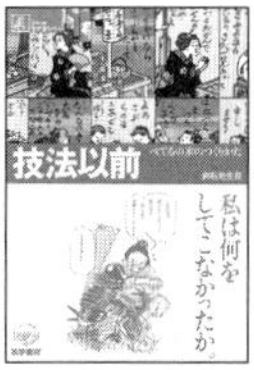

技法以前：べてるの家のつくりかた●向谷地生良●2000円●私は何をしてこなかったか———「幻覚&妄想大会」をはじめとする掟破りのイベントはどんな思考回路から生まれたのか? べてるの家のような〝場〟をつくるには、専門家はどう振る舞えばよいのか? 「当事者の時代」に専門家にできることを明らかにした、かつてない実践的「非」援助論。べてるの家スタッフ用「虎の巻」、大公開!

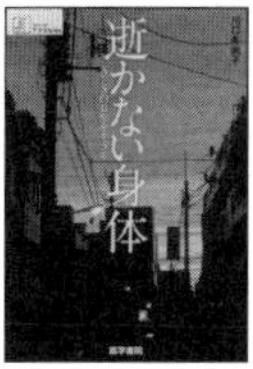

逝かない身体：ALS的日常を生きる●川口有美子●2000円●即物的に、植物的に——言葉と動きを封じられたALS患者の意思は、身体から探るしかない。ロックトイン・シンドロームを経て亡くなった著者の母を支えたのは、「同情より人工呼吸器」「傾聴より身体の微調整」という究極の身体ケアだった。重力に抗して生き続けた母の「植物的な生」を身体ごと肯定した圧倒的記録。

第41回大宅壮一ノンフィクション賞受賞作

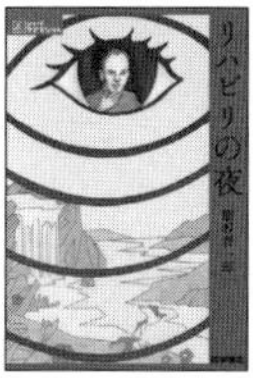

リハビリの夜●熊谷晋一郎●2000円●痛いのは困る——現役の小児科医にして脳性まひ当事者である著者は、《他者》や《モノ》との身体接触をたよりに、「官能的」にみずからの運動をつくりあげてきた。少年期のリハビリキャンプにおける過酷で耽美な体験、初めて電動車いすに乗ったときの時間と空間が立ち上がるめくるめく感覚などを、全身全霊で語り尽くした驚愕の書。

第9回新潮ドキュメント賞受賞作

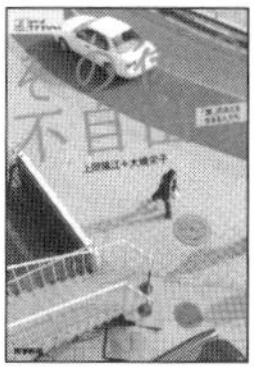

その後の不自由●上岡陽江+大嶋栄子●2000円●〝ちょっと寂しい〟がちょうどいい——トラウマティックな事件があった後も、専門家がやって来て去っていった後も、当事者たちの生は続く。しかし彼らはなぜ「日常」そのものにつまずいてしまうのか。なぜ援助者を振り回してしまうのか。そんな「不思議な人たち」の生態を、薬物依存の当事者が身を削って書き記した当事者研究の最前線!

第 2 回日本医学
ジャーナリスト協会賞
受賞作

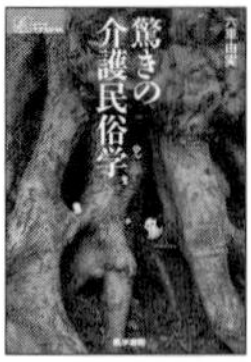

驚きの介護民俗学●六車由実●2000 円●語りの森へ——気鋭の民俗学者は、あるとき大学をやめ、老人ホームで働きはじめる。そこで流しのバイオリン弾き、蚕の鑑別嬢、郵便局の電話交換手ら、「忘れられた日本人」たちの語りに身を委ねていると、やがて新しい世界が開けてきた……。「事実を聞く」という行為がなぜ人を力づけるのか。聞き書きの圧倒的な可能性を活写し、高齢者ケアを革新する。

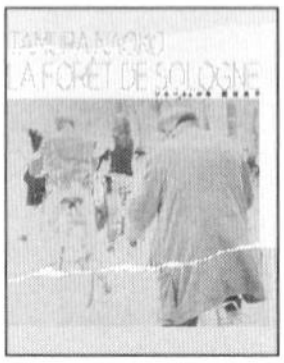

ソローニュの森●田村尚子●2600 円●ケアの感触、曖昧な日常——思想家ガタリが終生関ったことで知られるラ・ボルド精神病院。一人の日本人女性の震える眼が掬い取ったのは、「フランスのべてるの家」ともいうべき、患者とスタッフの間を流れる緩やかな時間だった。ルポやドキュメンタリーとは一線を画した、ページをめくるたびに深呼吸ができる写真とエッセイ。B5 変型版。

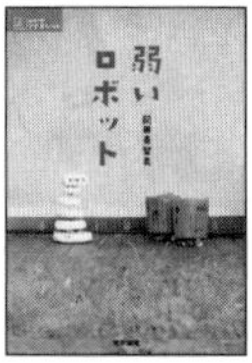

弱いロボット●岡田美智男●2000 円●とりあえずの一歩を支えるために——挨拶をしたり、おしゃべりをしたり、散歩をしたり。そんな「なにげない行為」ができるロボットは作れるか？　この難題に著者は、ちょっと無責任で他力本願なロボットを提案する。日常生活動作を規定している「賭けと受け」の関係を明るみに出し、ケアをすることの意味を深いところで肯定してくれる異色作！

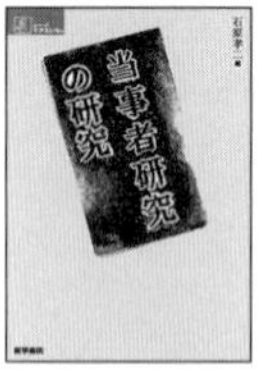

当事者研究の研究●石原孝二編●2000 円●で、当事者研究って何だ?——専門職・研究者の間でも一般名称として使われるようになってきた当事者研究。それは、客観性を装った「科学研究」とも違うし、切々たる「自分語り」とも違うし、勇ましい「運動」とも違う。本書は哲学や教育学、あるいは科学論と交差させながら、“自分の問題を他人事のように扱う”当事者研究の圧倒的な感染力の秘密を探る。

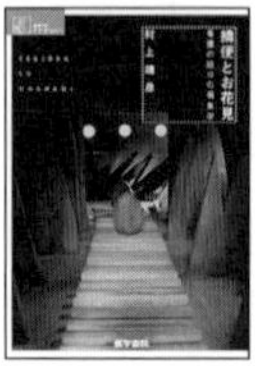

摘便とお花見：看護の語りの現象学●村上靖彦●2000 円●とるにたらない日常を、看護師はなぜ目に焼き付けようとするのか——看護という「人間の可能性の限界」を拡張する営みに吸い寄せられた気鋭の現象学者は、共感あふれるインタビューと冷徹な分析によって、その不思議な時間構造をあぶり出した。巻末には圧倒的なインタビュー論を付す。看護行為の言語化に資する驚愕の一冊。

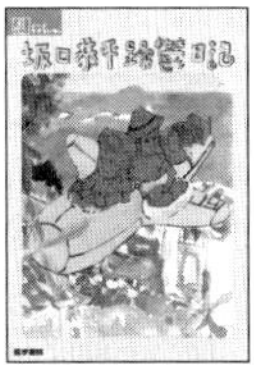

坂口恭平躁鬱日記●坂口恭平●1800円●僕は治ることを諦めて、「坂口恭平」を操縦することにした。家族とともに。——マスコミを席巻するきらびやかな才能の奔出は、「躁」のなせる業でもある。「鬱」期には強固な自殺願望に苛まれ外出もおぼつかない。この病に悩まされてきた著者は、あるとき「治療から操縦へ」という方針に転換した。その成果やいかに！ 涙と笑いと感動の当事者研究。

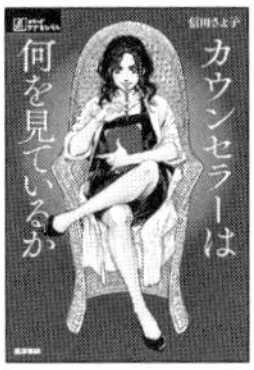

カウンセラーは何を見ているか●信田さよ子●2000円●傾聴？ ふっ。——「聞く力」はもちろん大切。しかしプロなら、あたかも素人のように好奇心を全開にして、相手を見る。そうでなければ〈強制〉と〈自己選択〉を両立させることはできない。若き日の精神科病院体験を経て、開業カウンセラーの第一人者になった著者が、「見て、聞いて、引き受けて、踏み込む」ノウハウを一挙公開！

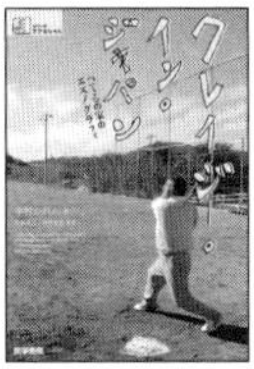

クレイジー・イン・ジャパン：べてるの家のエスノグラフィ●中村かれん●2200円●日本の端の、世界の真ん中。——インドネシアで生まれ、オーストラリアで育ち、イェール大学で教える医療人類学者が、べてるの家に辿り着いた。7か月以上にも及ぶ住み込み。10年近くにわたって断続的に行われたフィールドワーク。べてるの「感動」と「変貌」を、かつてない文脈で発見した傑作エスノグラフィ。付録DVD「Bethel」は必見の名作！

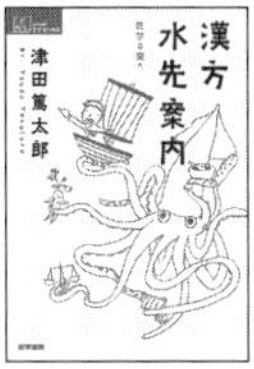

漢方水先案内：医学の東へ●津田篤太郎●2000円●漢方ならなんとかなるんじゃないか?—— 原因がはっきりせず成果もあがらない「ベタなぎ漂流」に追い込まれたらどうするか。病気に対抗する生体のパターンは決まっているならば、「生体をアシスト」という方法があるじゃないか！ 万策尽きた最先端の臨床医がたどり着いたのは、キュアとケアの合流地点だった。それが漢方。

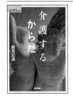

介護するからだ●細馬宏通●2000円●あの人はなぜ「できる」のか?—— 目利きで知られる人間行動学者が、ベテランワーカーの神対応をビデオで分析してみると……、そこには言語以前に〝かしこい身体〟があった！ ケアの現場が、ありえないほど複雑な相互作用の場であることが分かる「驚き」と「発見」の書。マニュアルがなぜ現場で役に立たないのか、そしてどうすればうまく行くのかがよーく分かります。

第 16 回小林秀雄賞受賞作
紀伊國屋じんぶん大賞2018 受賞作

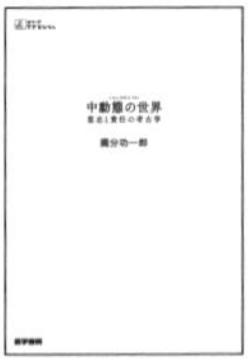

中動態の世界：意志と責任の考古学●國分功一郎●2000円●「する」と「される」の外側へ――強制はないが自発的でもなく、自発的ではないが同意している。こうした事態はなぜ言葉にしにくいのか？ なぜそれが「曖昧」にしか感じられないのか？ 語る言葉がないからか？ それ以前に、私たちの思考を条件付けている「文法」の問題なのか？ ケア論にかつてないパースペクティヴを切り開く画期的論考！

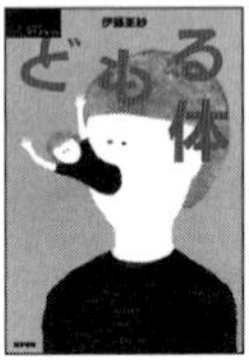

どもる体●伊藤亜紗●2000円●しゃべれるほうが、変。――話そうとすると最初の言葉を繰り返してしまう(＝連発という名のバグ)。それを避けようとすると言葉自体が出なくなる(＝難発という名のフリーズ)。吃音とは、言葉が肉体に拒否されている状態だ。しかし、なぜ歌っているときにはどもらないのか？ 徹底した観察とインタビューで吃音という「謎」に迫った、誰も見たことのない身体論！

【ゼロ】

ある数に加えても、ある数から引いても、もとの数を変えないような数。正でも負でもない数。記号0。また、アラビア数字を用いて数を表す場合、空位を示す。ゼロの概念は紀元五、六世紀頃、インドで系統的な発展をしたといわれる。零（れい）。『大辞林』より

ZERO

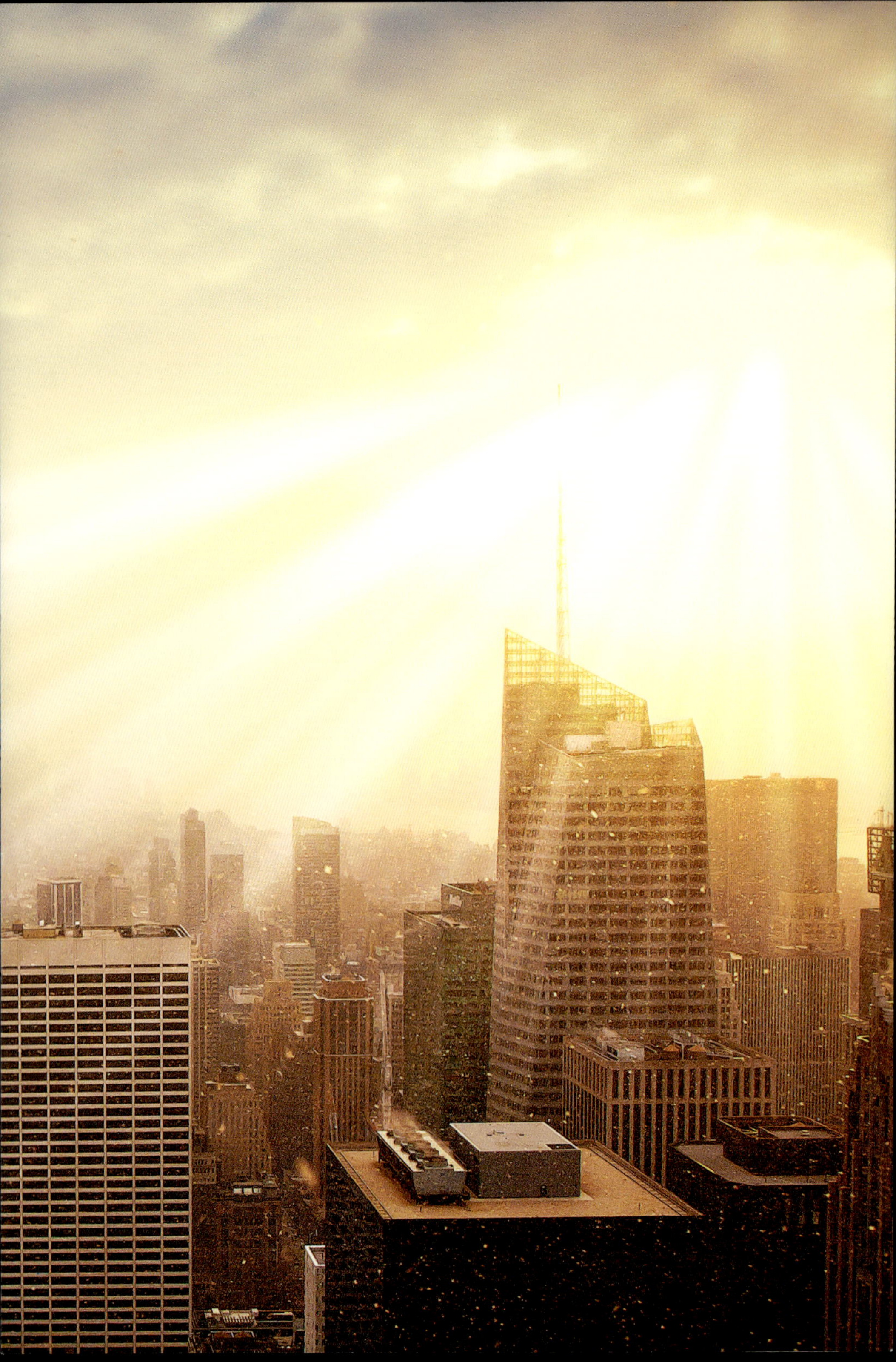

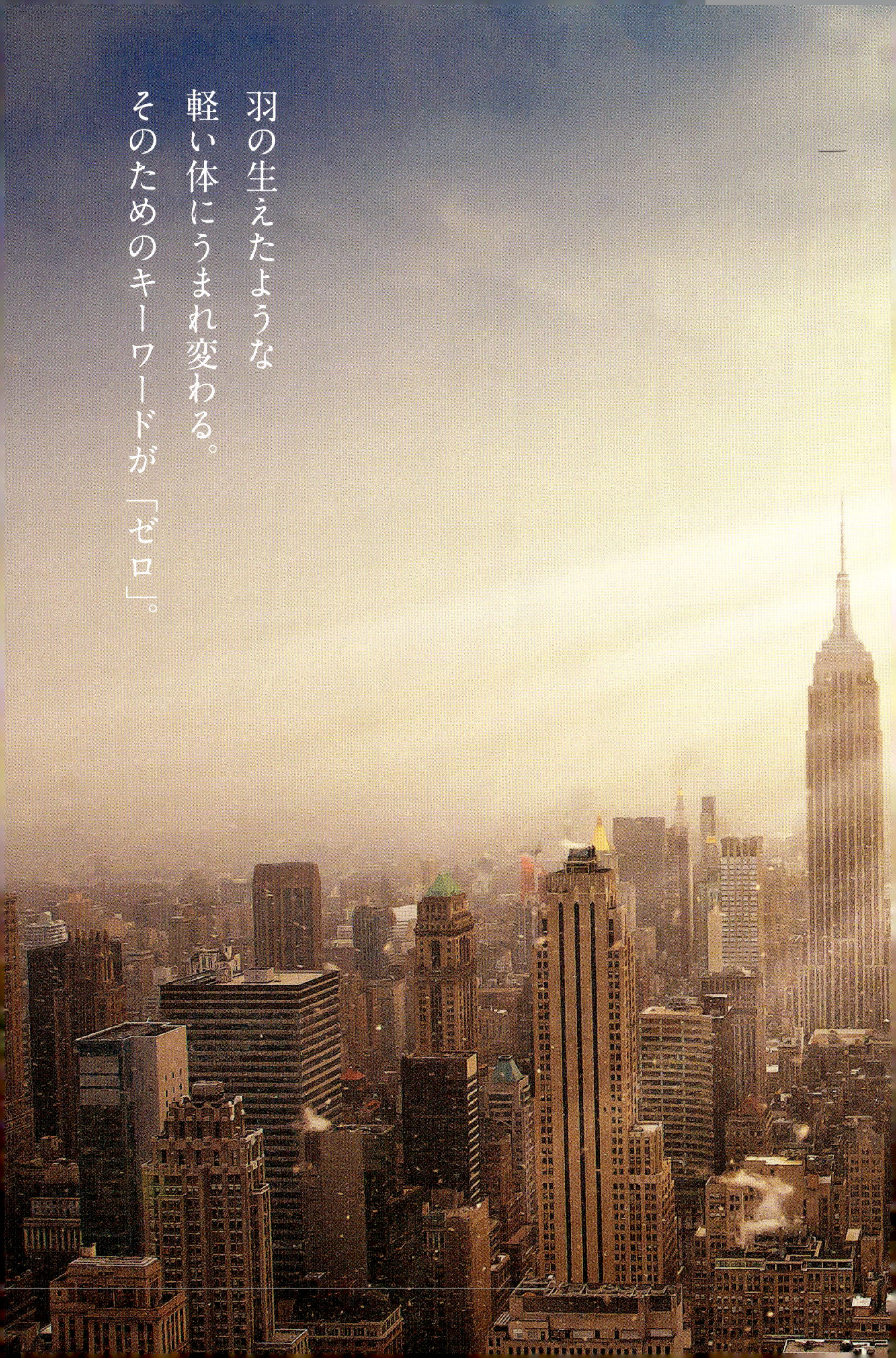
羽の生えたような
軽い体にうまれ変わる。
そのためのキーワードが「ゼロ」。

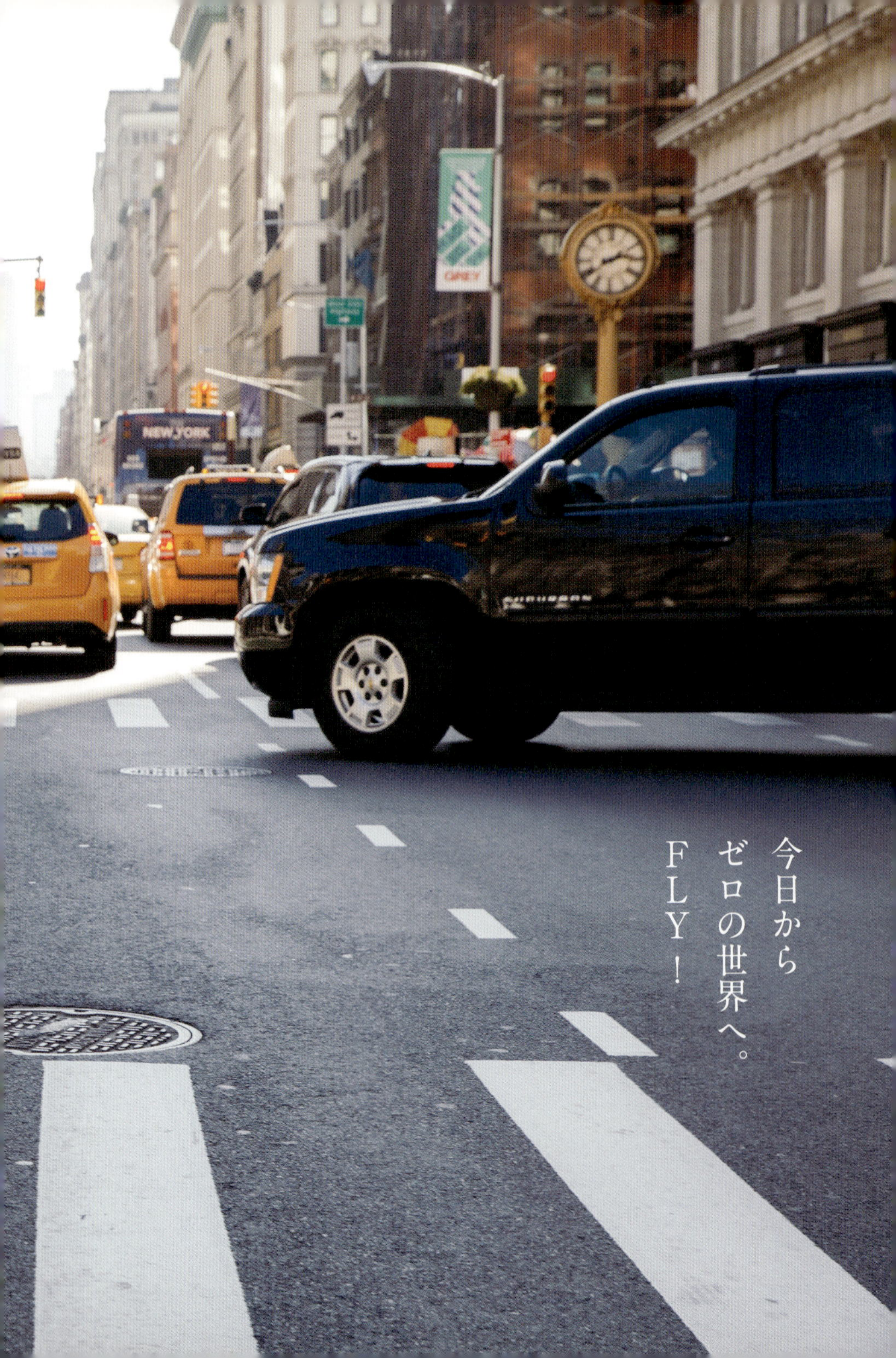
NEW YORK
今日から
ゼロの世界へ。
FLY！

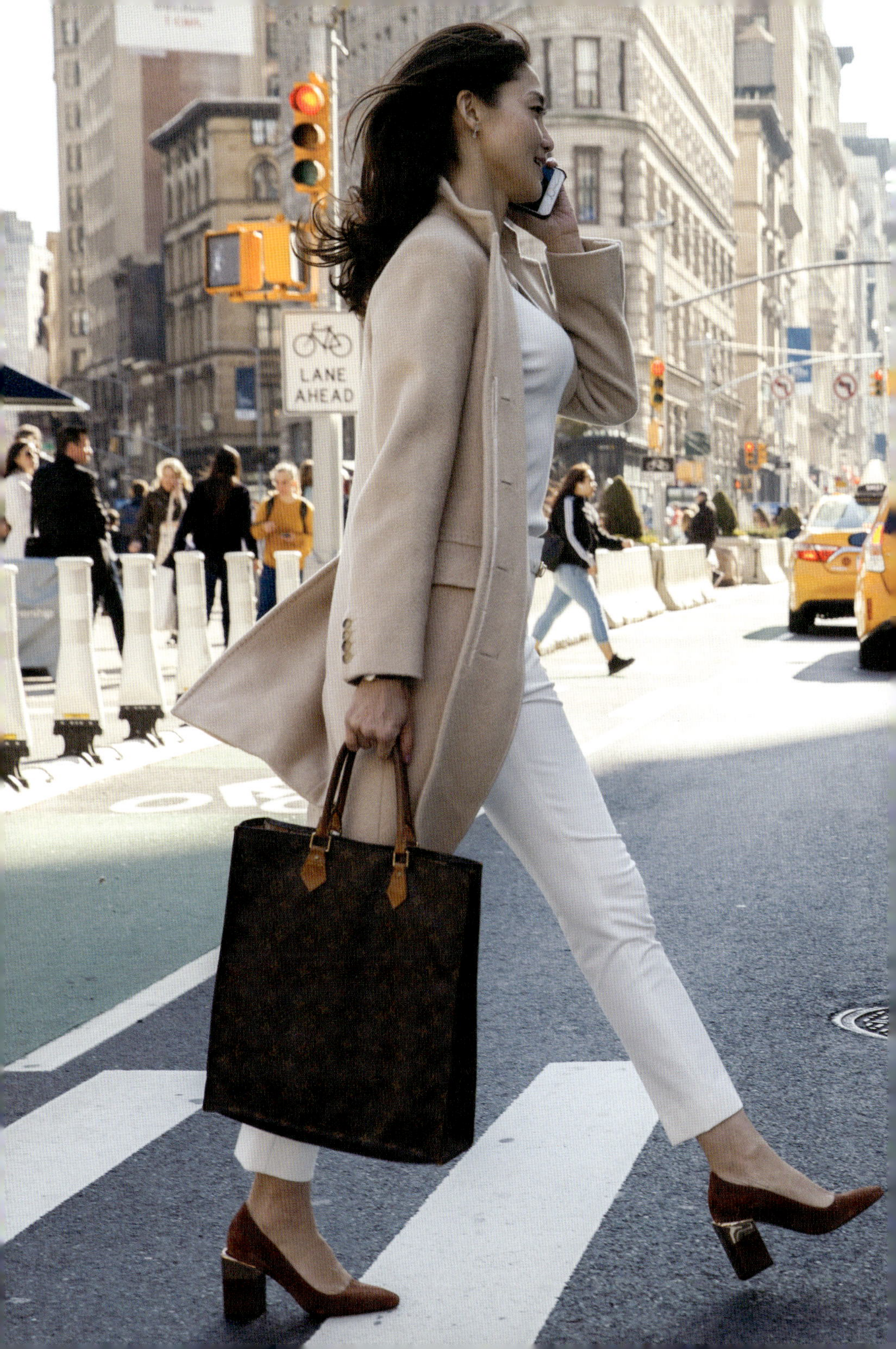
LANE
AHEAD

Chapter 0

羽が生えたように軽くなる

「どんなに美味しい食べ物でも、
やせているという快感にはかなわない」
――ケイト・モス

あなたが幼かったころ、体は、もっと自由で軽かったはずです。背すじも、手足もすっと伸び、お尻も、胸も上を向いていたはずです。体重計に乗る恐怖などなく、まして腰痛や肩こりとも無縁だったことでしょう。

しかし、年齢を重ねるごとに体重が増え、体形は崩れてきます。

「30歳を過ぎたら急に太り始めた……」

「50歳になったら急に体形が崩れた……」

こんな声をよく聞きますが、じつはこれは正しい表現ではありません。「急に」太り始めたり、「急に」体形が崩れたりしたのではなく、長年「あること」が積み重なったことで、体重や体形の変化が目に見え始めただけなのです。

あることとは、**体の「ちぢみ」**です。

あなたの体は、様々な動作や姿勢によってちぢんでいきます。スマートフォンを見ていれば首がちぢむし、長時間デスクワークをしていれば腰がちぢむし、キッチンに立ち続けていれば脚がちぢみます。

高齢の方の背中が丸まり、身長が低くなるのは、まさに体がちぢんでしまったからです。

では、このちぢみと体重や体形には、どのような関係があるのでしょうか。

なぜ、ちぢむと太るのか?

体の「ちぢみ」には、主に2つあります。

ひとつは**「関節」**のちぢみです。人間の関節と関節の間にはもともと一定のすき間があるものですが、ここが詰まってきて、関節の可動域(動く範囲)が狭くなってしまうのです。

もうひとつは**「筋肉」**のちぢみです。濡れた雑巾がカラカラに乾くと、かたくなってキュッと小さくなりますが、あのような状態が筋肉でも起きてしまいます。

いったんちぢみ始めた体は、「これ以上ちぢまないように」とカチコチに硬直し続けています。寝ているときも、食事中も、友人と楽しく談笑しているあいだも筋肉の

〝モーター〟は全開で稼働してしまう。

「気づくと体のどこかに力が入っている」という話をよく聞きますが、これがまさにそうで、熱を帯びてオーバーヒートしているような状態です。早くスイッチを「オフ」にしてあげないと、体はますますちぢんでかたくなり、ますますオーバーヒートしてしまいます。

このような状態が長年積み重なったことで、腰痛や肩こりを引き起こしたり、ある日突然、肩が上がらなくなったりするわけです。

では、この「ちぢみ」は体重や体形にどのような変化をもたらすのでしょうか。

体がちぢんでいるということは、体の各パーツが「本来の位置」にないということです。太もも裏の筋肉がちぢめば、それに引っ張られるようにお尻は下がりますし、首がちぢめばそれに引っ張られるように背中の筋肉もちぢんで丸まり、結果として胸も下がってきます。

各パーツはつながっているわけですから、1か所ちぢめば、それに引っ張られるようにして他のパーツもちぢんでしまいます。こうして「体形」は崩れていきます。

本来、あなたの「腕の始まり」は今の位置ではなかったかもしれない。肩の位置はもっと下で、腕はもっと長かったかもしれない。でも、首がちぢんだことで、肩は引っ張られるように上がってしまい、腕が短くなっているかもしれません。

体のあちこちで、こういうことが起きているわけです。

一方、「体重」。

あなたもきっとご存じのように、体重というのは、使ったエネルギーと摂取したカロリーの差し引きで決まってきます。エネルギーをたくさん使えれば食べても太らないし、エネルギーを使えないと食べた分に応じて太っていく。

体がちぢんでいると、筋肉はかたくなって動きが制限されますから、日常の動作で消費するエネルギーの量が極めて少なくなります。つまり、「基礎代謝」が低い状態なのです。結果、食べた分を消費できなければ、当然、太ります。

こうして、体形も、体重も、あなたが理想とする状態からかけ離れていくわけです。

あらゆるダイエットがムダなワケ

ちぢんだシャツは、アイロンをかけないと元に戻りません。あなたの体は、このちぢんだシャツと同じです。

この状態で、汗だくになるまでジョギングをしても、心が折れそうになるほど筋トレをがんばっても、ぐっと我慢して食事の量を減らしても、高価なエステに通っても、やせるのはほんの一瞬です。**限りなく１００％に近い確率で挫折するか、リバウンドします。**

体がちぢんで基礎代謝が落ち、体形も崩れているわけですから、何をしてもすぐ元に戻ってしまうのです。

そうしてなくなるのは脂肪ではなく、お金と時間です。

くしゃくしゃのシャツを着たまま、ムダなトレーニングをしてはいけません。シャツそのものにアイロンをかけ、パリッとした状態にリセットするのです。それができれば、あなたは、羽が生えたような軽い体を取り戻せます。

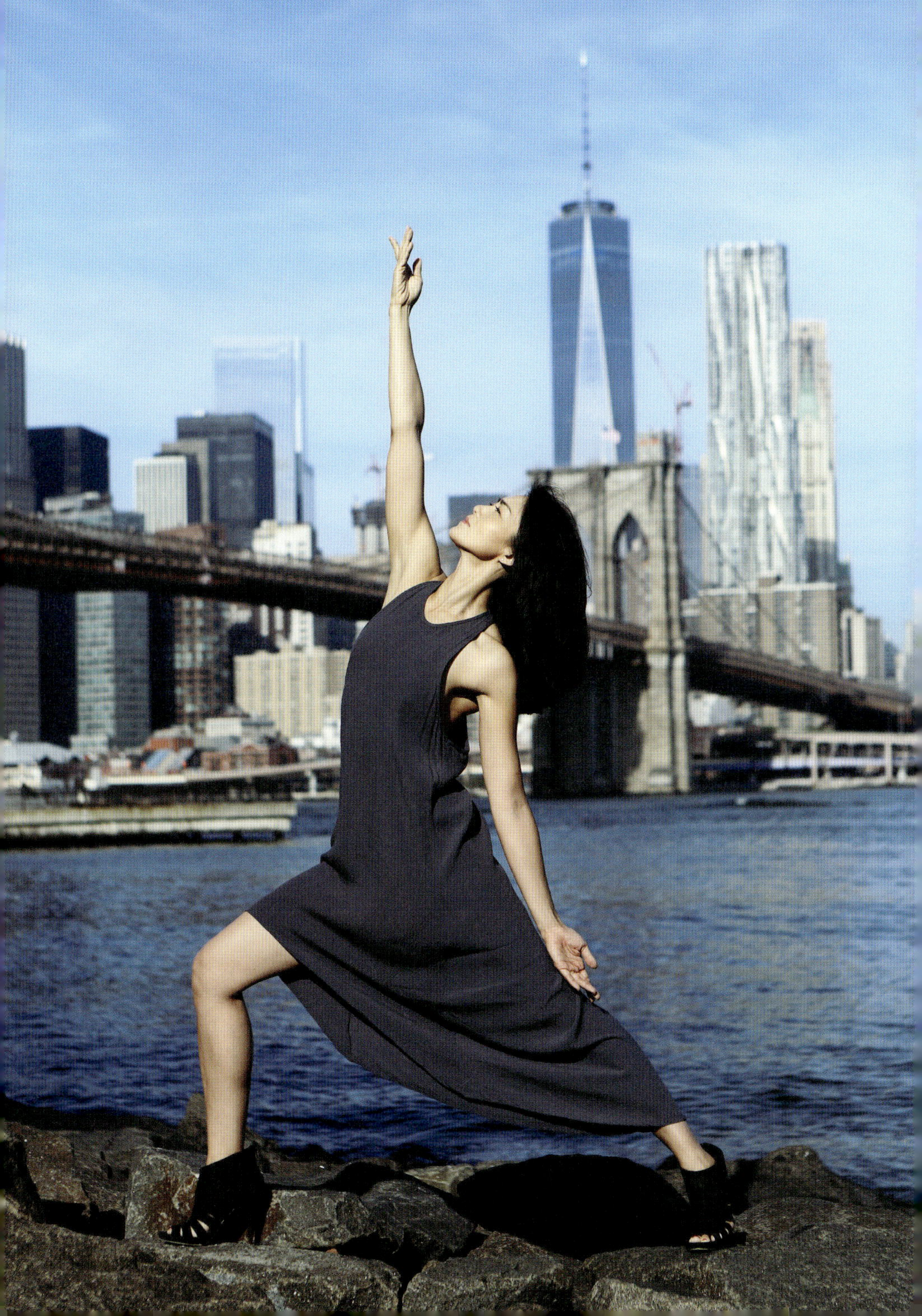

『ミス・サイゴン』とボロボロの体

私は20代のころ、「劇団四季」に在籍していました。小さなころからミュージカルが大好きで、舞台女優に憧れていた私は、『ライオンキング』の女王サラビ役に抜擢《ばってき》されたとき、うれしくてうれしくて、当時ひとり暮らしをしていた東京の吉祥寺の6畳間でずっと泣いていたのを思い出します。

劇団四季を退団後、ブロードウェイ・ミュージカルを目指し単身ニューヨークへ。「舞台人として、大勢のお客さんに感動を届ける仕事を続けていきたい。世界的なレベルで自分を磨き、ずっとステップアップしていきたい」

心の中は夢であふれていました。

しかし、そんなに甘くはありませんでした。ニューヨークという街は暮らすだけでもタフなところです。そんな街で500以上のモデル事務所を訪ね、オーディションを受け続けました。結果は、散々でした……。こうして受けたオーディションの数は2000を超えていました。

私の体と心はボロボロでした。気づけば5分と立っていられなくなり、体は四六時中重くて、痛くて、だるい。それでもオーディションに受かりたい一心で、人並外れた量の運動をこなし、食事も厳しく制限していたために、つねに空腹。なのに、なぜか太っていたのです。

そんな〝オーラゼロ〟の自分を鏡で見ては、自己嫌悪のくり返し。

「せっかくニューヨークに住んでいるのに、サクセス（成功）どころかチャレンジ（挑戦）すらできていない」

不甲斐ない自分を、責めてばかりいる日々でした。

不調の原因はストレスともうひとつ、「間違ったダイエット法」にありました。

「海外の8頭身、9頭身のモデルやダンサーたちに負けたくない！」

そんなあせりに駆られて、無謀なダイエットにいくつも挑戦。その結果、リバウンドばかりをくり返しながら、過酷なトレーニングを行っていた結果、5分も立っていられないパワー切れの体になっていたのです。

まさに、お金と時間を失っていきました。

当時の私は「用事がなければ早く家に帰りたい」「買い物で立ち続けるなんて地獄」「横になりたい」「何もしたくない」「マッサージで誰かに癒してもらいたい」……。

そんな半病人のような状態でした。

そんなある日、驚くような朗報が舞い込みます。**ブロードウェイ・ミュージカル『ミス・サイゴン』のオーディション通過の知らせでした。**ずっと夢見てきたブロードウェイの舞台。夢が叶った瞬間でした。私は神様に感謝しながら「ミス・チャイナタウン」という役を演じきりました。

しかし、激しい稽古と目の肥えたニューヨークの観客たちへのストレスで、私の体はさらにボロボロになりました。

「いったん舞台から離れよう」

そう決心したのは『ミス・サイゴン』に出演した２０１２年の暮れのことです。ニューヨークの冬の寒さを一層きびしく感じたのを覚えています。

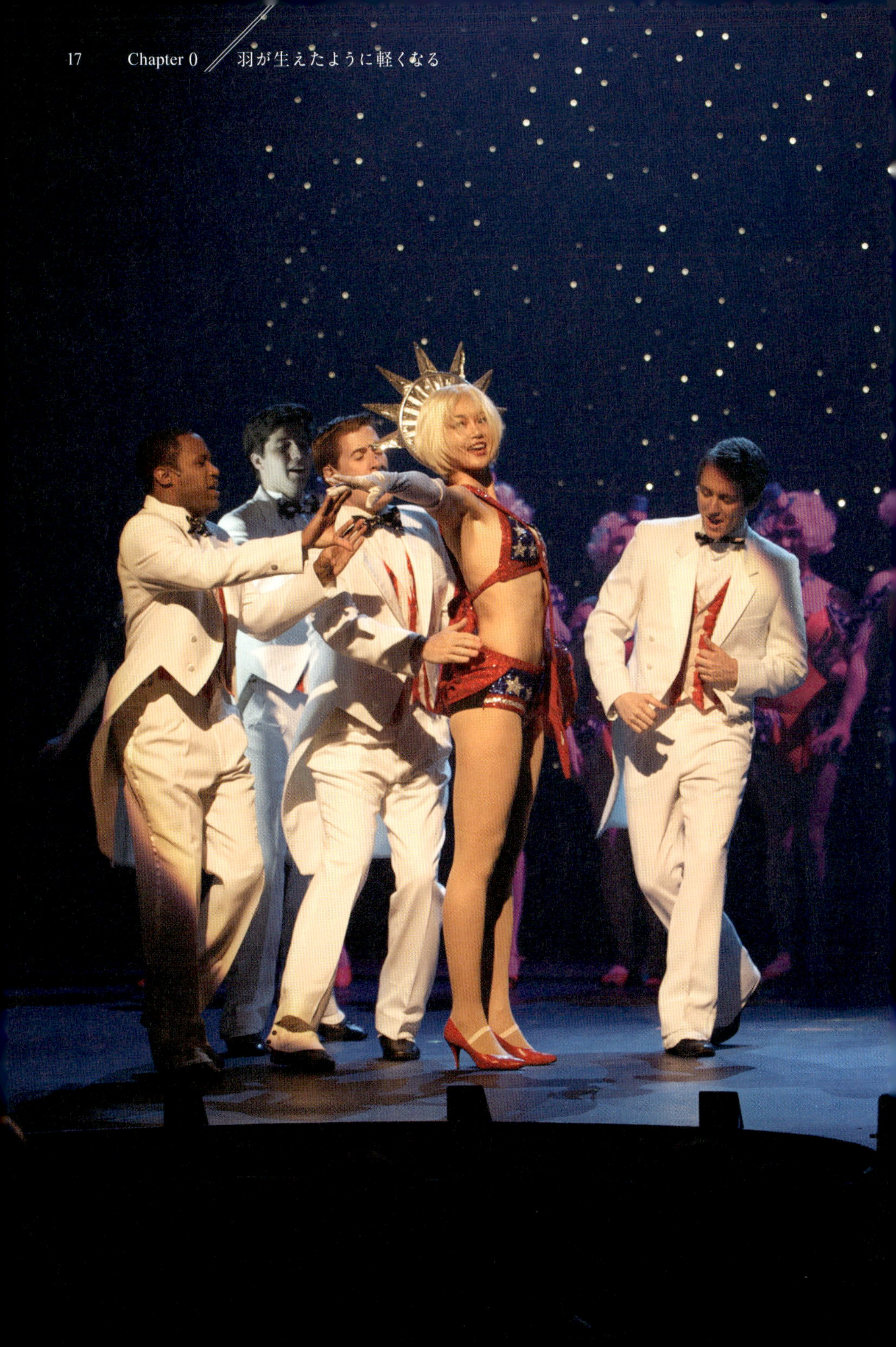

「かかと重心」という魔法

じっくり体をメンテナンスして、ゆっくり回復していこう。そう考えていた矢先、私の人生をさらに大きく変えるできごとが起こります。

マンハッタンのど真ん中。44丁目の８thアベニュー沿いに位置するヨガスタジオで、レッスンを受けていたときのことでした。

「ではみなさん。つま先を上げ、かかと重心で立ちましょう」

講師の言葉にならい、つま先を上げて、かかとに重心を移したその瞬間のこと。

羽が生えたように、体がふわっと軽くなり、それまで体にまとわりついていた重さやだるさ、痛みが一瞬で消えたのです。あまりの驚きに、口から思わず「えっ？」という言葉が漏《も》れました。

ふと鏡に目をやると「ゴツい！」とばかり思い込んでいた自分の体形が、にわかに「細い！」と感じられたのです。そのときの奇跡のような感覚は、今でも忘れることができません。

「重心を移すだけで、人の体はこんなにも軽く、細くなるものなの⁉」

その日から私は、貪欲に研究を始めました。

「かかとに重心をかけただけで、なぜ、体が軽く細くなるのか？」

「この感覚は、私だけがもちあわせているものなのか？」

「一体どうすれば、この心地よさを多くの人に体感してもらえるのか？」

気づくと、マンハッタン中のヨガスタジオをくまなく回り、「体によい」と評判の一流講師のワークショップはほぼ受けていました。私の心に火がついたのです。

「1時間でウエストマイナス7・5センチ！」

マンハッタンでヨガスタジオを開設した私は、「どこにも力の入っていない心地のよい姿勢」を誰でも身につけられる方法を編み出したくて研究を重ねるうちに、**体の各パーツのポジションを「本来の位置に戻す」**ことの重要性にたどりつきました。

私はこのポジションを**「ゼロポジション」**と呼んでいます。

各パーツをゼロポジションに戻すことこそが、冒頭でお話しした「ちぢみ」のない体に戻すことにつながる。体がちぢんだことによって、各パーツのポジションは本来の位置ではなくなったわけですから、逆に、**本来の位置に戻すことで「ちぢみ」はなくなるはずだ。**

そう考えた私は、来る日も来る日も、体をゼロポジションに戻すエクササイズを研究しました。解剖学や運動学の論文を読んでは、実践で試す、ということをくり返した結果、「ゼロトレーニング」、通称**「ゼロトレ」**の骨格が徐々に見え始めたのです。

教室の生徒さんに実践してもらうと、彼女たち（彼ら）は、驚きの表情を浮かべます。

「自分の体じゃないみたい！」

こうして、ニューヨークのエクササイズ好きな人たちの間で、私の評判が広まるようになりました。

「トモミのエクササイズを受けたら、1時間でウエストが3インチ（約7・5センチ）も細くなった！」

「エクササイズを始めて5分でヒップが上がったの！　アンビリーバブルだわ!!」

「トモミにすすめられたストレッチをやったら、身長が1インチ（約2・5センチ）伸びたんだよ！　一体どんな魔法を使ったというんだ！」

またたく間に評判が評判を呼び、有名ハリウッド俳優、トップモデル、アナウンサー、パイロット、弁護士、ピアニスト、スポーツ選手、エグゼクティブなど、ダイエットや不調の悩みを抱える各界の成功者たちが、プライベートレッスンを受けるために私のもとを訪れてくださったのです。

90歳を超える高齢者、妊婦さん、7歳の少年までやってきました。

このように様々な年齢、職業、性別の人たちにボディメイクの指導をすることになりましたが、私がやったことはただひとつ。各パーツを本来あるべき「ゼロポジション」に戻す体再生プログラム「ゼロトレ」です。

これによって基礎代謝を高めてエネルギー消費を上げ、体形を改善し、さらに不調まで遠ざける。こうして美しくやせる人や不調が改善する人が続出した結果、**「トモミのゼロトレは驚異的だ！」**という評判が、厳しい目を持つことで知られるニューヨーカーの間で広がっていったのです。

「ひとりでもできる」へのこだわり

ニューヨークでの「ゼロトレ」の評判が、やがて日本のエグゼクティブの間でもジワジワと広がったことで、私はプライベートレッスンやメディアの取材のため、たびたび帰国するようになりました。ときには1日に10人のプライベートレッスン（ひとり1時間として10時間！）をこなす日もありました。

まだ小さな子どものいる私にとって、日本にいられるのは毎回1週間程度です。限られた時間に、ひとりでも多くの方に**「羽の生えたような軽い体」**を体感してほしい。そんな思いから、かなり過密な日程になってしまいます。

そんな中、ひとつ実感したことがあります。**私は、プライベートレッスンをした人のことを何か月かに一度しか見られない、ということです。**普段はニューヨークにいるわけですから、日本に帰ったときに「ゼロトレ」をお教えした方と次にお会いできるのは早くて数か月後。一度きりしかお会いできないこともあります。

つまり、「ゼロトレ」をお教えした方には、**その後は私がいなくてもできるようになってもらわないといけない、**ということです。

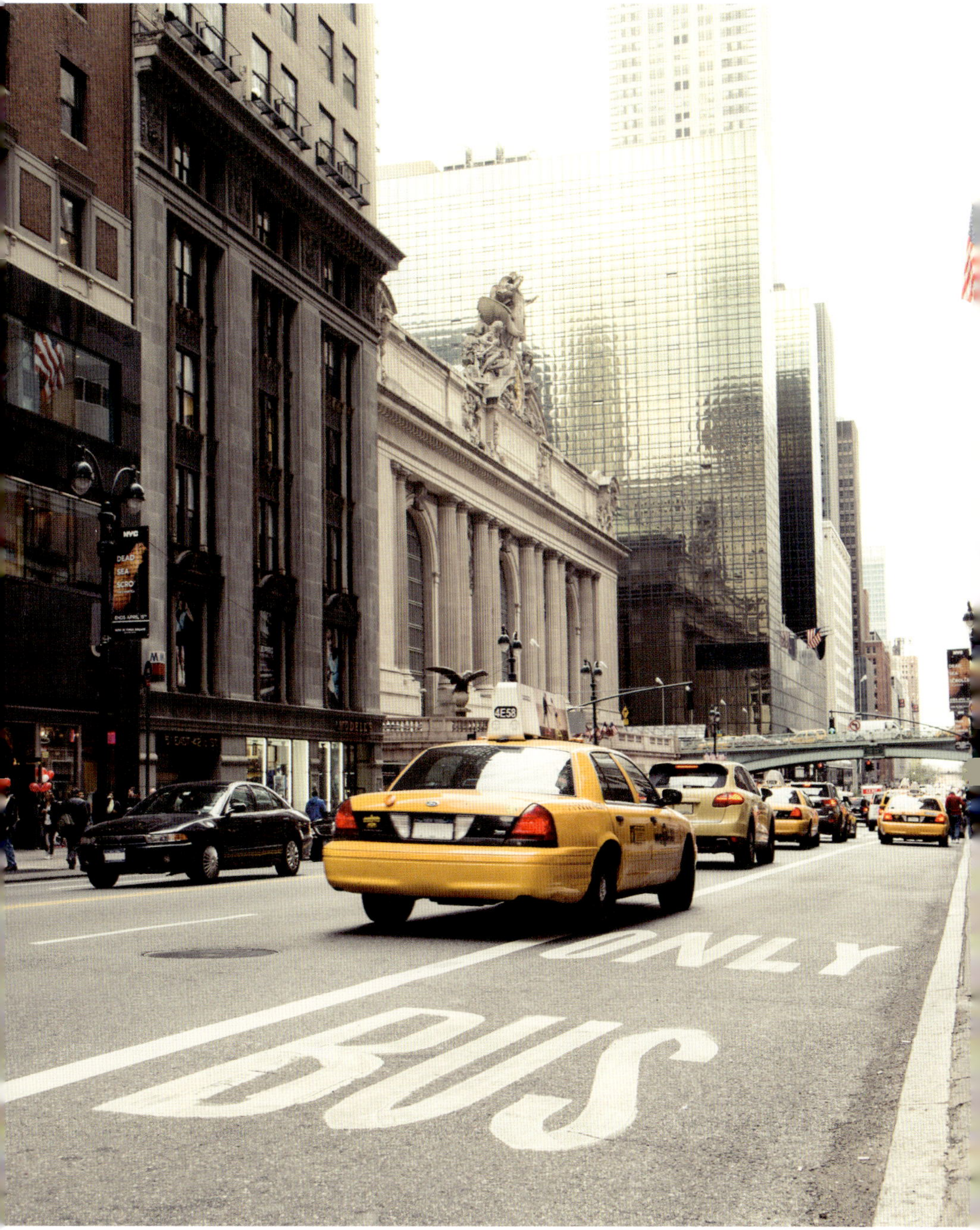
4E58
ONLY
BUS

私が体を触りながら、やり方を見せながら教えられるのは1回きり。その後は自分自身で継続して、結果を出してもらう必要があります。

そのためには、**自宅で「ひとり」でできて、「無理なく継続できる」ことが絶対条件になります。**この方法をお教えできて初めて、「ゼロトレ」はその人のものになる。私は**「ひとりでできるゼロトレ」**の方法論を追究し、日本の人はもちろん、ニューヨークの人たちにも伝えるようになりました。するとそれからほどなくして、「ゼロトレ」の体験者たちから興奮ぎみの〝お礼メール〟が舞い込み始めました。

「スカートのウエストボタンが2つ減って、体が軽くなりました」

「いまだかつて、お腹がこんなにぺったんこになったことはありません！」

「腰痛が消えて、長く歩けるようになりました」

「肩と首の重さがなくなり、よく眠れました」

「ウエストが7センチ減り、おしゃれな服が着られるようになりました」

「こんなに体が軽いなんて、驚きです！」

毎日届くこのようなメールを見るたびに、「ゼロトレ」を開発して本当に良かったと実感しています。何より、私が日本を去ったあともみなさんが自分の意志で継続して、結果を出していることに感激しました。

ひとりでも多くの方の体の悩みを解決したい、という気持ちは私の中でさらに強くなり、こうして本を書くことにしたのです。

「ゼロトレ」はあなたの体重や体形の悩みを解決することでしょう。

しかし、ただそれだけではありません。

体が軽くなり、各パーツの動きが滑らかになることで、日々の暮らしが驚くほど快適になるはずです。長年悩まされ続けた体の不調がすっと消えることもあります。

体が再生されることで、あなたには自信が芽生え、活力がみなぎってくるはずです。「ゼロトレ」は体だけでなく、人生まで変えてくれるのです。

私がマンハッタンのヨガスタジオで受けた、かかと重心で立つだけで体のポジションが元の位置にすっと戻った衝撃。いつも重く、だるかった体に、突然羽が生えたような衝撃。あなたにもそれを味わってほしい。

この本があなたの人生を好転させるスイッチになれば幸いです。

いざ「ゼロトレ」の世界へ。

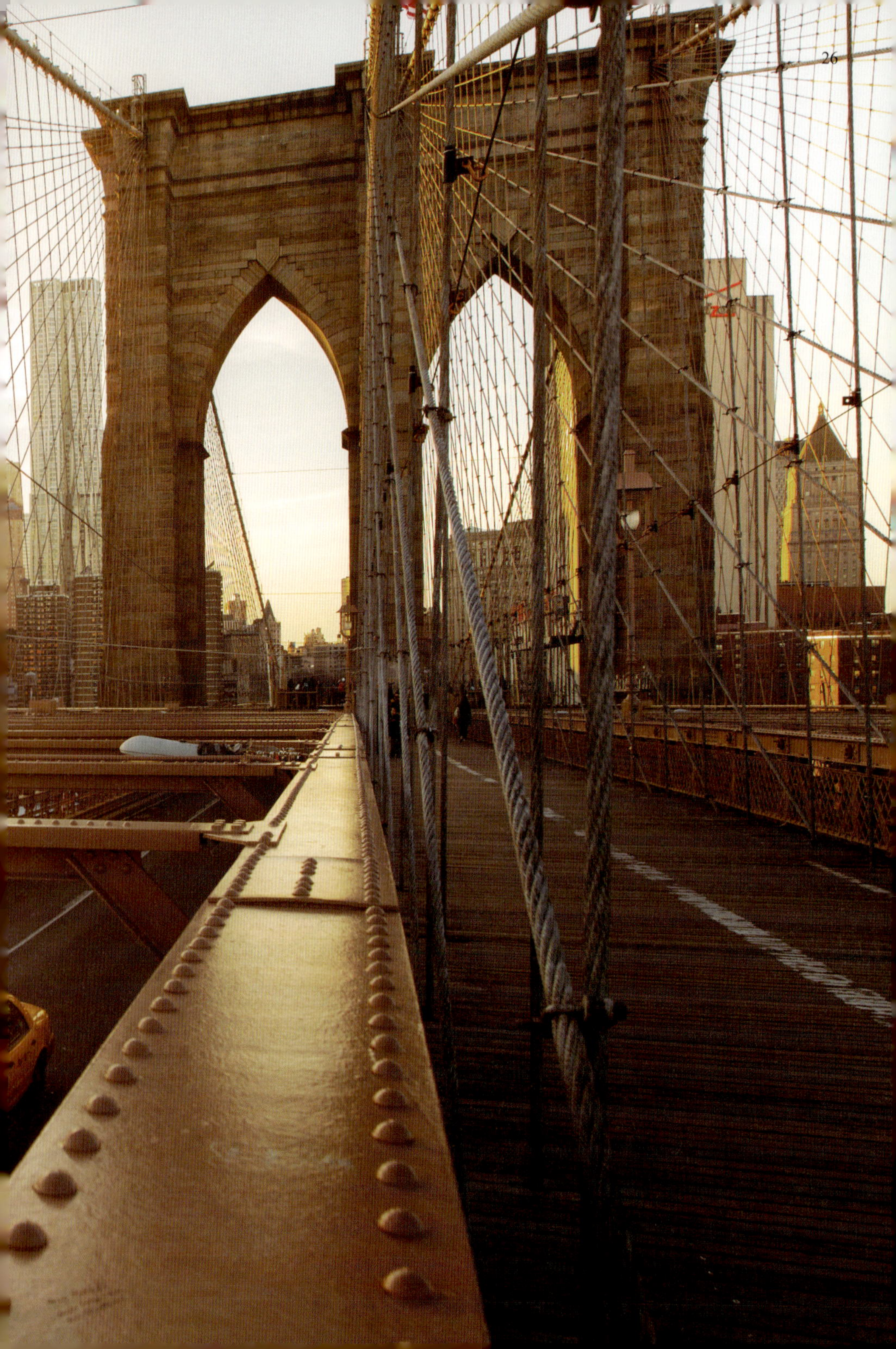

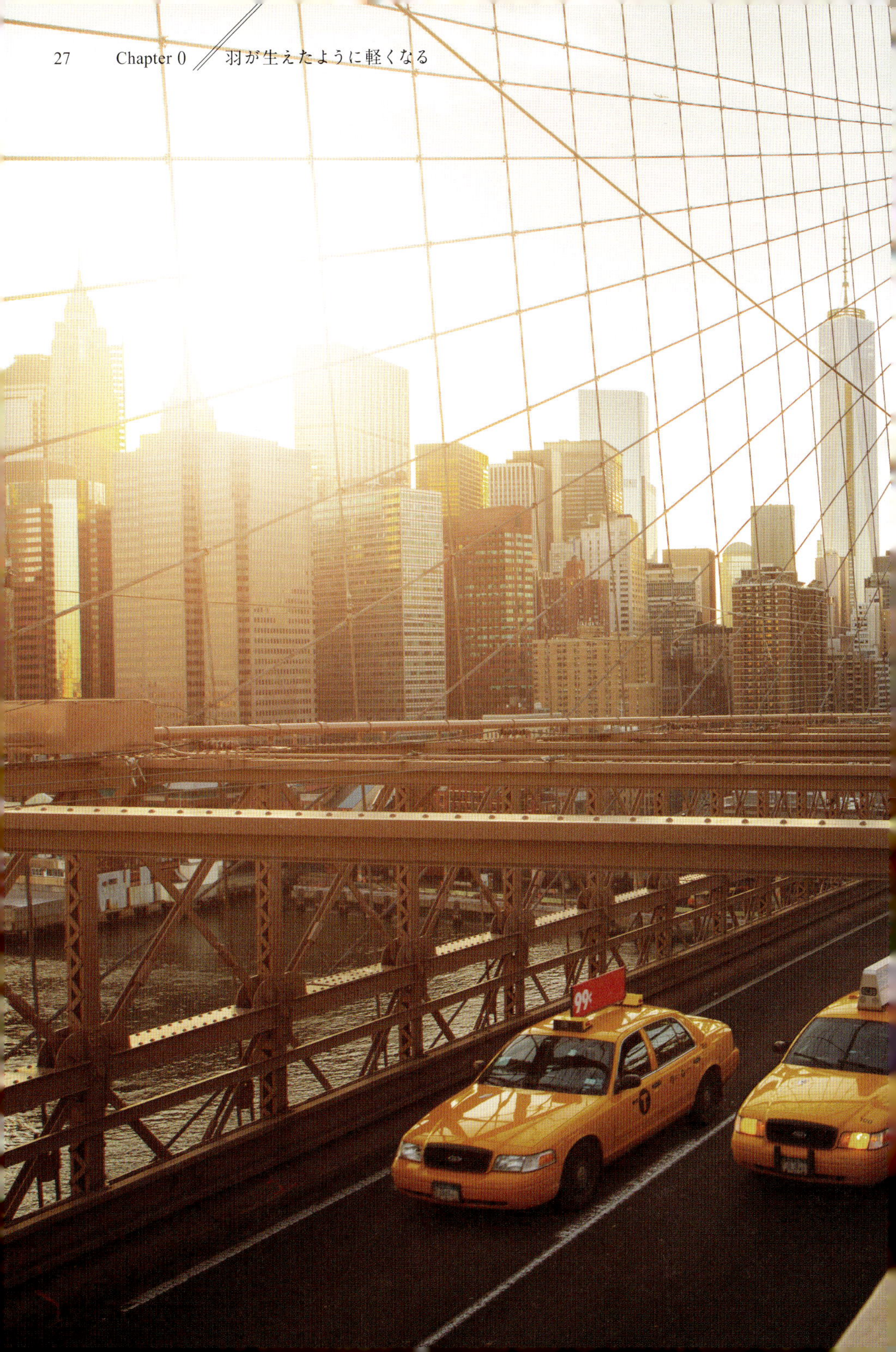
99¢

CONTENTS ~ Zero Training

Chapter 0

Chapter 1

Chapter 2

あなたのポジションはどれくらい崩れているか

私の「ゼロトレ体験記」

わずか4週間で目に見えて結果が出る「ゼロトレ」。なかには1週間でウエストが13センチ減った女性も！　このように体重や体形に変化があるのはもちろん、長年苦しめられた体の不調が改善する人も続出しています。ここでは、そんな声をお届けします。

＊ご本人にご了解をとった上で、お名前は実名で掲載させていただいています。

「浮き輪のようなお腹の肉が消えた！」

吉田美樹さん（43歳　女性）

女性らしいスリムさはあきらめるしかない……と落ち込んでいた産後の体が、「ゼロトレ」によって劇的に変わりました。なんと1週間でウエストが13センチ減ってびっくり。産後、浮き輪のようについたお腹の肉がとれて、バストが上がり、妊娠前のドレスが着られるようになりました。

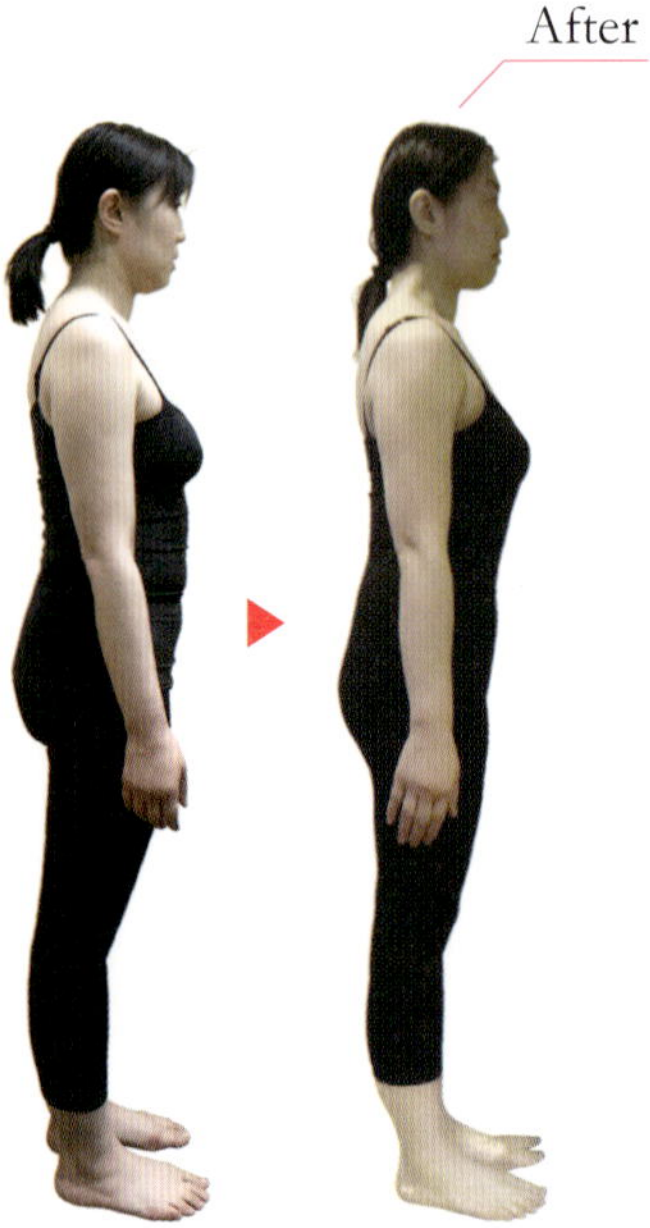

1週間で
ウエスト
−13センチ！

3週間で
体重
−7キロ！
ウエスト
−7センチ！

「長年の首、肩の痛みが消えた！」

門馬賢史さん（40歳　男性）

20年で20キロ太った体を再生させたくて「ゼロトレ」を始めました。咳喘息《せきぜんそく》があるのですが、ゼロトレは息を切らすような激しい運動ではなく、体への負荷が少ないので助かります。劇的にやせたことは写真を見ていただければわかると思うのですが、それだけではなく、毎日寝違えたように痛かった首と肩の痛みが消え、体の柔軟性もあきらかに増しました。その結果、ゴルフのスコアが良くなり、周囲に驚かれました。ちなみに6週間続けた結果、体重は8.6キロ減、ウエストは10センチ減です。

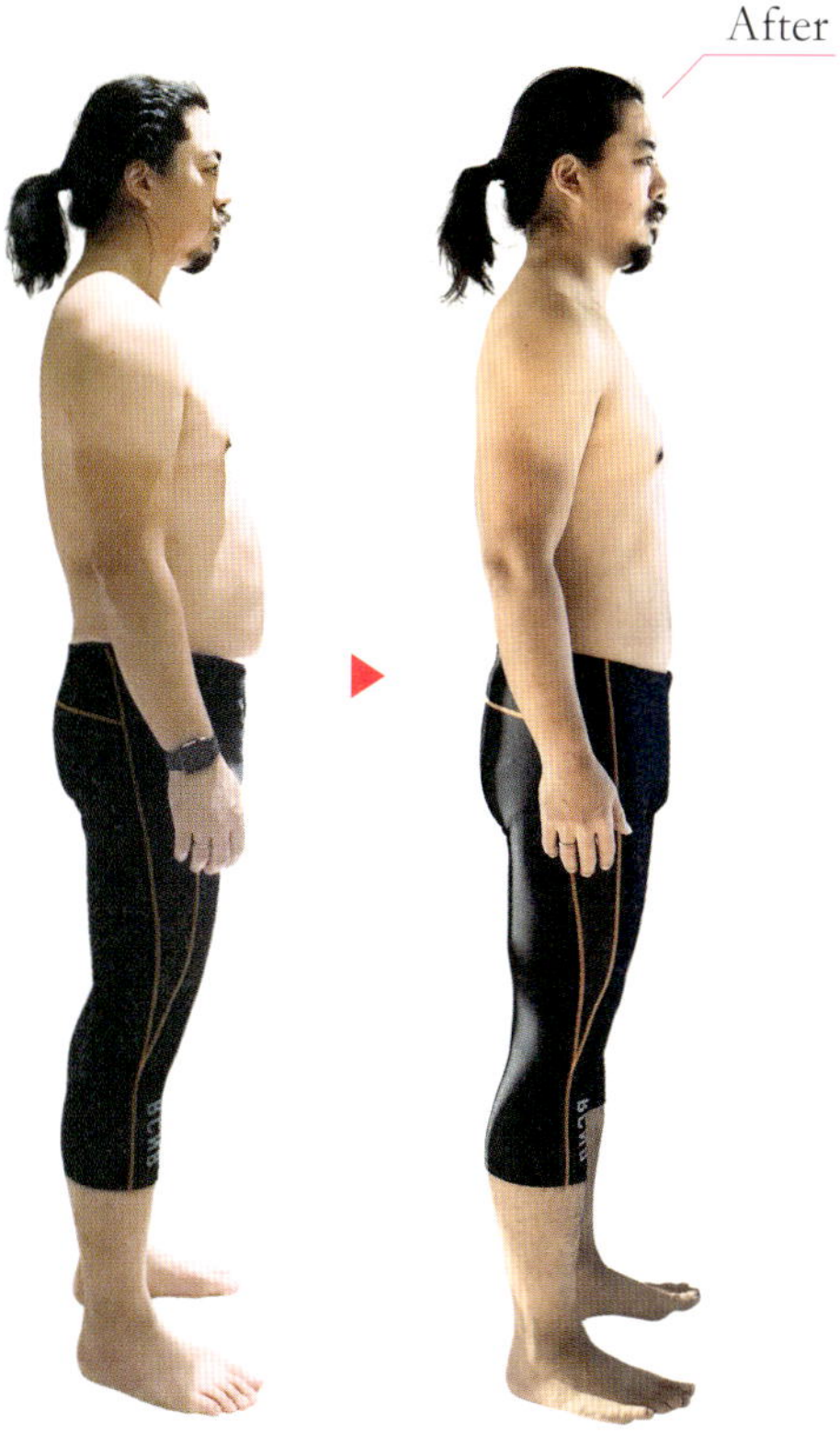

4週間で
ウエスト
−14センチ!
ヒップ
−7.5センチ!

「自分史上、最高の体形に！」

岩木智依子さん（30歳　女性）

以前、糖質ゼロの過激なダイエットで15キロ減らしたのですが、人生に試練が重なりあっという間にリバウンドして、以前よりさらに体重が増えてしまいました。「人のためではなく、自分のために美しくなりたい」。そう決意して「ゼロトレ」をスタート。4週間後、ウエスト、ヒップともに劇的に細くなりました。3週間目あたりですでに4キロほど落ちたのですが、この時点での体形が、以前に15キロ減らしたときと同じで、一番やせているときに買ったスーツが入ったのには衝撃を受けました。自分史上、もっともやせている体形になりました。

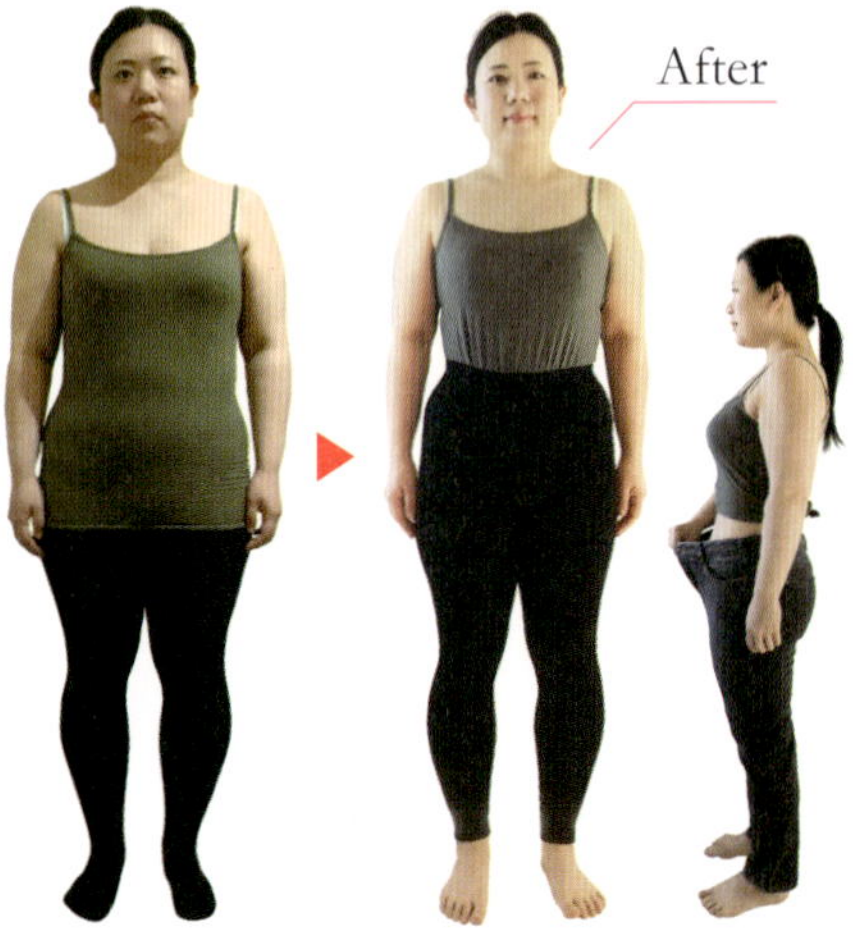

4週間で
体重
−4キロ!
ウエスト
−5センチ!

「歩き方、姿勢が劇的に改善しました！」

平田彰さん（43歳　男性）

1週間で体重が2キロ、ウエストも2センチ減ってびっくり。4週間後には、新調したばかりのスーツのウエストがゆるくなり、買い替えなくてはならなくなったほど。長年の猫背も劇的に改善し、周囲からは歩き方や姿勢が変わったとほめられました。寝ながらできる「ゼロトレ」は体への負担が少なく、出張先でもできます。

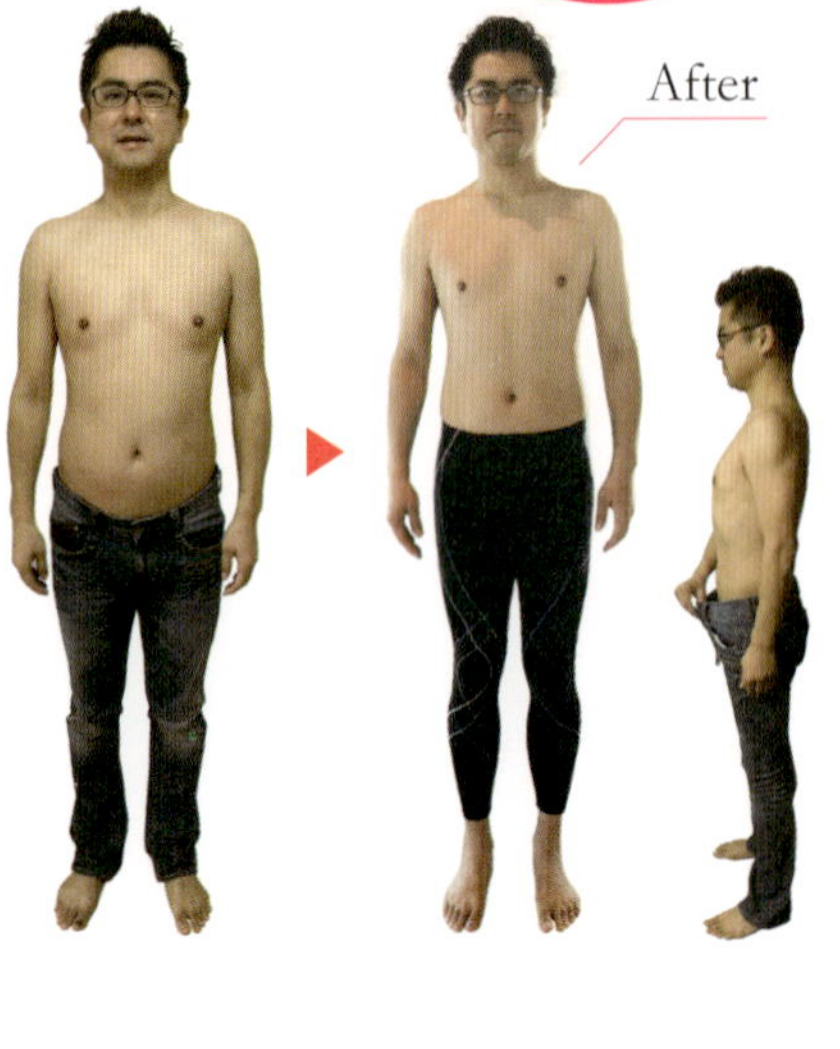

「54歳でも体は変えられる！」

４週間で
体重
−6.2キロ！
ウエスト
−13.5センチ！

乙益邦隆さん（54歳　男性）

体重、腹回りがともに順調に減った。病気を患ってから頭の回転が鈍くなって人に迷惑をかけるようになり自信を失っていたが、54歳でも体を変えられるのだと自信を取り戻すことができた。浅かった眠りが深くなり、エネルギーがわいてくるのを感じるし、記憶力も蘇った。

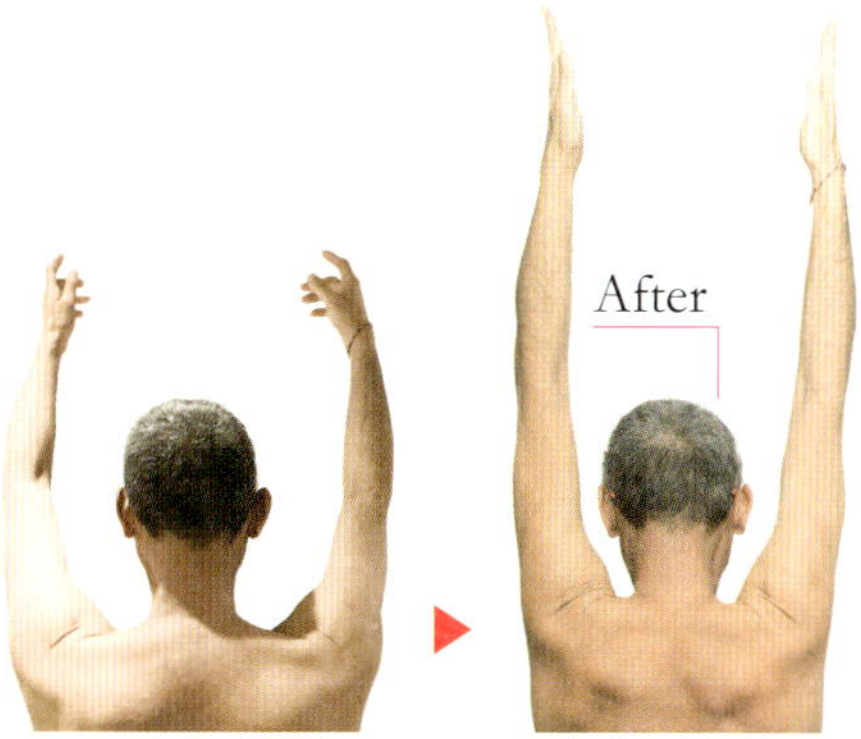

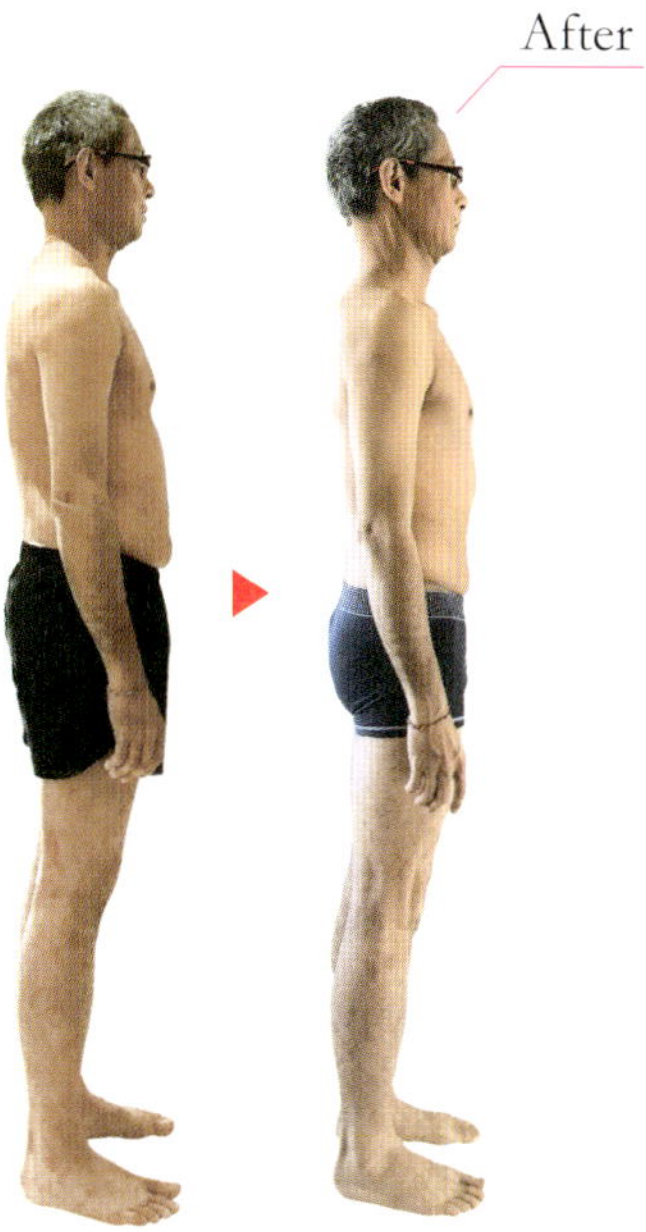

なにより、「五十肩」で中途半端にしか上がらなくなった腕が、今では真上に上がる。体を再生させることが、思考に大きな影響を与えることも身にしみてわかった。

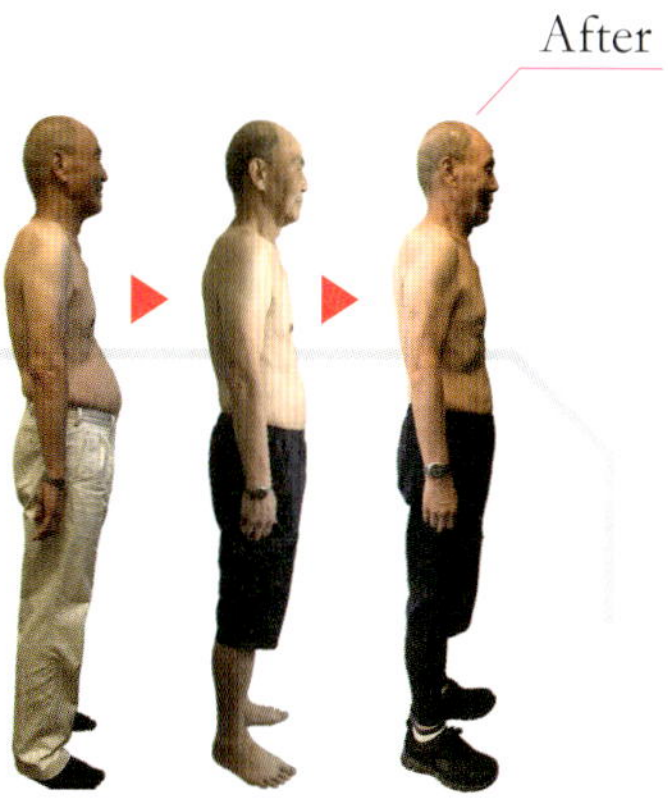

ちなみに、著者・石村友見の父も挑戦！
３週間でウエストは５センチ減でした。

Chapter 1

ゼロポジションに戻ると体になにが起こるか

「その日、ひょっとしたら
運命の人と出会えるかもしれないじゃない。
その運命のためにも、
できるだけ可愛くあるべきだわ」

——ココ・シャネル

くの字に曲がった母の体

人間にとって、「ちぢみ」とは宿命的なものです。

英語で「ちぢみ」は「shrink（シュリンク）」。

動詞で表現すると「to become smaller」（減る、少なくなる）となります。つまり「ちぢみ」とは、本来の大きさより小さくなることをさします。

体の「ちぢみ」にはいくつかの原因があります。

ひとつは「筋肉」のちぢみです。そしてそれを引き起こすのは「姿勢」です。

長時間、同じ姿勢でいたり、悪い姿勢で過ごすことで、筋肉は上から潰されたような状態になり、ちぢんでいきます。

たとえばスマートフォンを見ようと、首を下に15度傾けたとき。じつは、首には25～30キロもの重さがかかります。その重さにつられて肩が前に巻き込まれ、首や肩、背中をちぢませます。

筋肉は、その重さに耐えるためにちぢみ、緊張し、かたまり続け、体形は崩れてい

きます。

また、**「細胞」が死滅したり、「体液」が減少したりすることでも、体はちぢんでいきます。**それは年齢にかかわらず起こる生理現象です。

脊髄《せきずい》の中には、衝撃を吸収してくれる「椎間板《ついかんばん》」という、もともとはほとんどが水分（生体水）で構成された軟組織が存在します。椎間板の水分は赤ちゃんのときには88％を占めますが、20代後半から徐々に減り始め、高齢者は50％前後にまで減少します。

人の体の約70％は水分でできています。椎間板に限らず、体のあちこちで水分が減っていくわけですから、体はちぢみます。今、この瞬間も、あなたはちぢみ続けています。

年齢を重ねたあなたの両親が以前より小さく見えたとすれば、それは気のせいではなく、本当にちぢんでいるのです。

少し、私の母の話をさせてください。

私はニューヨークに住んでいるため、日本の母には1年に一度会えるかどうかです。２０１６年の秋のこと。67歳になる母が、風邪をこじらせたことをきっかけに体を腰から〝くの字〟に曲げ、杖をついて歩いていることを知りました。

「立っているだけで億劫《おっくう》、という状態が1年以上続いている」

そんな事実を聞かされ、私はとても驚きました。

「4、5日寝込んでいるだけで筋肉量は0・2％落ちる」というデータがあるほど、筋肉の衰えは速いもの。そんな「筋肉枯れ」をほうっておいたらどうなるか……。

答えはカンタン。**「寝たきり」へとまっしぐら**です。

振り返ると、私の幼少期は、けっして裕福なものではありませんでした。4畳の部屋に家族4人、子どものお風呂は洗濯機（信じられないでしょ!!　でも、本当なんです）……。

母は、2〜3個の仕事をかけもちしながら、働きづめで家計を支えてくれました。ですから、私の脳裏に焼き付いている「母」のイメージは、30年以上経っても「明るく前向きではつらつとした、タフな女性」のまま。そんな母のちぢんだ姿を目にするのは、とてもつらいことでした。

けれども、しばらくして、私はその事実を受け入れることができました。

「人は、あるがままに過ごしていると、ちぢんでいく」

そんな真理に気づき、「そうならないためにはどうすればよいか」と、突き詰めて考え続けることができたからです。

つまり、ちぢみゆく母が、「ゼロトレ」の開発の後方支援をしてくれたことになります。うんと親孝行をして、お返しをしなくてはなりませんね。

ちぢみを改善すれば、血液もきれいになる

さて、ちぢみのメカニズムに話を戻します。

どんな人でも、生きている限り、ちぢんでいきます。

けれども、安心してください。

筋肉のちぢみは、自分の力で元（ゼロ）に戻すことができます。

しかも、筋肉のちぢみを元に戻せば、よりよく動けるようになり、体の水分を増やせるようになります。そうすれば、老化のスピードをもっとゆるやかにできるのです。

体の約70％をしめる水分とは、リンパ液、血液、脳脊髄液《のうせきずいえき》などです（そのほとんど

は、血液です)。

筋肉は、全身に滞っている血液を送り出すポンプとしての作用があります。そのため、筋肉を動かすだけで、体じゅうに血液を充満させることができるのです。するると、皮膚の下でよどみ滞っていた老廃物を排出しやすくなり、**きれいな血液が全身をめぐるようになる。**よどみのない血液は体じゅうに酸素を運ぶため、あらゆる病気や、がんなどを遠ざける効果も期待できます。疲労回復の効果もあるでしょう。

さらに、ちぢみがなくなると、関節内の水分不足は解消します。これは、ギコギコとしか動かなかったパーツに潤滑油を入れたようなもので、関節は滑らかに動き始め、日常動作が軽やかに行えるようになります。

こうして基礎代謝は上がり、普通に生活をしているだけで脂肪を燃やしやすい体になるのです。こうなれば体重も落ちやすいし、ダイエット後のリバウンドとも無縁になります。

人は永遠にダイエットし続けることなど不可能なのです。ジョギングでやせた人は、ジョギングをやめれば太ります。糖質制限でやせた人は、再び糖質を摂り始めれば太ります（あなたの周りにもたくさんいるでしょ！）。

成功するダイエット法のたったひとつの条件は、「ダイエットをやめたあとも、勝手に脂肪を燃やし続けてくれる体にすること」です。「ゼロトレ」こそが、それを叶えます。

体重は変わらないのに、お腹がドラマチックに凹んだ理由

37ページの下の写真は、71歳の私の父に行ったゼロトレの3週間の経過です。**注目してほしいのは、腰のポジションです。**妖怪のように突き出た父のお腹が、「人間らしいシルエット」にまで戻りました。

もともと体重は軽いのですが、突き出たお腹の影響で腰痛を患っていました。ゼロトレを行うと体重は若干減った程度なのに対して、お腹がみるみるひきしまっていきました。また、それによって体形全体もシュッと整い、顔もにわかに男らしく引き上がり、10歳以上若返って見えます。

3週間後、父は「なんだか、オレの体じゃないみたいだよ」と言って笑っていまし

た。このとき、長年苦しめられてきた腰痛は、ほとんど気にならなくなり、羽の生えたような心地よさを感じたといいます。**父のウエストは、なんとマイナス5センチ。**体重はさほど変化がないのに、なぜ、このようなことが起きたのでしょうか。

父のように、手足や上半身は太っていないのに、お腹だけがぽっこり肥大している人は多いようです。

こういうケースでは「内臓脂肪が多い」という結論になりやすいのですが、必ずしもそうとは限りません。

少なくとも父の場合、そうではありませんでした。なぜなら、体重にさほどの変化がなかったからです。実際、**体重は若いときとさほど変わっていないのに、体形だけが大きく崩れた、**と悩んでいる人は多いものです。

あとあと詳しく解説しますが、ゼロトレは体の各ポジションを本来あった位置「ゼロポジション」に戻しながら、同時に「体幹」を鍛えることのできるエクササイズです。

つまり、**「体形を改善しながら、脂肪を燃やして体重も減る」**ケースがほとんどです。

事実、生徒さんの中にはひと月で9キロやせた人もいますし、5キロ、7キロやせた人は続出しています。にもかかわらず、あえて体重がさほど変化しなかった父の事例を紹介しているのは、ぽっこり出たお腹の原因は、内臓脂肪ではなく「腰のポジションにある」ということを知っていただきたいからです。

父の場合は、運動不足や長時間のデスクワーク、姿勢の悪化などでお腹の力がゆるみ、腰が本来あるべき位置から前にせり出したことで、内臓や脂肪が前に押し出されていただけでした。

それによって**「ウエストラインがなくなり、太って見えるだけ」**だったのです。

写真からもわかるように、首やお腹が「前にせり出していた位置」から、どんどん後方へと移り、3週間後には体全体が内側に寄り、ほっそりとしています。

これは時間の経過とともに、腰の位置がゼロポジションに近づいていき、立つだけで必要な筋肉がひきしめあげられた結果です。

脂肪よりも筋肉のほうが重いことは、きっとご存じでしょう。父の場合、もともとの脂肪量は大したことがなかったため、それが筋肉に変化していく過程では体重は減りにくい。しかし、**腰のポジションが劇的に改善されたために、ぽっこりしたお腹はドラマチックなくらいに凹《へこ》んだわけです。**

このように、腰をゼロポジションに戻すだけで、お腹はもちろん体形全体が改善し、ほっそりとした体になれる。

事実、ゼロトレ体験者のみなさんの多くは、男女かかわらず、わずか1時間でお腹がきれいにひっこみ、美しい体形へと変身します。

そんなすごいパワーを秘めているのが、ゼロポジションなのです。

では、一体、体のどのパーツをゼロポジションに戻せばいいのでしょうか。

ダイエットを成功に導く5つのゼロポジション

体のあちこちがちぢんだことによって、各パーツは元（ゼロ）のポジションから大きくずれてしまいます。これによって、代謝や血流が悪くなり、太ったり、体形が崩れたり、不調を引き起こしたりします。

私の開発した「ゼロトレ」は、ちぢみを伸ばすことで、各パーツをゼロポジション

に戻します。これによって、体重も、体形も理想の状態にするのです。

単に体重が減るだけでは意味がありません。

モデルの菜々緒さんは**「体重は気にせず、完全にフォルム重視」**という趣旨の発言をされています。

まさにその通りで、体重が減っても、背中が丸まっていたり、お尻が下がっていたりするのでは、美しさは手に入りません。

これは男性も同じ。ニューヨークの一流のエグゼクティブたちは、体重ではなく、「見た目」に注意を払います。つまり体形や姿勢です。

ビジネスの世界ではその見た目こそが、相手の第一印象を左右してしまうことをよく知っているのです。

だからこそ「ゼロトレ」は、美しい体形をつくることに重きを置いています。

では、体のどこをゼロポジションに戻す必要があるのでしょうか。

ゼロの位置に戻すべきパーツは5つです。

1、首
2、肩
3、背中
4、腰
5、足指

もともと私たちは、さほど意識しなくても各パーツがゼロのポジションに戻るように調整するものです。ずっと前かがみの姿勢でいればときおり伸びをしたり、寝ている間に寝返りをうったり。

こうして自然に「あるべき位置」に戻す動作をしているわけですが、実際にはそれだけでは調整しきれなくなっているのです。体を酷使《こくし》している人ほど、ナチュラルな回復力に頼るだけでは調整が間にあいません。

そこで、先ほどあげた「5つのパーツ」を意識してゼロに戻す必要があります。「ゼロトレ」によって各パーツがゼロポジションに戻ると、**立ったときに「耳→肩→ひじ→手首→ひざ→足首」が地面に対して垂直に、1本の線でつながります。**

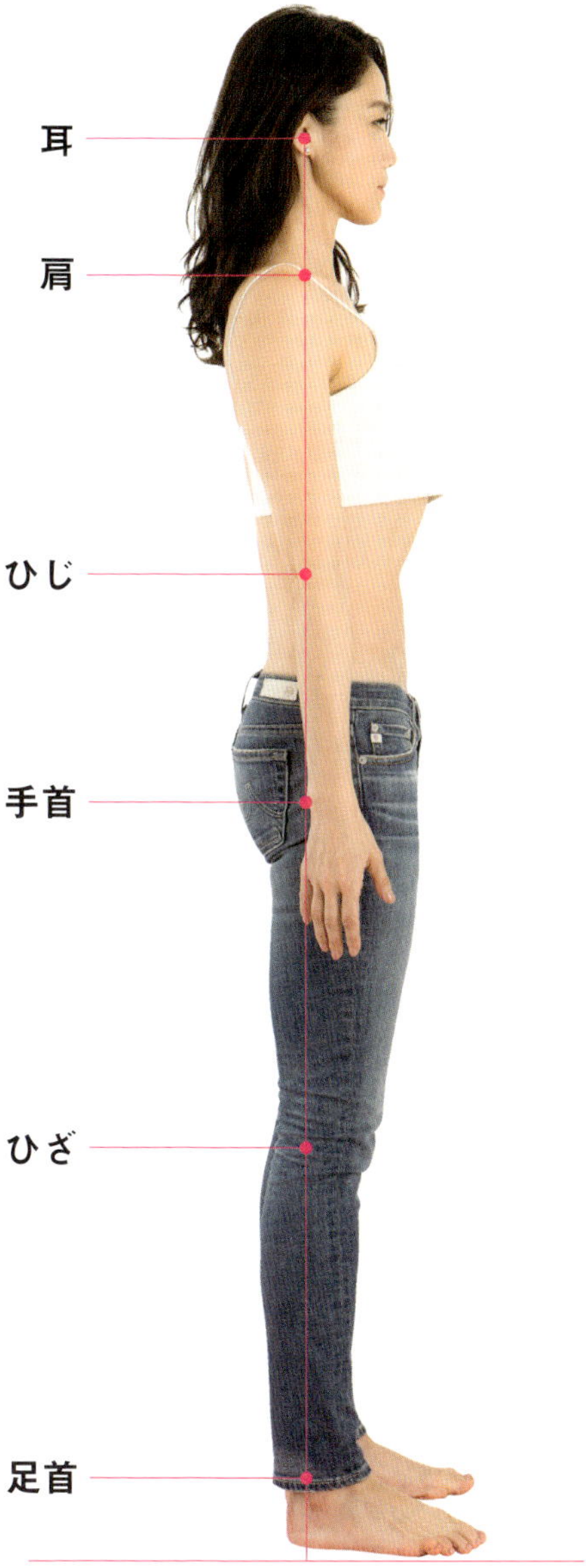
耳
肩
ひじ
手首
ひざ
足首

そこからゆっくり両足のつま先を上げて、かかとに重心を乗せ、まっすぐ立っても倒れなければ、ゼロポジションの完成です。強靭《きょうじん》かつしなやかな中心軸ができあがったことになります。

こうなると、体に羽が生えた**「ゼロ・グラビティ（無重力状態）」**です。

ニューヨークでこの状態を手に入れたある体験者はこう言いました。

「このまま3時間でも踊り続けられそう！」

まるで、一流のバレリーナになったかのような錯覚を抱いたようでした。

ゼロポジションを得たことで体にできた中心軸は、重力に対して最も効率よく体を支えることができるため、手足は「重さ」から解放され、最小限のエネルギーで最大の力を発揮できるようになります。

究極に軽い「ゼロ・グラビティ」の完成です。

このとき、あなたは、理想の体重と体形を手に入れていることでしょう。

カギを握るのは「腰」のゼロポジション

5つのパーツ――首、肩、背中、腰、足指がゼロポジションに戻った状態で立つと、一般的な「よい姿勢」と言われるものより、**重心が少し後ろにかかります。**

それによってお腹の奥でひとりでにグッと力が入って腹筋が鍛えられ、垂れ下がった体全体が締め上げられ、姿勢はひとりでに美しくなります。

ゼロトレを行うことで、ゼロポジションを手に入れられると、自然とかかと重心で地面に垂直に立てるようになる。これによって、日常の「立つ」「歩く」といった動作をするだけで「自然と」エクササイズをしている状態になるのです。

こうなればしめたものです。日常のあらゆるシーンで体が「勝手に」鍛えられるのですから、ジョギングも、筋トレも、食事制限もほとんど必要ありません。

大切なことなので、先ほど書いたことを、もう一度くり返します。人は永遠にダイエットし続けることは不可能です。成功するダイエット法のたったひとつの条件は、「ダイエットをやめたあとも、勝手に脂肪を燃やし続けてくれる体にすること」です。

実際、ゼロトレの体験者たちは、一定期間のプログラムを終えたあと、まったくエクササイズをしなくても美しい体形をキープしています。

5つのパーツのうち、最も重要なのは**「腰」**です。腰は、体全体の安定をつくる重要なポジションです。「ドスン、ドスン」と足の裏を地面に打ちつけて歩く人がいます。走るときも同じです。「ドスッ、ドスッ」という音とともに、体全体を大きく揺らし、人一倍汗をかいて走る。

こういう人はたいてい腰のポジションがゼロの位置から逸脱《いつだつ》しています。**体の要《かなめ》である腰があるべき位置にないからこそ、動きにムダが多いのです。**先ほどご紹介した私の父もゼロトレ以前はまさにそうでした。

逆に、腰がゼロポジションにある人の足音は小さいものです。「足音がしない」ということは、体への衝撃もほぼないということ。だから、歩いても走っても、「どこも痛くない」「どこも重くない」のです。

腰の内部には、上半身と下半身をつなぐ唯一のインナーマッスル（体の深層部にある筋肉）があります。インナーマッスルは、**「息を吐ききることで鍛えられる」**という、うれしい性質をもっています。

だから、専門的なトレーニング機器に頼らなくても、意識的に呼吸をするだけで、効果的に働きかけることができるのです。歩きながら、家事をしながら、子育てをしながら、通勤をしながら、日常のどんなシーンをもエクササイズに変えてしまいます。

父は、体の要である腰をゼロポジションに戻したことで、お腹がドラマチックに凹み、腰痛に悩まされることもなくなりました。歩く、立つ、座る、寝るといった動作も以前に比べてラクになったと言います。よく見れば、「腰」という字には「要」という字が含まれていますね。

「すき間」こそが若さをつくる

本章の最後に、体をゼロポジションに戻すことによって、体が若返り、日常の快適性も格段に高まることに触れておきます。

あなたは、究極のアンチエイジング法（若返り法）を、ご存じでしょうか？

それは、**「体の中にすき間をつくること」**です。

もともと、関節と関節の間には一定のすき間があります。これによって関節を滑らかに動かすことができます。しかし、加齢とともに筋肉がちぢんだり、水分（生体水）が減少したりすることで、関節同士の間にあったすき間は失われていきます。

こうなると日常動作に不都合が起こり始めます。血行は悪化し、筋肉の疲労はなかなか回復せず、エイジング（老化）が加速することになります。

「腰が伸ばしにくい」

「腕が上がりにくい」

「疲れがとれない」etc.……。

逆に、**「すき間」があると、関節が動きやすく、日常動作を滑らかに行えます。すると、血液が全身をくまなくめぐり、筋肉が疲労を回復しやすいため、エイジング（老化）のスピードをゆっくりにさせることができるのです。**

そもそも、私たちの体には約４００個の関節があると言われています。「ゼロトレ」は、関節の「可動域」（動く範囲）を広げて柔軟性を取り戻すことに、絶大な力を発揮してくれます。日常動作が滑らかになる上、様々なアンチエイジング効果まで得られるというわけです。

今までのあなたの日常動作は、ブリキのおもちゃのようにカクカクと、ぎこちないものであったかもしれません。けれどもゼロトレをスタートすれば、手足や肩、股関節にまるで**「油がさされた」**かのように滑らかになります。

それは、体のちぢみが改善したことで、関節に「すき間」ができたからなのです。

靴下をはきづらくなった。
なにもないところで、転んだ。
後ろを振り向きにくいと感じた。
トイレでお尻を拭きにくいと気づいた。
椅子から立ち上がるのに、時間がかかった。

こういった日常動作で失った滑らかさは、首、肩、背中、腰、足指の5つのパーツをゼロポジションに戻せば復活することでしょう。そして**「以前より手足が長くなった！」**と感じることでしょう。あなたの手足は、あなたが知っている以上に長くて軽いもの。もっと自由に軽やかに動くものなのです。

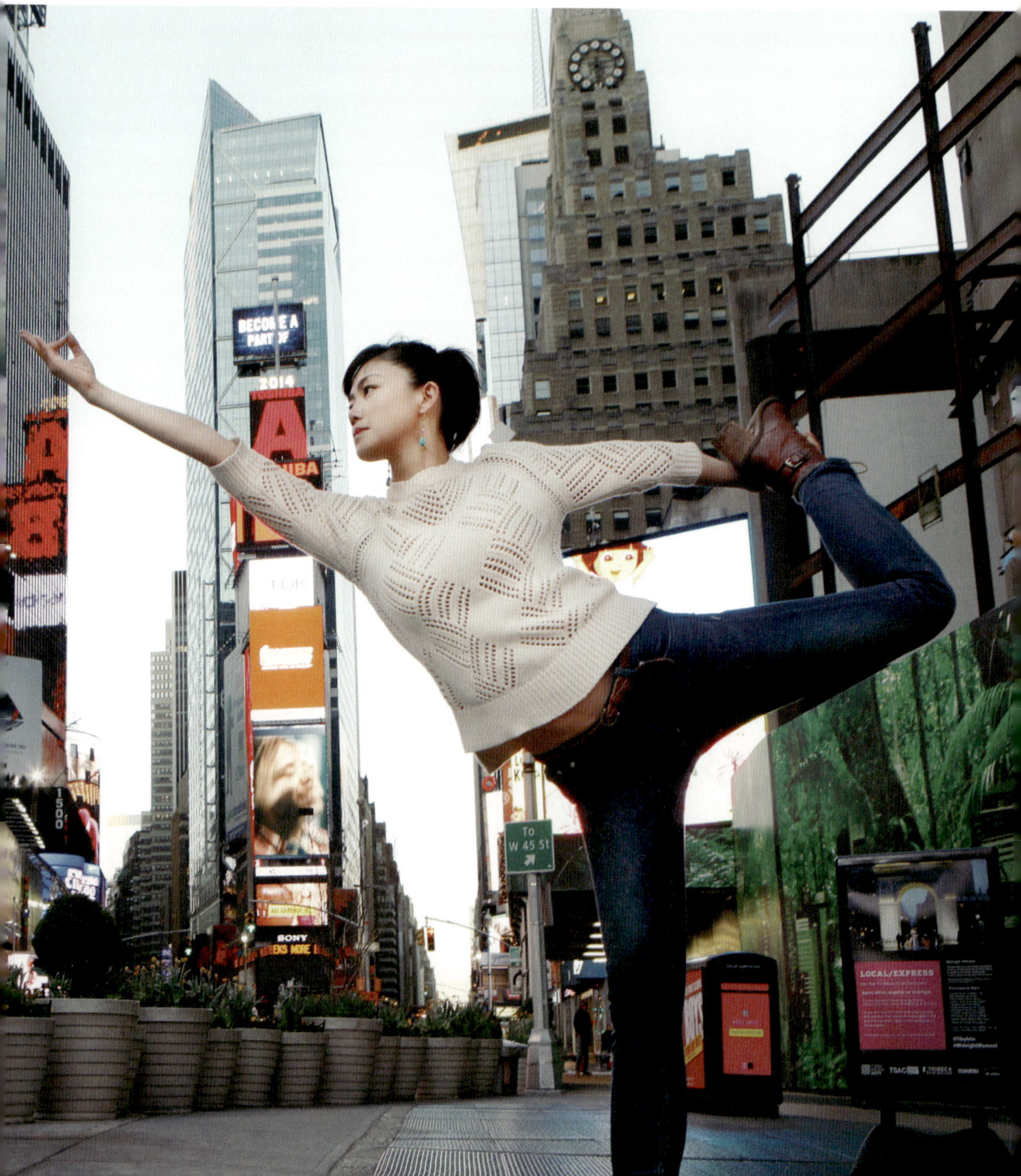
BECOME A PART OF
2014
TDK
SONY
To
W 45 St
LOCAL/EXPRESS

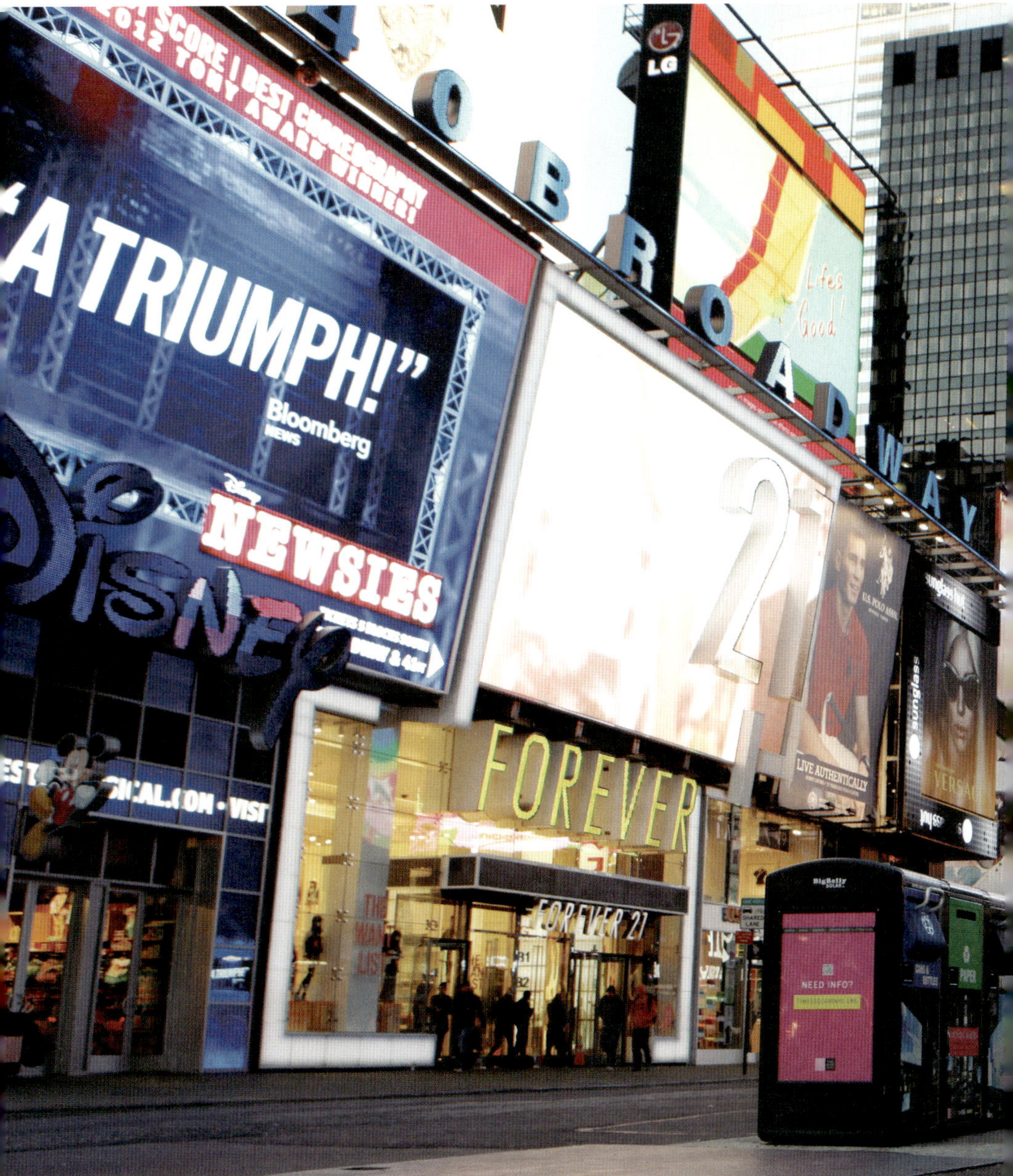

2012 TONY AWARD WINNER!
"A TRIUMPH!"
Bloomberg
NEWS
Disney
NEWSIES
LG
Life's Good!
BROADWAY
FOREVER
FOREVER 21
U.S. POLO ASSN.
LIVE AUTHENTICALLY
sunglass hut
NEED INFO?

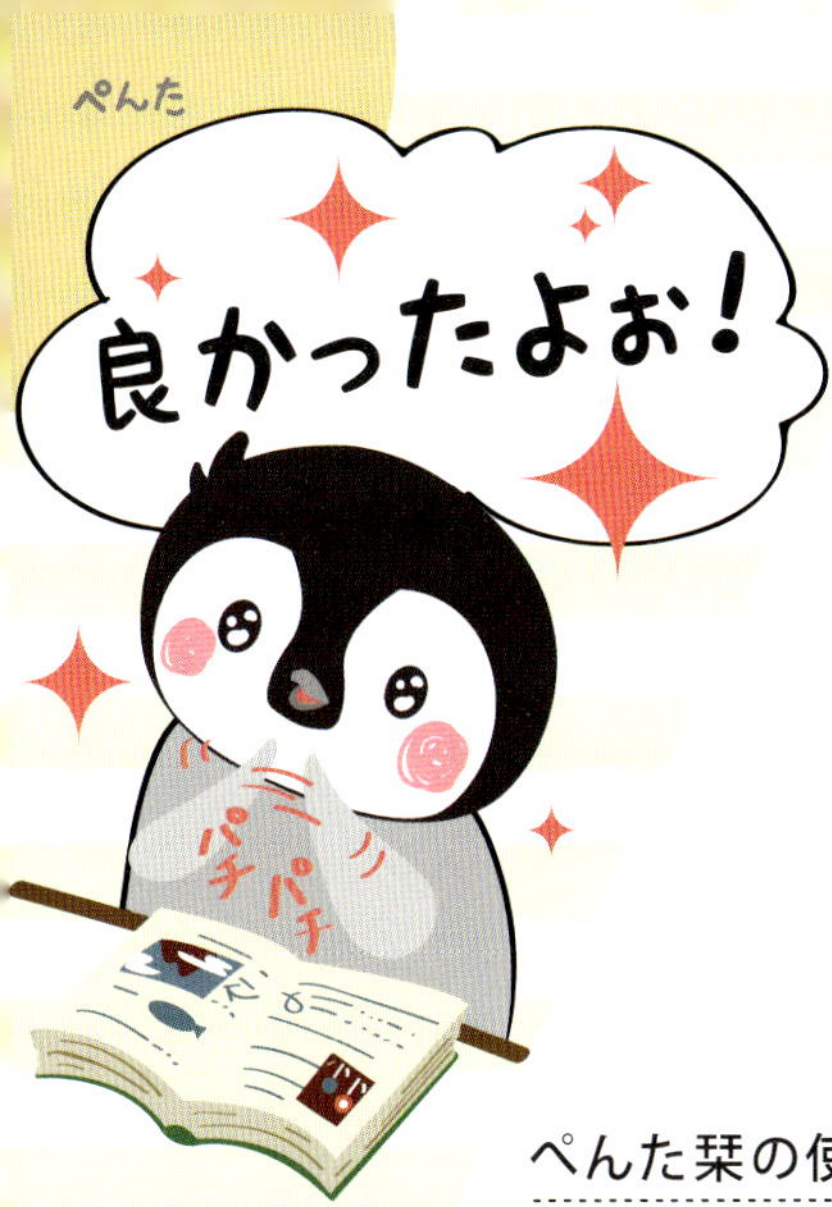

ぺんた栞の使い方

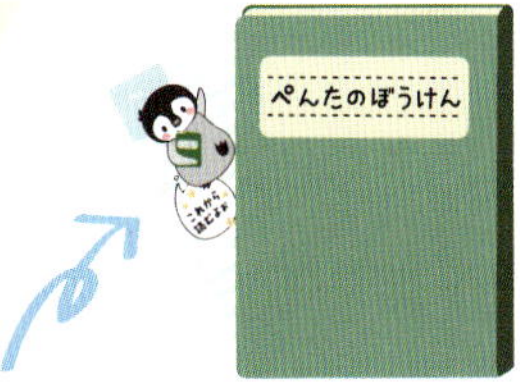

ななめに挟んで
写真を撮ってねぇ～!

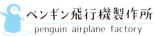

ペンギン飛行機製作所
penguin airplane factory

公式サイト:penguin-hikoki.com
instagram:@penguinhikoki

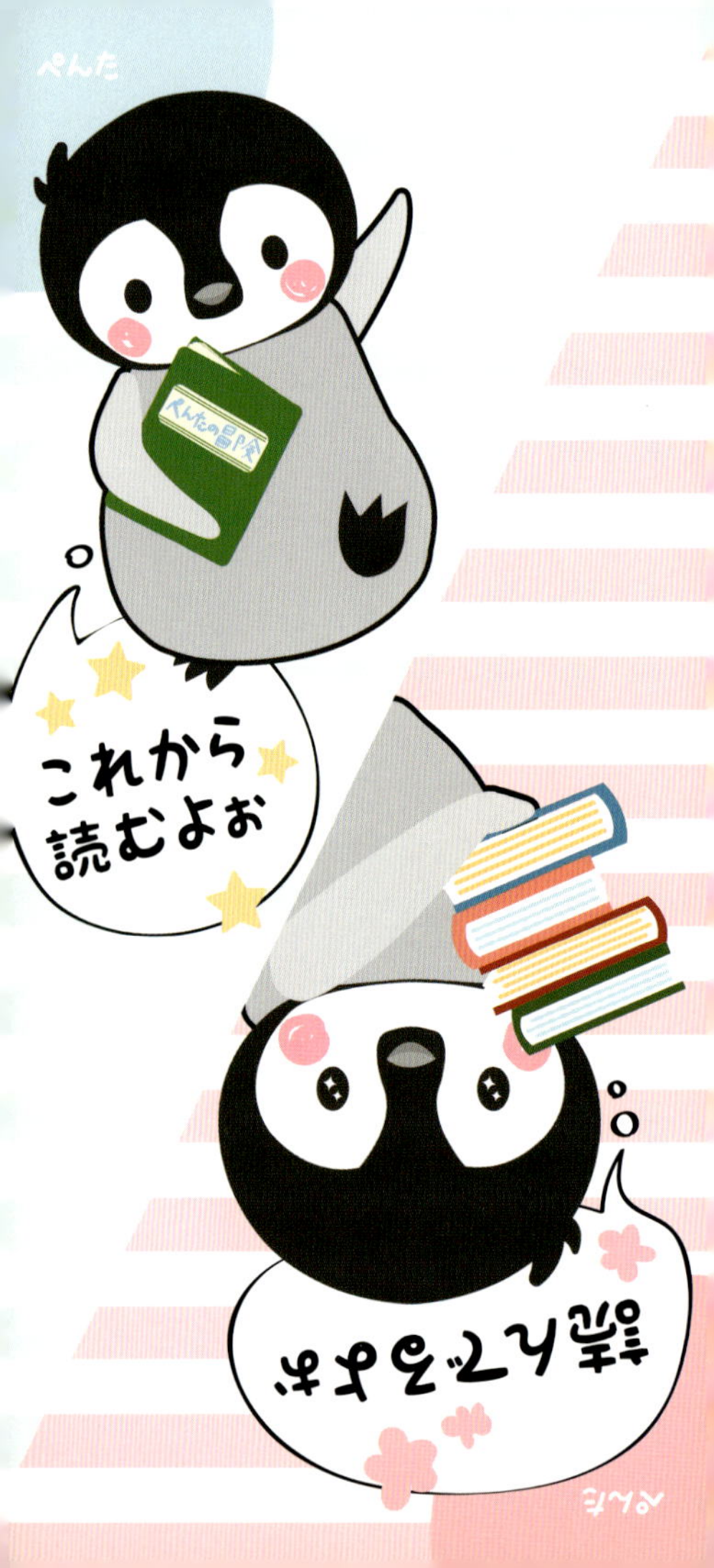

ぺんた
ぺんたの冒険
これから読むよぉ
読んでるよお
ぺんた

Chapter 2

あなたのポジションはどれくらい崩れているか

「心構えこそがすべて」
——ダイアン・フォン・ファステンバーグ

「腰」が崩れると総崩れ!?

首、肩、背中、腰、足指。この5つのゼロポジションが崩れると、重力に負けて体のあちこちで位置異常が起きます。こうなると体に必要以上に負荷がかかり続けますから、「ちぢみ」にも拍車がかかります。

5つのポジションが理想の状態（ゼロポジション）にあると、**立ったときに「耳→肩→ひじ→手首→ひざ→足首」が地面に対して垂直に、1本の線でつながります。**

人によって、特に肩がちぢんでいたり、背中がちぢんでいたりという個人差はあります。しかし、人体のパーツ同士は独立したものではなく、つながっているわけですから、首がちぢんでいれば肩もちぢむし、それにつられて背中もちぢむ……という具合に全体がちぢみ、体形を崩していきます。

特に、体の要である「腰」のゼロポジションが崩れている人は、ほかのポジションもすべて崩れている可能性が高く、逆に、ここがゼロポジションにある人は、他のパーツもゼロポジションにあることが多いのです。

各パーツのゼロポジションとは

体形を美しく整え、普通に生活しているだけで脂肪を燃やしてくれる「ゼロポジション」とは、一体どんなものか。

5つのパーツごとに、ひとことでまとめてみます。

1、首……後頭部から肩にかけて、まっすぐ垂直になっている。耳の真下に肩がある

2、肩……耳の真下に腕があり、手の中指が太ももの内側をさしている

3、背中……後頭部から首にかけて、まっすぐ垂直になっている

4、腰……胸よりも、お腹が凹んでいる。また、反りすぎていない

5、足指……指の間隔が広く開き、「土踏まず」がある

自分のポジションや姿勢は、自分ではなかなかわからないものです。

鏡の前に「横向き」で立ち、目で確認したり、スマートフォンのセルフタイマー機能で「自撮り」したりして、よく観察してみてください。

ビフォーアフターを比較する

撮影したらプリントして、耳、肩、ひじ、ひざ、足首の5か所に、小さな丸いシールを貼っておくといいでしょう。それが面倒であれば、スマートフォンの写真のお絵かき機能を活用してもいいでしょう。「ゼロトレ」を行った結果、これが2週間後、4週間後にどうなったのか。再び丸印をつけて、ビフォーアフターを比べるわけです。**この5か所が一直線上にそろい、つま先を上げても後ろによろけることがなければ、ゼロポジションに整った証拠です。**ちなみに、シールは100円ショップなどですぐに手に入るはずです（日本の100円ショップは最高！　ニューヨークにも欲しい!!）。

さて、一体、あなたの体はどれくらいちぢんでいるでしょうか？　5つのパーツをひとつずつ、見ていくことにします。そして、その次からいよいよ「ゼロトレ」の実践に入ります。

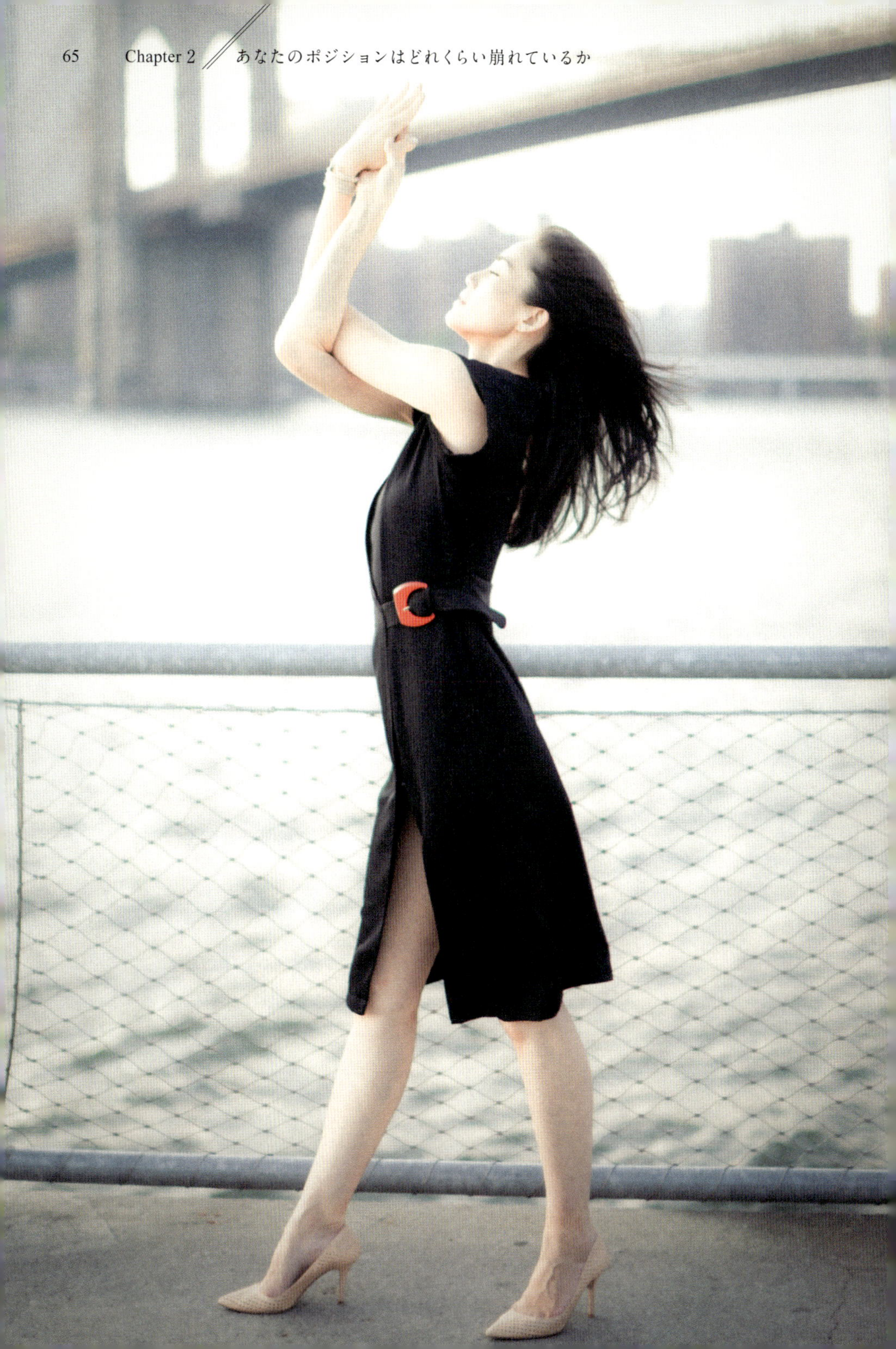

○

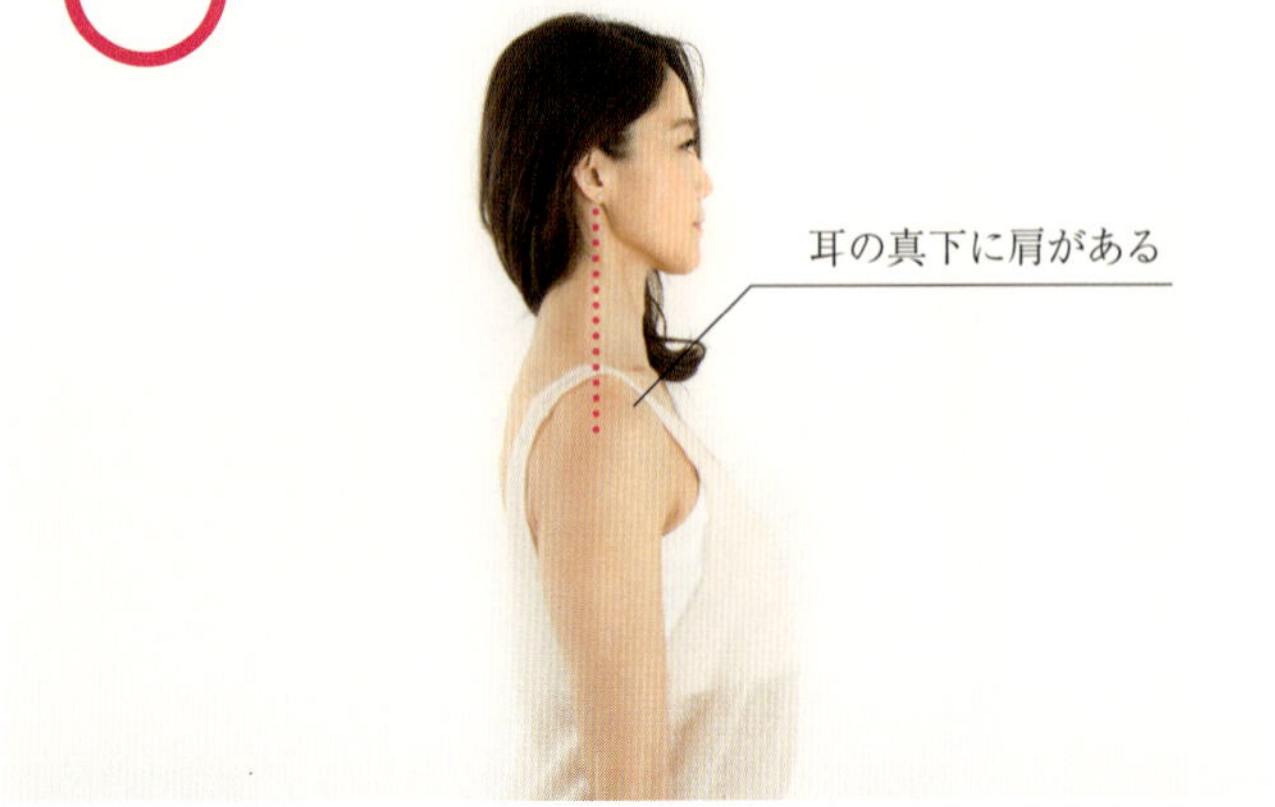

1 首

～耳の真下に肩があるか

○ **ゼロポジション→後頭部から肩にかけてまっすぐ垂直になっている。耳の真下に肩がある**

✕ **ゼロポジションが崩れている→後頭部から肩にかけて垂直ではない。耳より前方に肩がある**

こうなると首の後ろがちぢむため、首は太く短くなる。また、猿のようにアゴが前に押し出されて、下向きの薄幸な印象になってしまう。

×

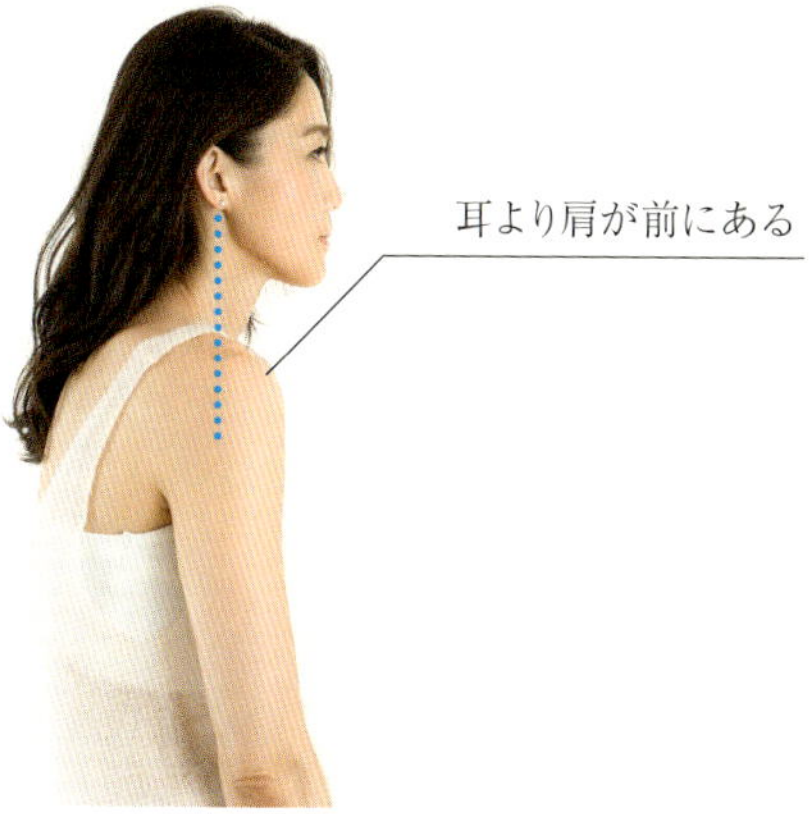

動作チェック↓後ろから声をかけられて、すぐに振り向けるか？

・左右どちらからも、振り向ける↓**◎ちぢみなし（ゼロポジション）**

・左右どちらかが、振り向きにくい↓**△ちょいちぢみ**

・左右どちらからも振り向けず、体ごとねじる↓**×すごいちぢみ**

2

肩

～手の中指が太ももの内側をさす

○

ゼロポジション↓耳の真下に腕があり、手の中指が太ももの内側をさしている

×

ゼロポジションが崩れている↓耳の真下に腕がなく、手の中指が太ももの内側をさしていない

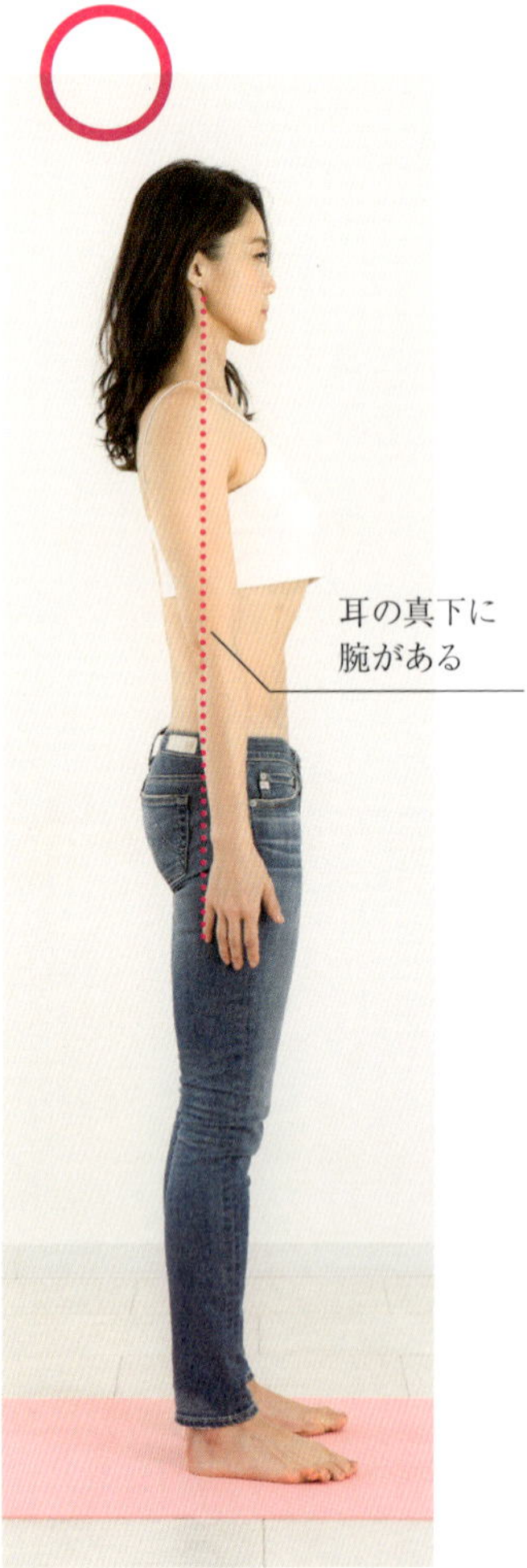

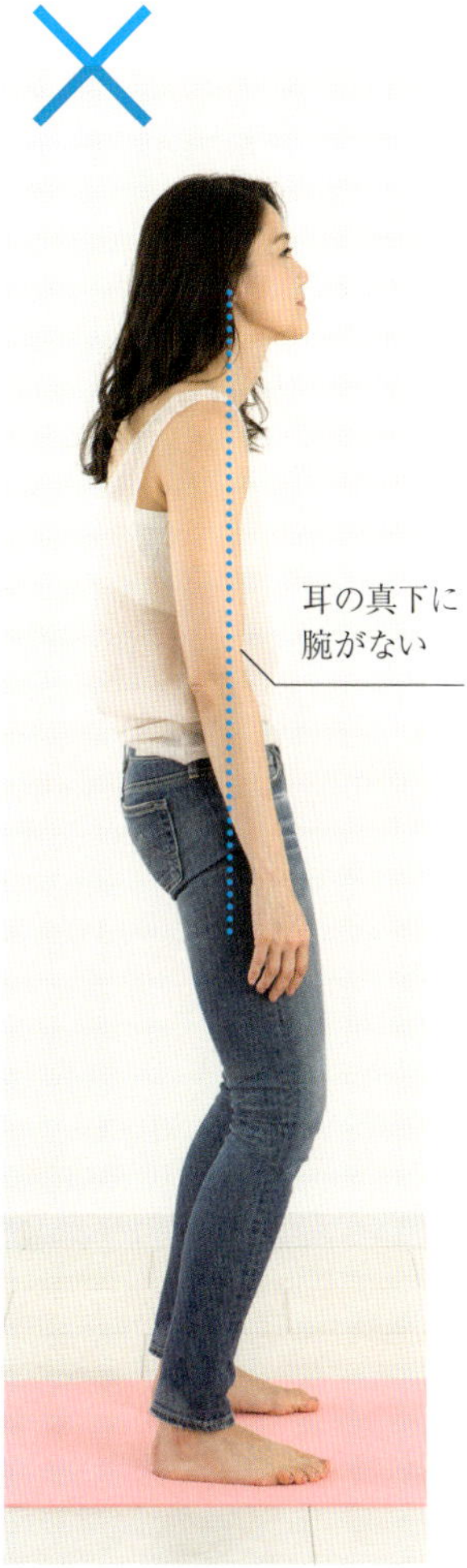

こうなると肩の位置が、耳寄りに上がって、内側にすぼむので、首と肩周りがちぢみ、おびえたような印象を与える。また肩が前かがみになり、腕の位置が前に移動し、二の腕に脂肪がつきやすくなる。

動作チェック↓両腕を頭の上まで伸ばして、手のひらを下向きにして組めるか？

・両腕を耳の後ろにピッタリつけて頭の上まで伸ばし、手のひらを下向きにして組める↓**◎ちぢみなし（ゼロポジション）**
・両腕を上に伸ばしたとき、腕が耳につかない↓**△ちょいちぢみ**
・両腕を上げようとしても、肩までしか上がらない↓**×すごいちぢみ**

3 背中

〜後頭部と首は一直線か

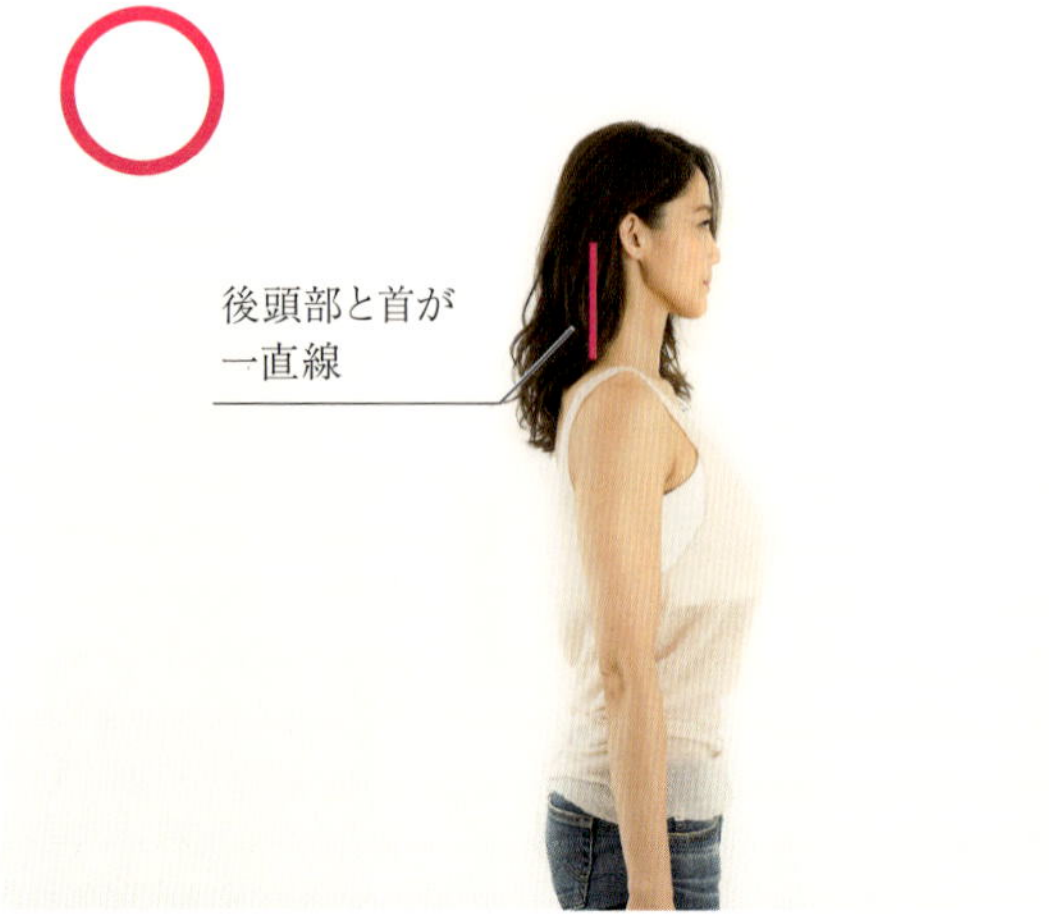

○ ゼロポジション → 後頭部から首にかけて、まっすぐ垂直になっている

✕ ゼロポジションが崩れている → 後頭部から首にかけて、まっすぐ垂直になっておらず、背中が丸まっている

こうなると背中がちぢみ、張ってくる。猫背で自信がなさそうに見えたり、背中がゴツゴツした「ガッチリ系」に見えたりする。また、背中が丸まる分、お腹にシワが寄って二段腹、三段腹になってしまう。

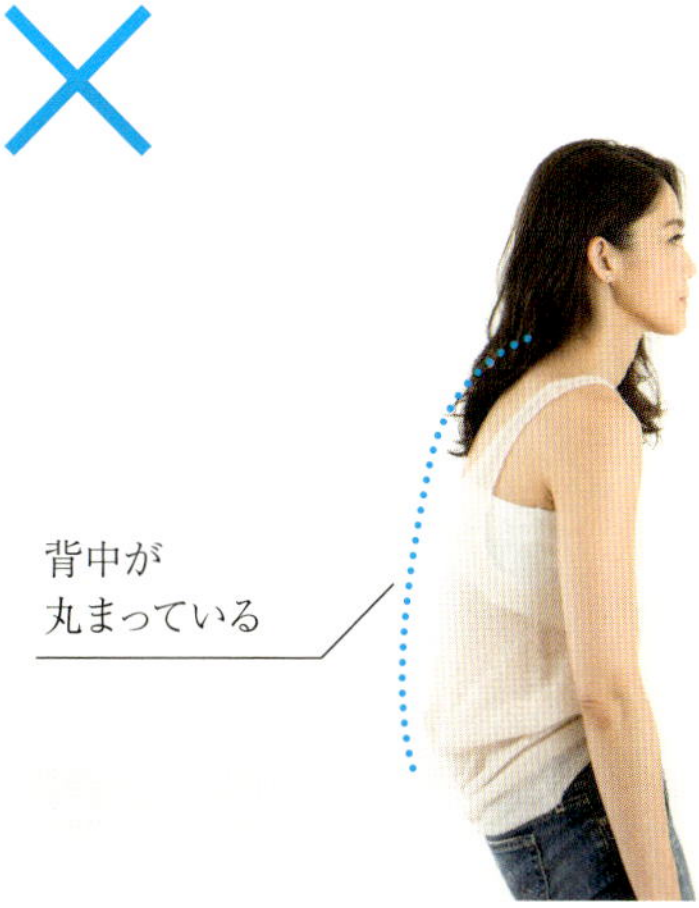

動作チェック→立ったまま前屈して、手を床につけられるか？

・首から腰まで丸めた姿勢で前屈ができ、手のひらが床につく→**◎ちぢみなし（ゼロポジション）**

・背中をほんの少し丸めた前屈しかできない。手の指先がギリギリ床につく→**△ちょいちぢみ**

・背中がまっすぐな姿勢の前屈しかできない。手は床にまったくつかない→**×すごいちぢみ**

4 腰

〜反りすぎると危険！

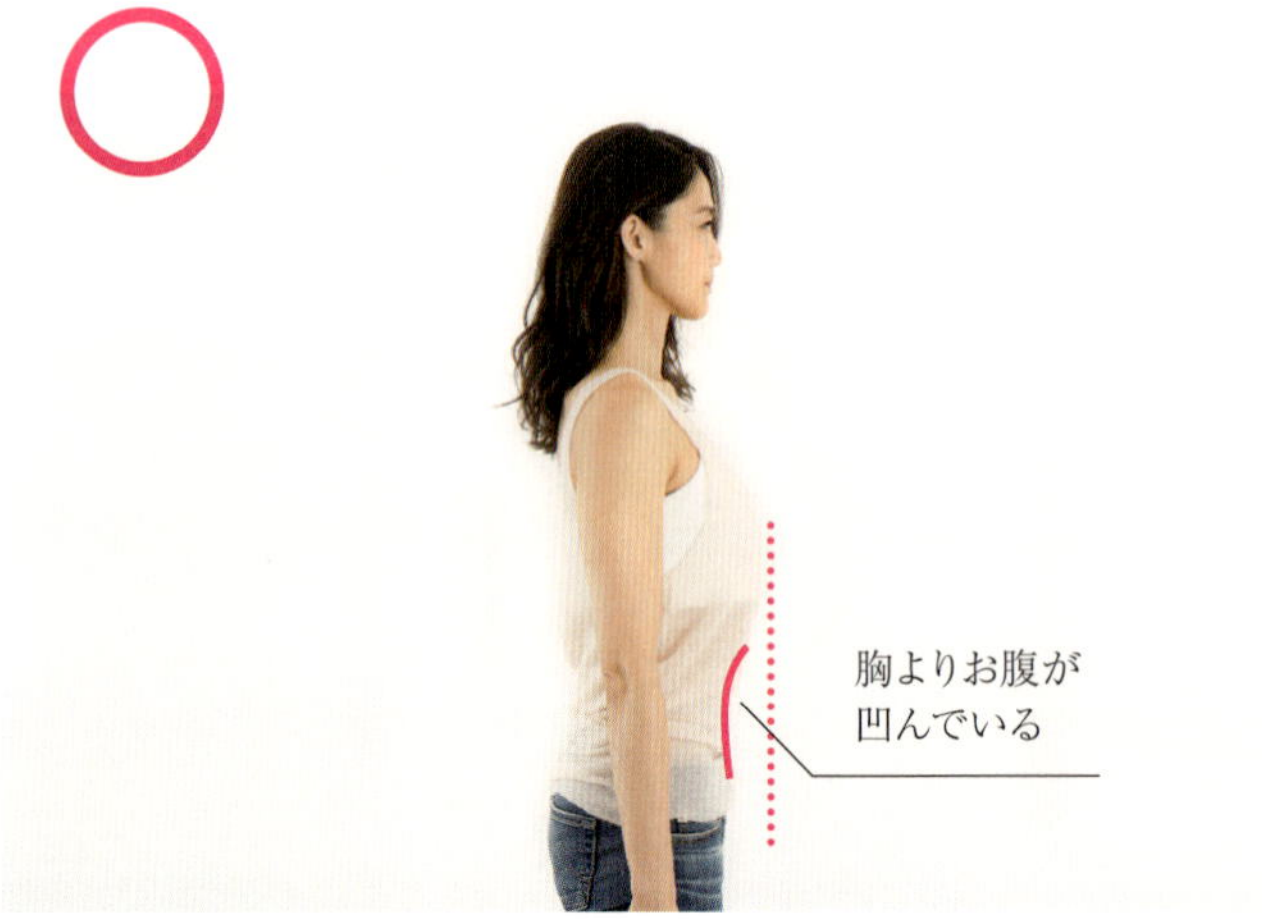

○ ゼロポジション→胸よりも、お腹が凹んでいる

× ゼロポジションが崩れている→胸よりも、お腹が突き出ている。または、腰が反りすぎている

胸よりもお腹が突き出ると内臓がぽっこり前に押し出され、腰の周りのくびれがなくなり、ウエストが太い印象に。お腹はユルユル、タプタプになる。また、ひざが曲がるため、お尻と太ももが垂れ下がり、足は太く短く見える。また、逆に腰が反りすぎると腰痛の原因になる。

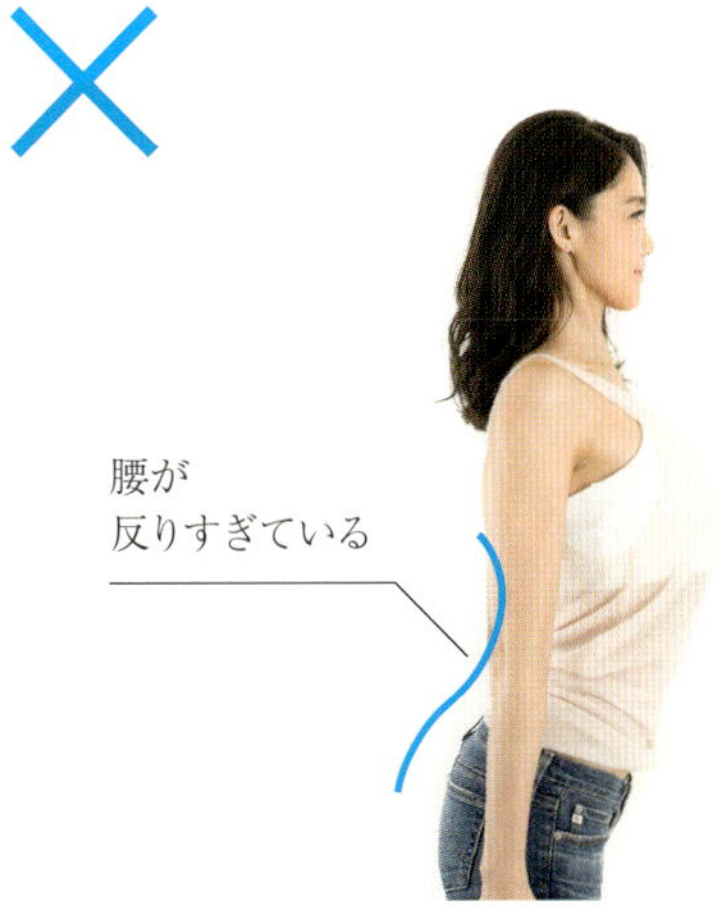

動作チェック↓仰向けに寝転んだとき、両手で右ひざを胸に寄せられるか？　そのとき左ひざの裏は床についたままでいられるか？（※左右逆でも行う）

・両方のひざを、胸に寄せられる。そのとき反対側のひざ裏は、床についたままでいられる↓**◎ちぢみなし（ゼロポジション）**

・片方のひざしか、胸に寄せられない↓**△ちょいちぢみ**

・上体を起こさないと、片方のひざをつかむことができない↓**×すごいちぢみ**

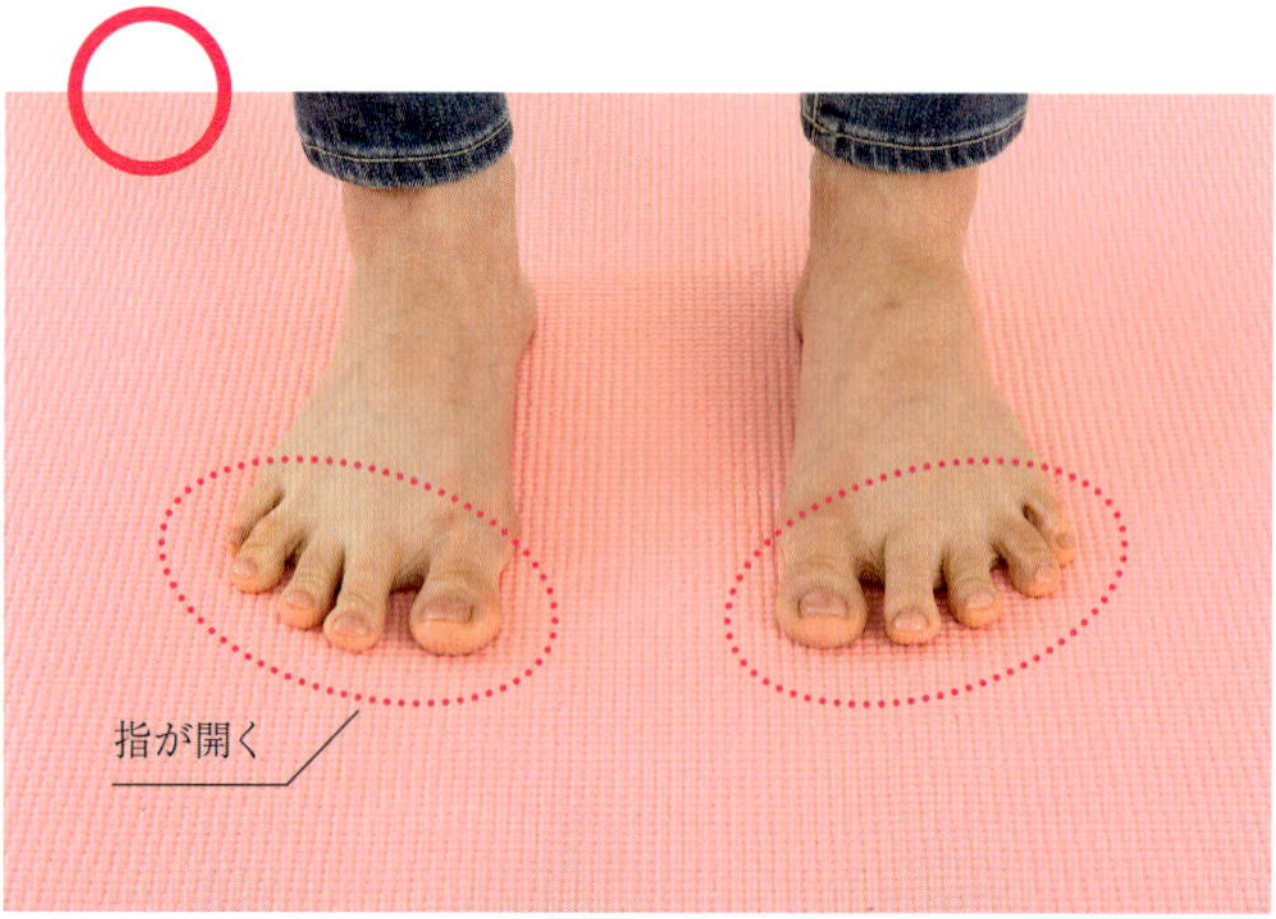

5 足指

～指は自在に開くか

○ ゼロポジション→指の間隔が広く開き、「土踏まず」がある

× ゼロポジションが崩れている→指の間隔が広がらず、「土踏まず」がほぼない

こうなると体全体を引き上げる力が弱くなり、腰が引け、背中は丸くなり、肩、首、アゴが前に押し出されることに。「10歳」老けた印象を与える。

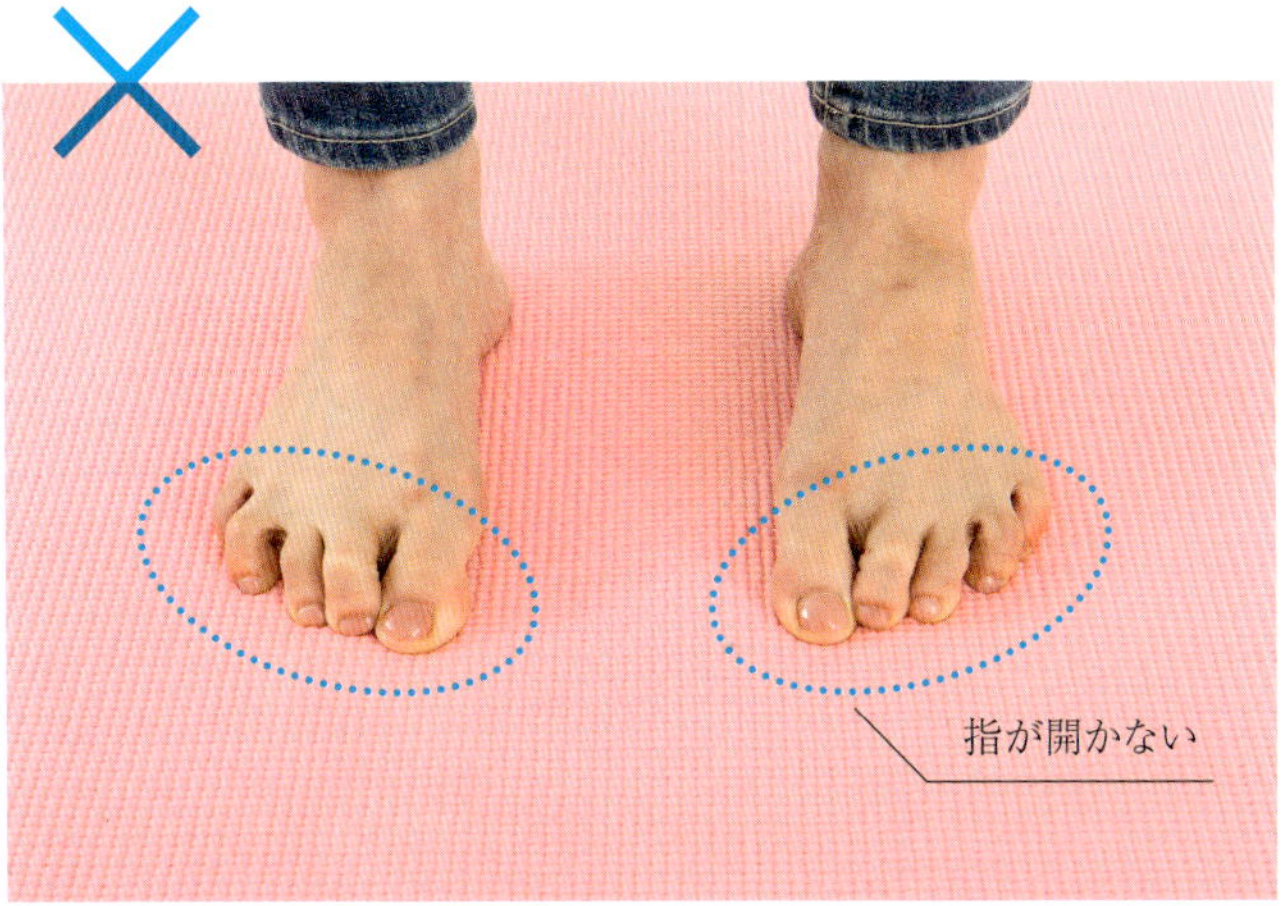

動作チェック→イスに座ったまま、足指で「グー・チョキ・パー」の形ができるか？

・足指で「グー・チョキ・パー」すべての形ができる→**◎ちぢみなし（ゼロポジション）**
・「グー・チョキ・パー」のうち、ひとつか2つできない形がある→**△ちょいちぢみ**
・「グー・チョキ・パー」すべての形ができない→**×すごいちぢみ**

Chapter 3

実践！
ゼロトレーニング

「自分に対する否定的な心を捨てるのよ。
自分自身ではなく、
自分をおじけづかせる原因を
つくった人たちを否定するの」

——ココ・シャネル

いよいよ、ゼロトレのプログラムをお伝えいたします。
ゼロトレは、ちぢんでしまった、
「首、肩、背中、腰、足指」
の5か所をゼロポジション（元の位置）に戻し、
さらに脂肪を燃やして基礎代謝を高めます。
「ちぢみの矯正」と「脂肪燃焼」を同時に叶えてしまうわけです。
ゼロトレのポイントを整理しておきます。

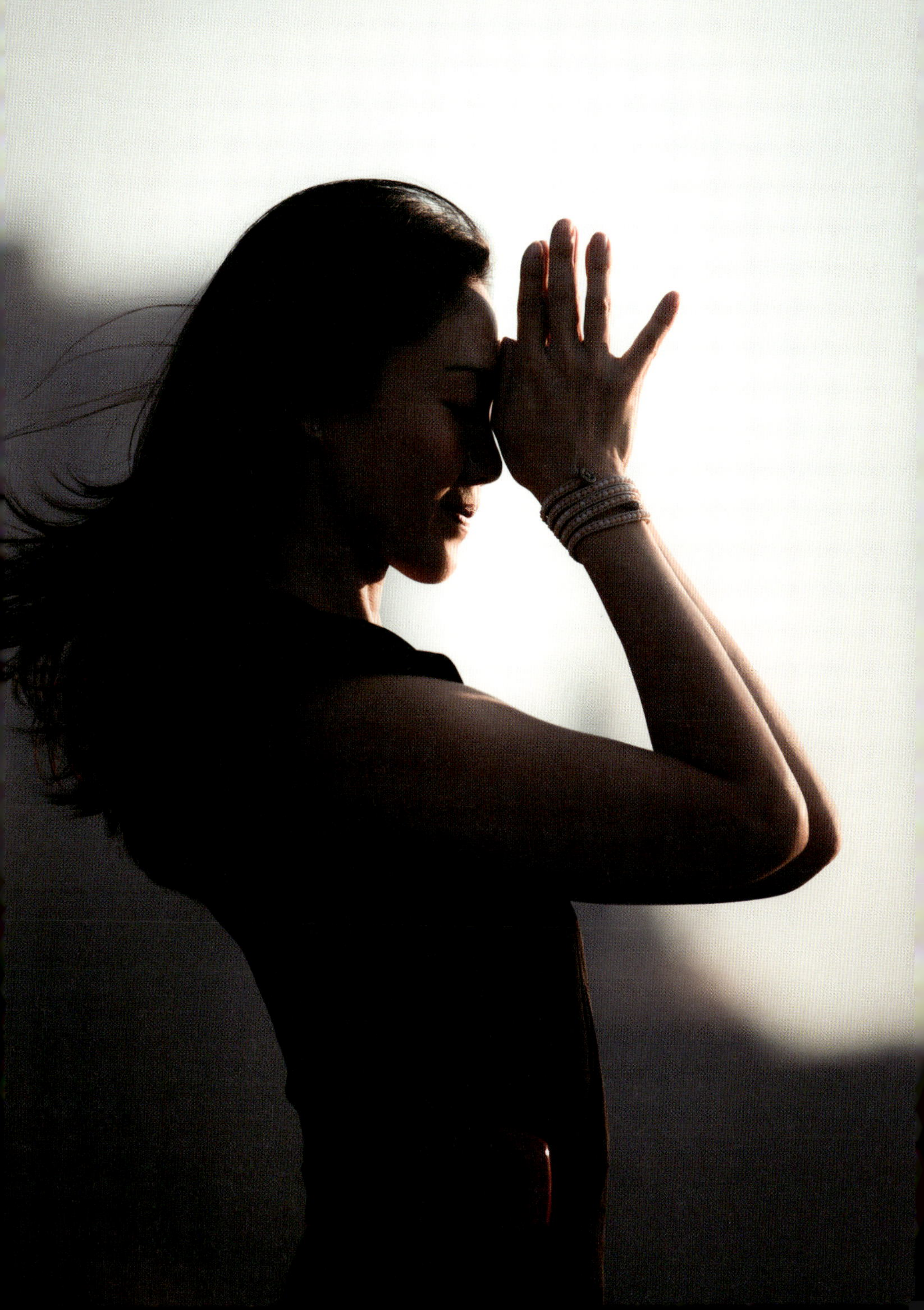

「ゼロトレ4週間プログラム」のポイント

1、すべて「寝ながら」できる

ひとつひとつの動作は、すべて「寝ながら」できます。むしろ「寝ている」からこそゼロポジションに戻せるのです。そのため、少々疲れている日でも無理なく行えます。朝でも、夜でも、やりやすいタイミングで行ってください。

2、「自重」をフル活用できる

ゼロトレは、背中の下に丸めたタオルを置き、仰向けで行います。この寝た姿勢をとるだけで、ちぢんだ首や肩はゼロポジションに戻っていきます。しかも、器具や道具を使わず、自分の体重（自重）だけで、無理なくちぢみを矯正することができるのです。

3、「ゼロトレ呼吸」が大事

3秒間かけて鼻から吸い、7秒間かけて口から吐く、が基本。これによってお腹や背中、肋骨周りを風船のようにふくらませたり、しぼませたりします。カチコチにかたまった体をゆるめる効果があり、この呼吸法を行いながらエクササイズをします。

4、「ゆるめる」&「ひきしめる」

ゼロトレは、寝そべったままの姿勢で「ちぢみの矯正」と「脂肪燃焼」を同時に叶えます。プログラムのほとんどは、カチカチにちぢんでしまった筋肉や関節を「ゆるめる」。そして最後に筋肉を「ひきしめる」。

ちぢんだ筋肉をいきなりひきしめようとすると、ちぢみを解消しないまま筋肉がつき、さらにちぢみが悪化して体形が悪くなるという負のスパイラルに入ります。そのため、「ゆるめる」エクササイズを中心にして、「ひきしめる」を最後に行うわけです。

5、「4週間」は毎日続ける

まずは4週間、毎日続けてみてください。多くの体験者が4週間で劇的な成果を挙げています。4週間続ければ、基礎代謝も大幅に改善しているはずです。

思うような成果が出た人はここでやめても構いませんし、せっかくなのでもう少しやせたい、という人は5週目以降は月・水・金など「週3回」に減らしてみてください。

※エクササイズ中に痛み、しびれ、めまいなどがある場合は中止してください。

毎日行う「ゼロトレ」プログラム

まず「ゼロトレ呼吸」をしてから、

5種類の「ゆるめる」エクササイズと

1種類の「ひきしめる」エクササイズを行います。

これを4週間、毎日続けてください。

STEP0

ゼロトレ呼吸

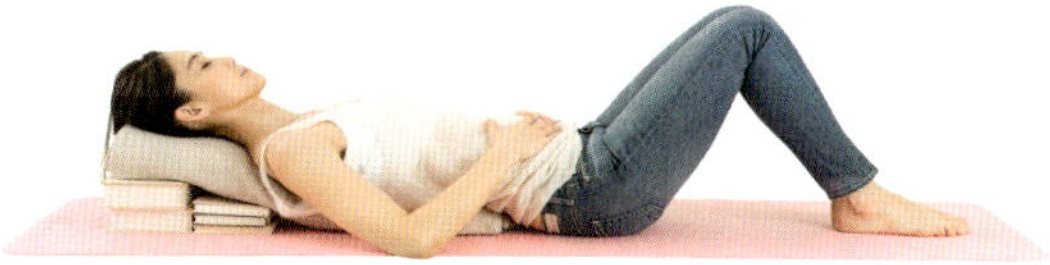

STEP 1

ゆるめる

（5種類）

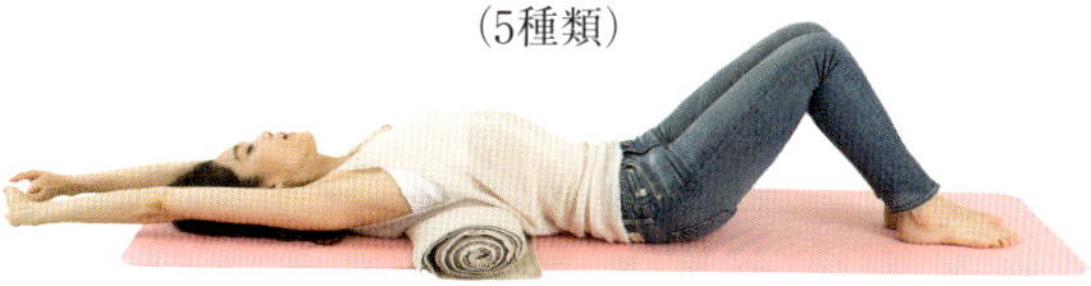

STEP 2

ひきしめる

（1 種類）

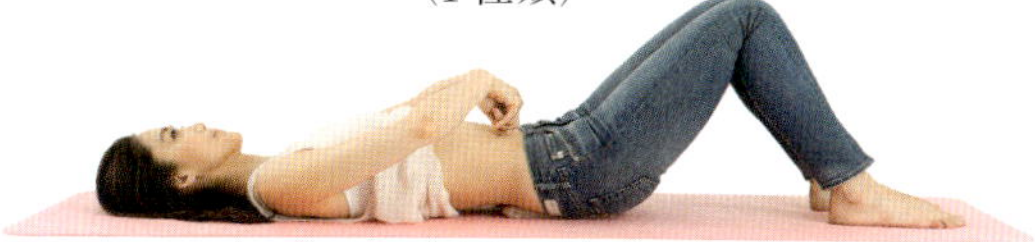

用意するもの

1、ヨガマット
2、バスタオル３枚
3、本（5、6冊）

1

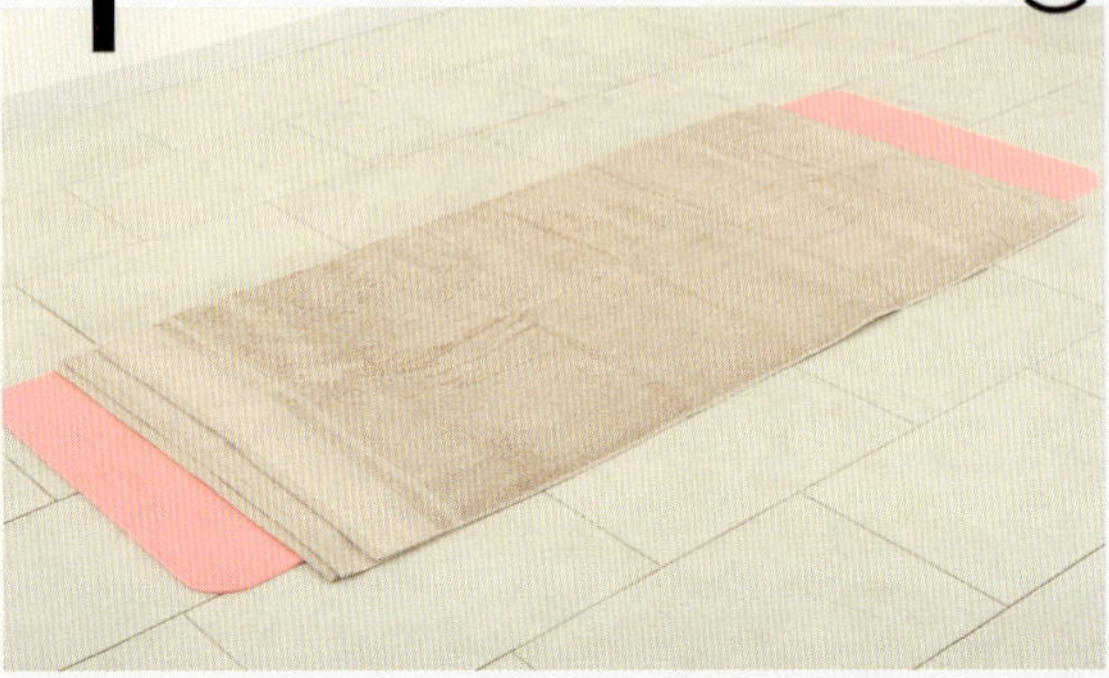

床にヨガマットを敷き、その上にバスタオルを３枚重ねる。

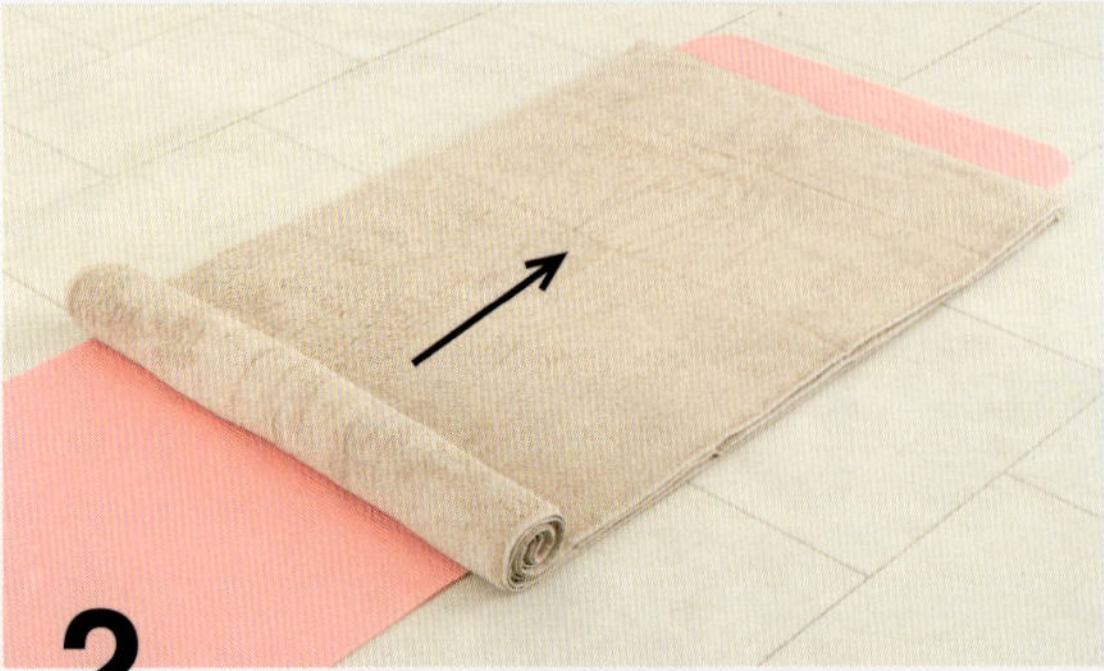

2

端からていねいに丸めていき……

準備

3

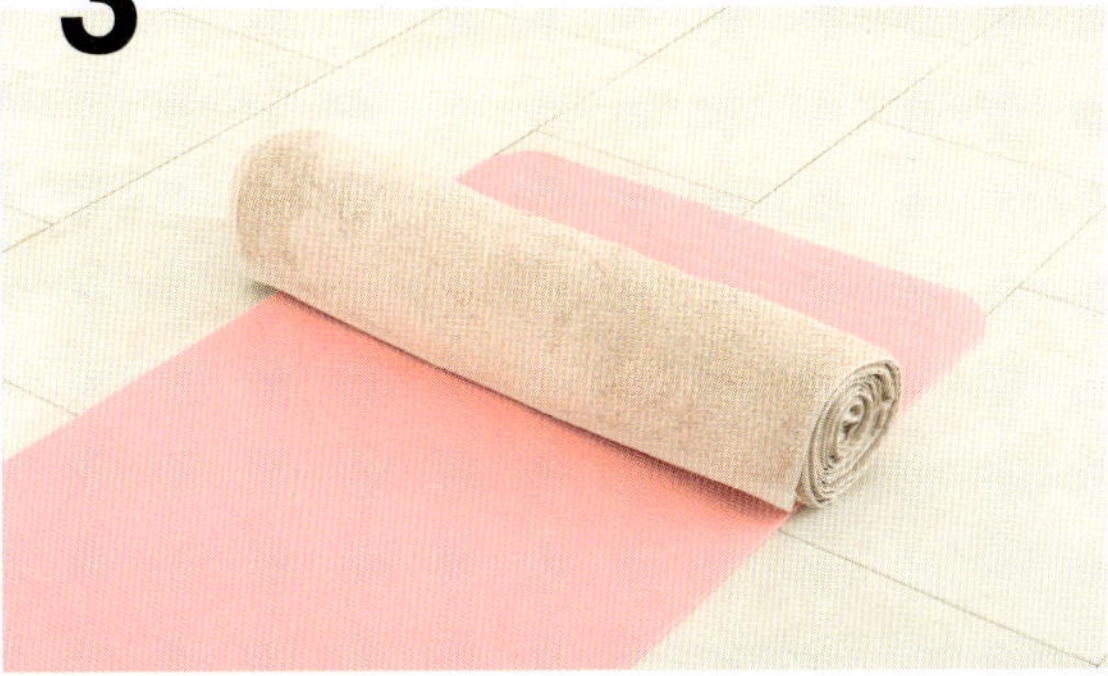

すべて丸めて筒状にする。

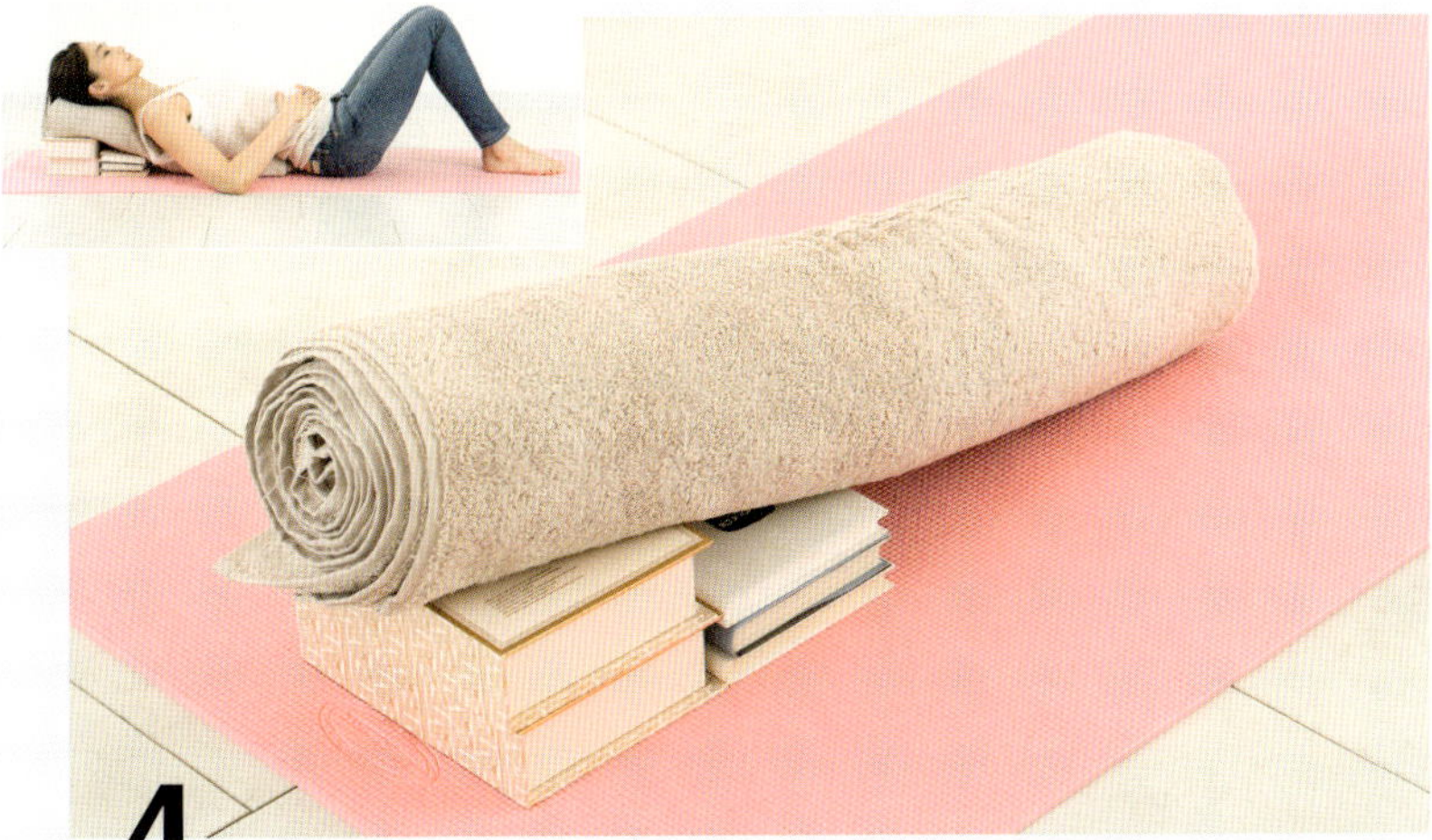

4

頭の下には辞書のような厚めの本を2冊、肩の下には普通の本を2、3冊ほど置き、バスタオルに角度をつける。

基本姿勢

タオルの上に仰向けに寝て、両ひざを立てる。

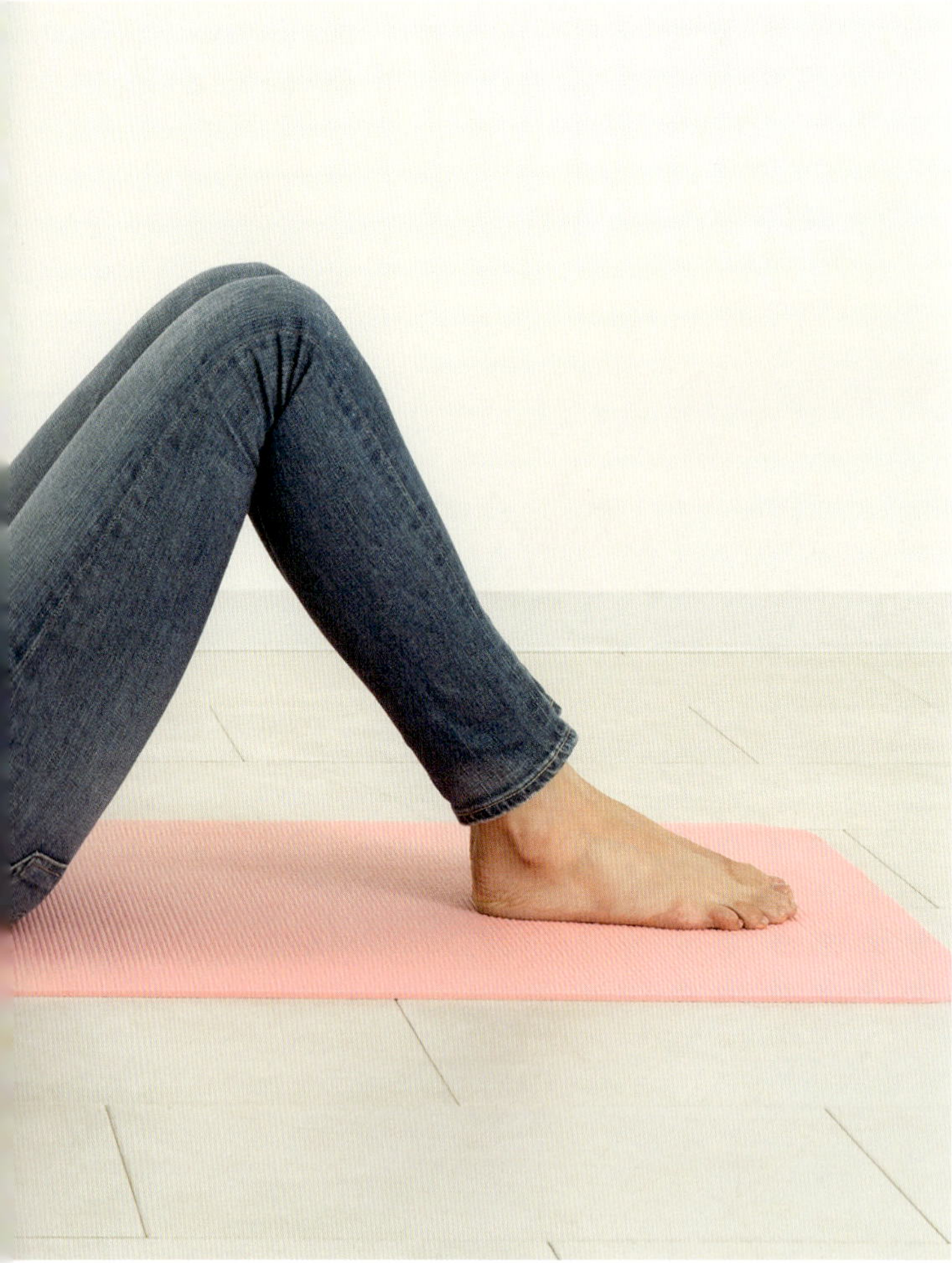

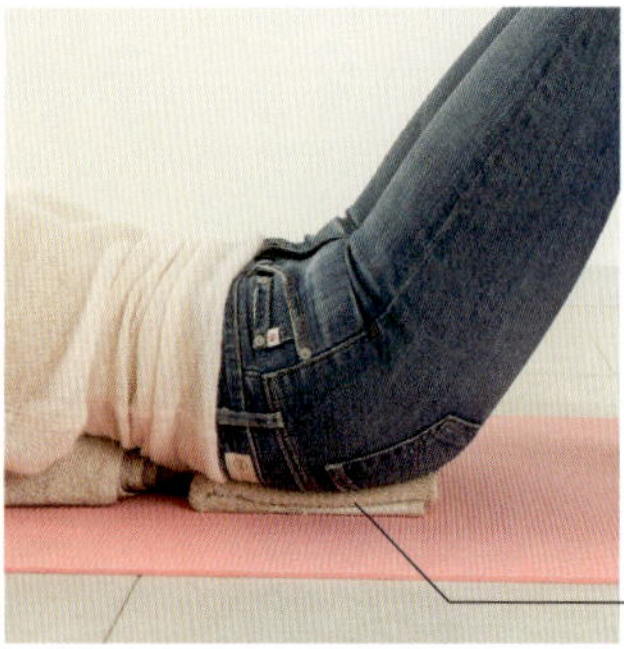

腰痛の人はお尻の下に
ハンドタオルを1枚入れるとよい。

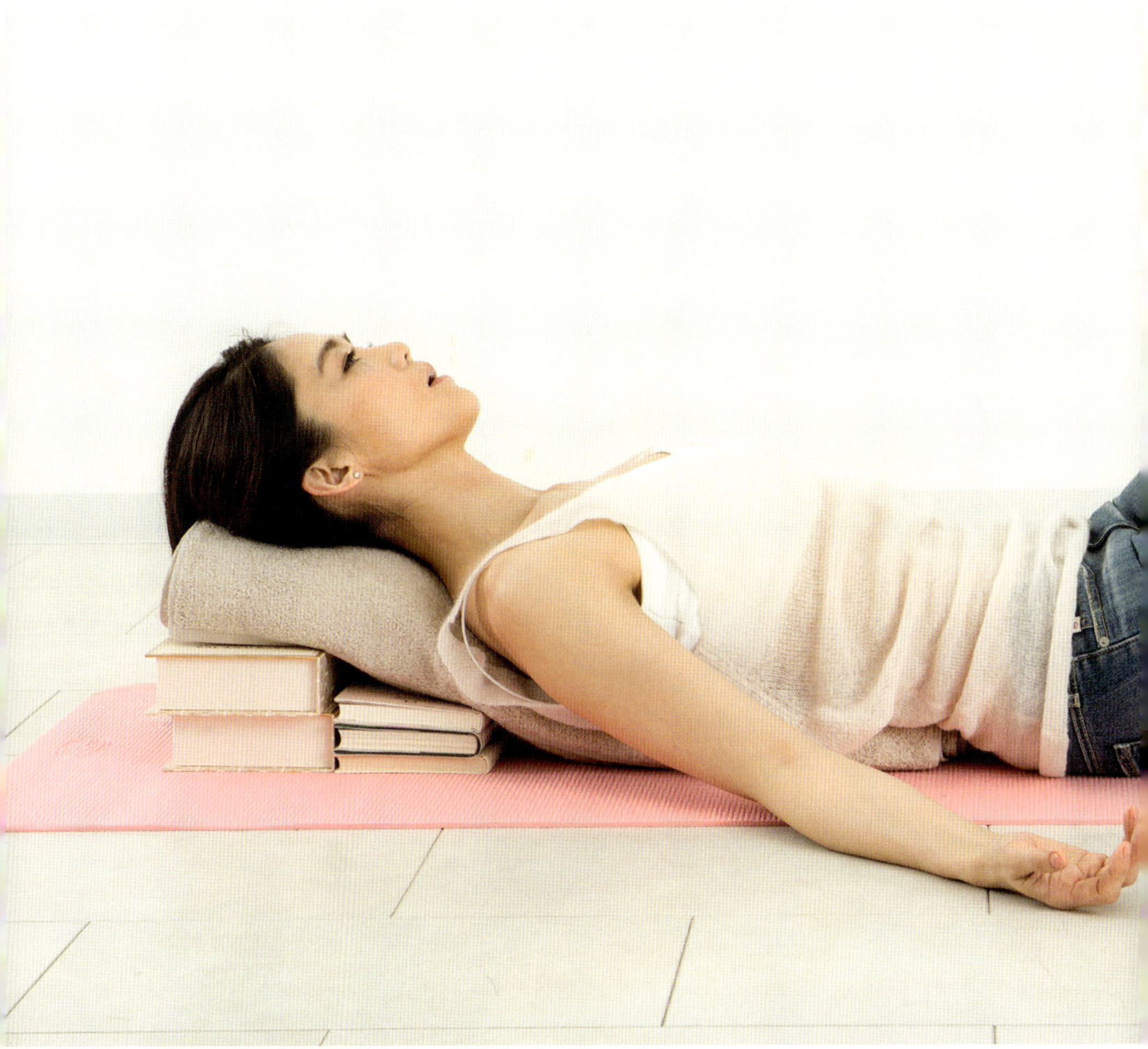

ストレートネックや首に痛みを抱える人、首や肩につい力が入ってしまう人は、首の下に丸めたタオルを入れるとラクになる。

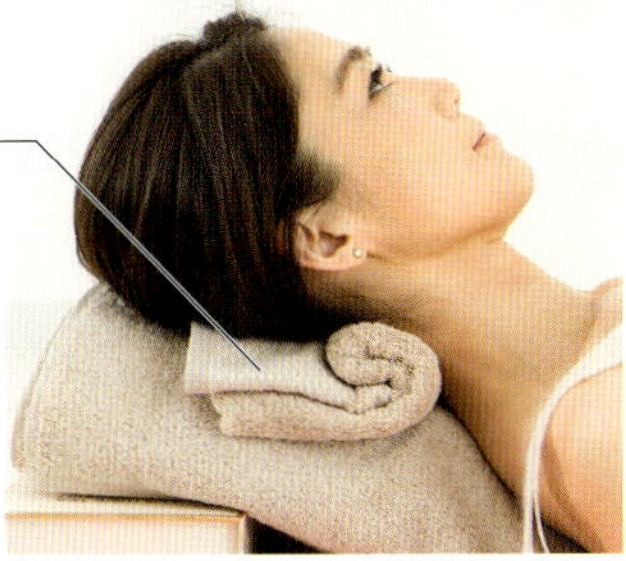

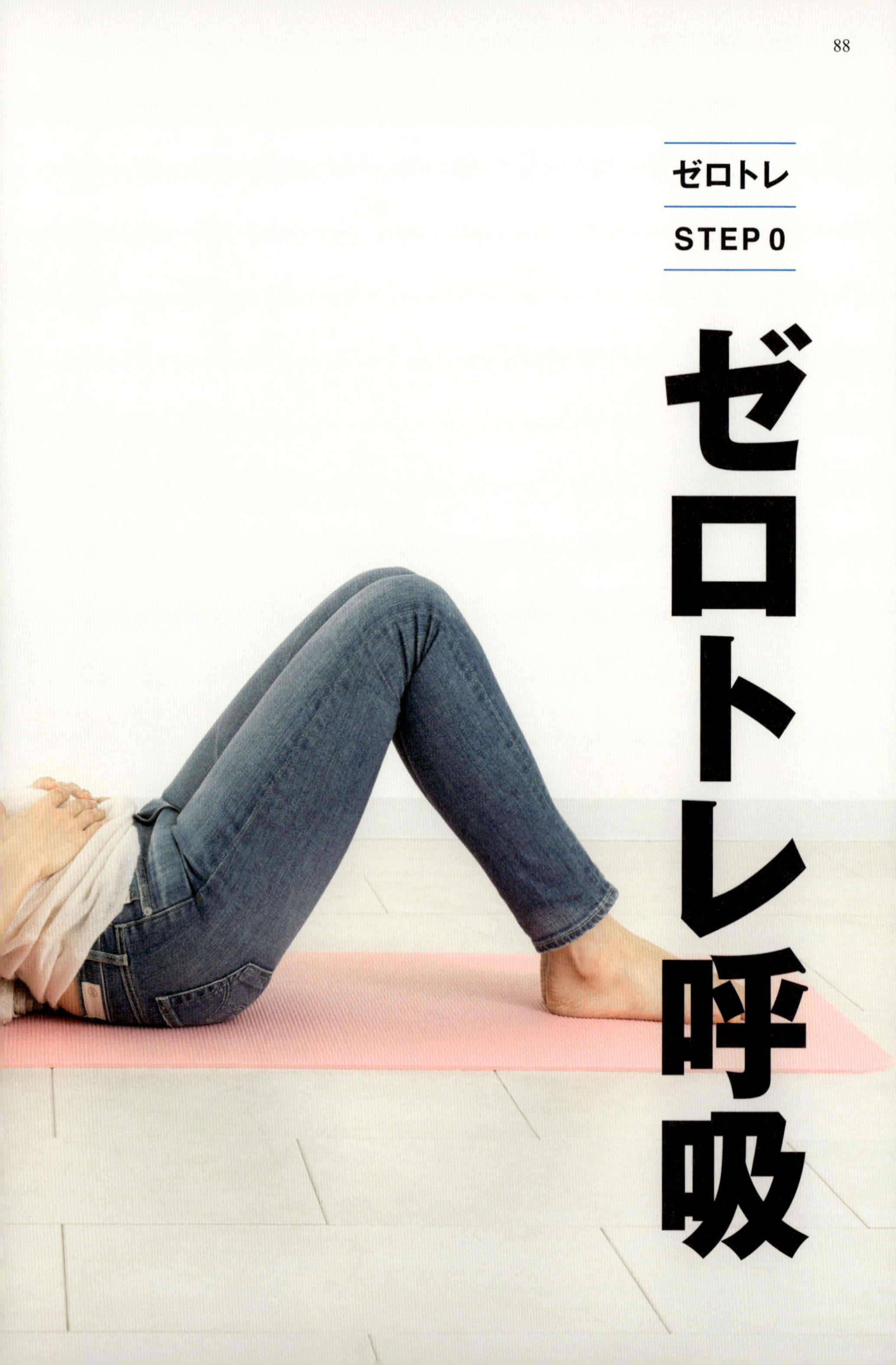

ゼロトレ

STEP 0

ゼロトレ呼吸

いよいよゼロトレがスタート。ちぢんでかたまってしまった各パーツをゼロポジションに戻すためには、硬直した体をゆるめなければなりません。そこで効果を発揮するのが「ゼロトレ呼吸」です。体全体を風船のようにふくらませたり、すぼめたりする呼吸法です。ここでは、習得しやすいように「普通呼吸」→「肋骨呼吸」→「ゼロトレ呼吸」の3段階で解説します。慣れてきたら「普通呼吸」と「肋骨呼吸」はやらずに、毎回、「ゼロトレ呼吸」だけを行えばOKです。

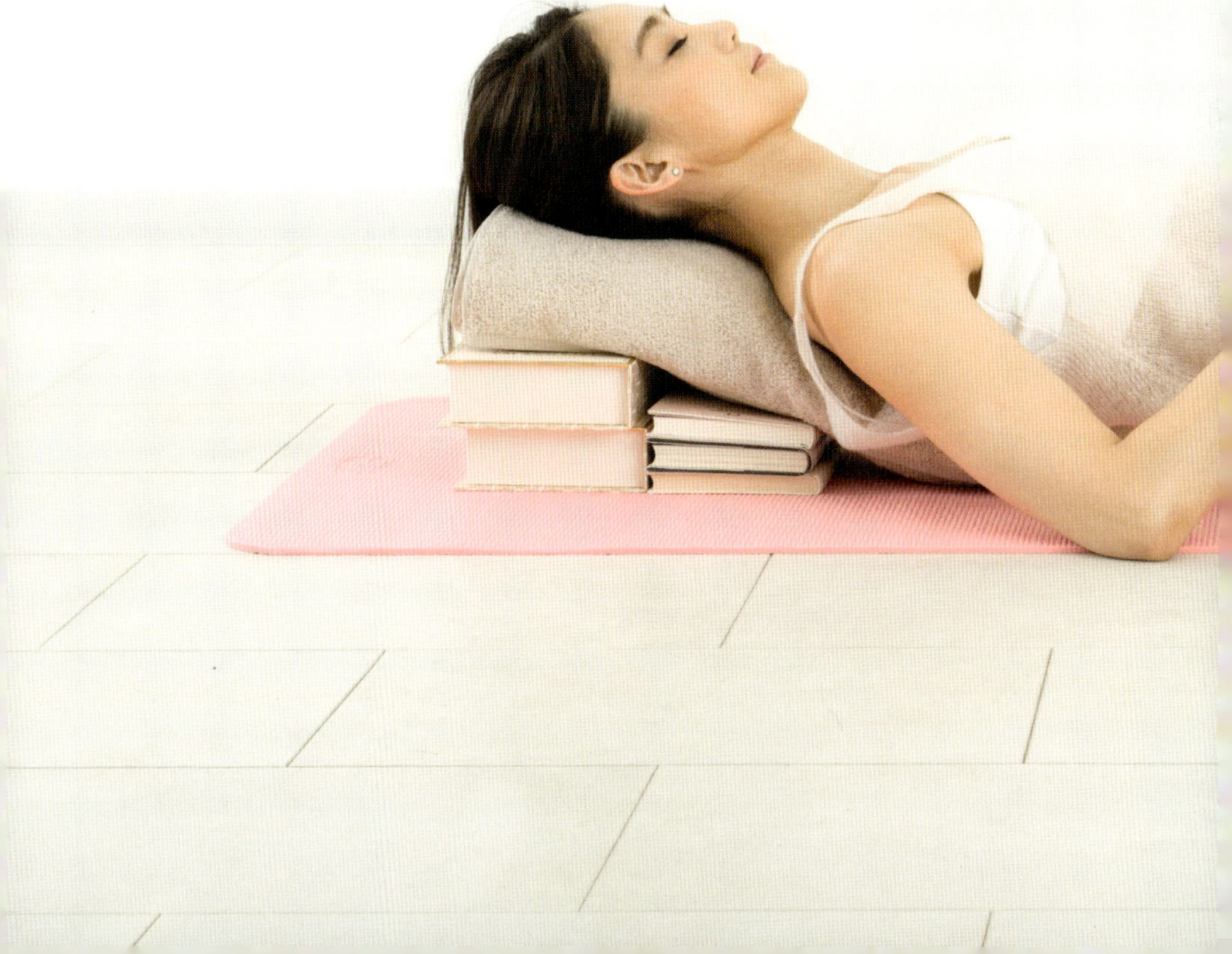

呼吸の練習①

普通呼吸

～まずは全身をリラックスさせる

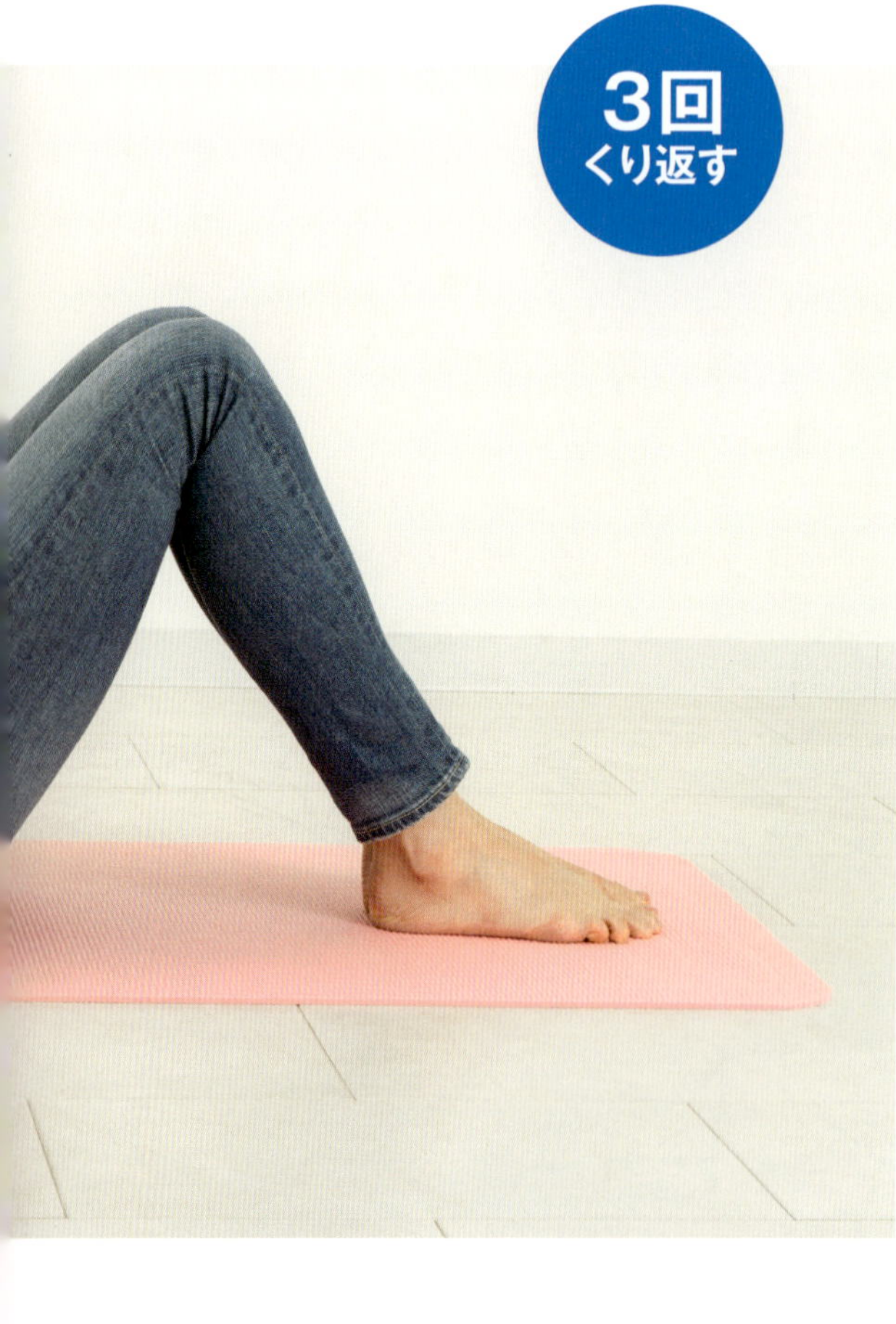

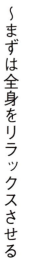

背中の中心にタオルがくるようにして仰向けになり、両手でお腹を押さえる。鼻から3秒間かけてゆったりと息を吸いながらお腹を大きくふくらませ、口から「はあ～」と7秒間かけて息を吐いてお腹を大きく凹ませる。

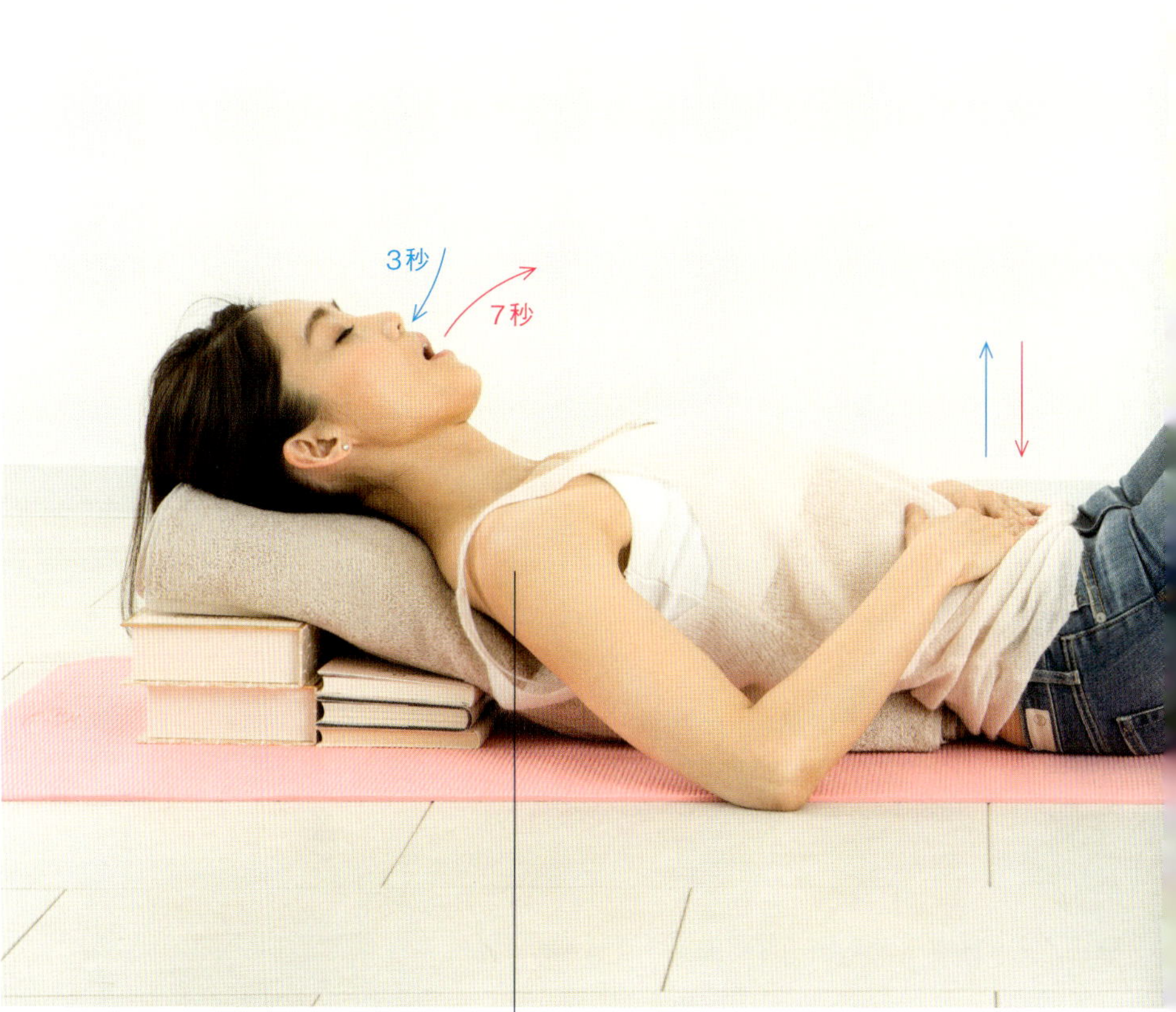

吐くときは「はあ～」。口をすぼめて「ふー」と吐いてしまうと首や肩に力が入ってしまう。

呼吸の練習②

肋骨呼吸

〜背中と腰のちぢみに効く

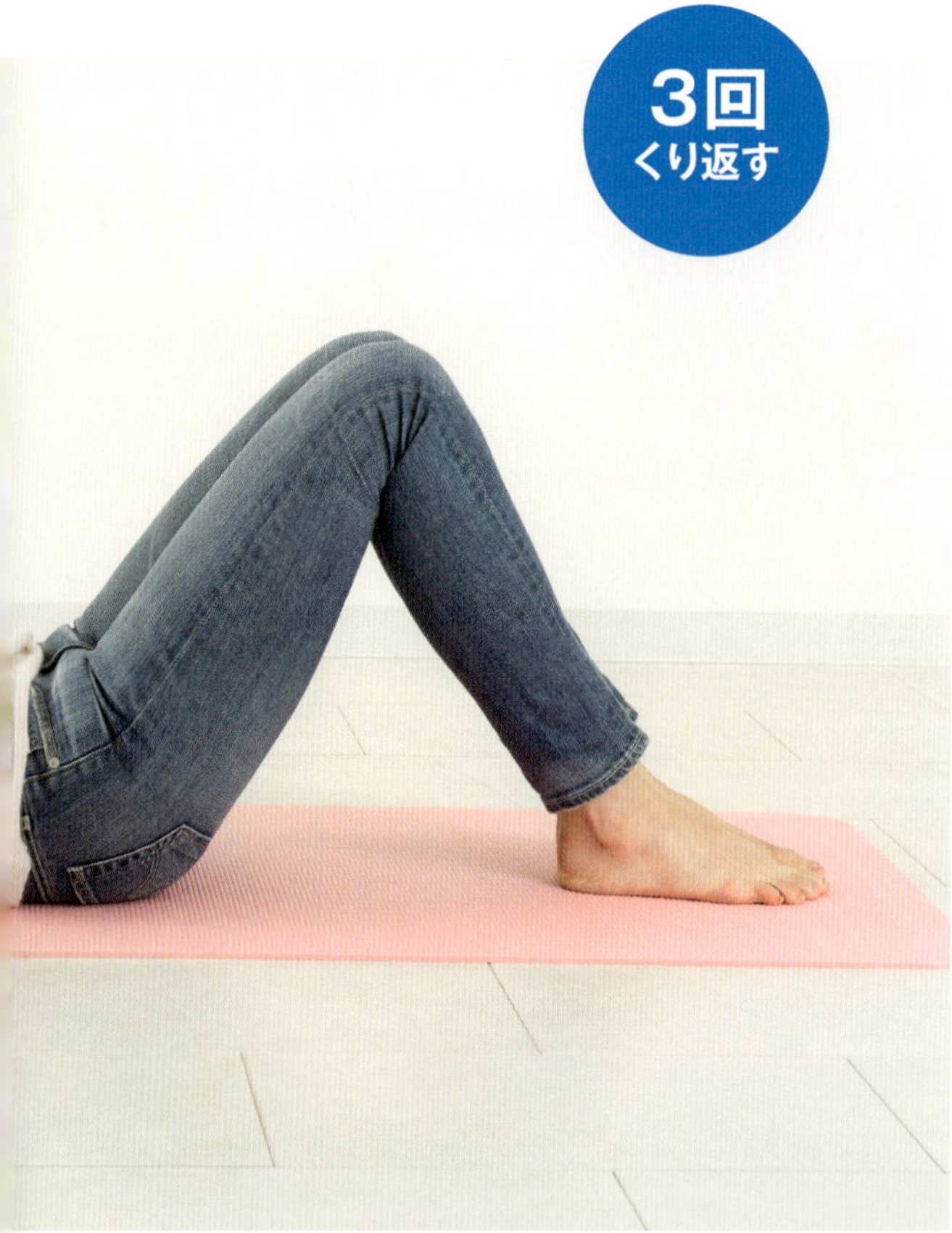

先ほどの「普通呼吸」がお腹をふくらませたのに対し、「肋骨呼吸」はその名の通り、肋骨を広げる呼吸。両手で肋骨を写真のように押さえ、鼻から3秒間かけてゆったり息を吸いながら肋骨を横と後ろ側に広げ、口から「はあ〜」と7秒間かけて息を吐いて肋骨を閉じる。

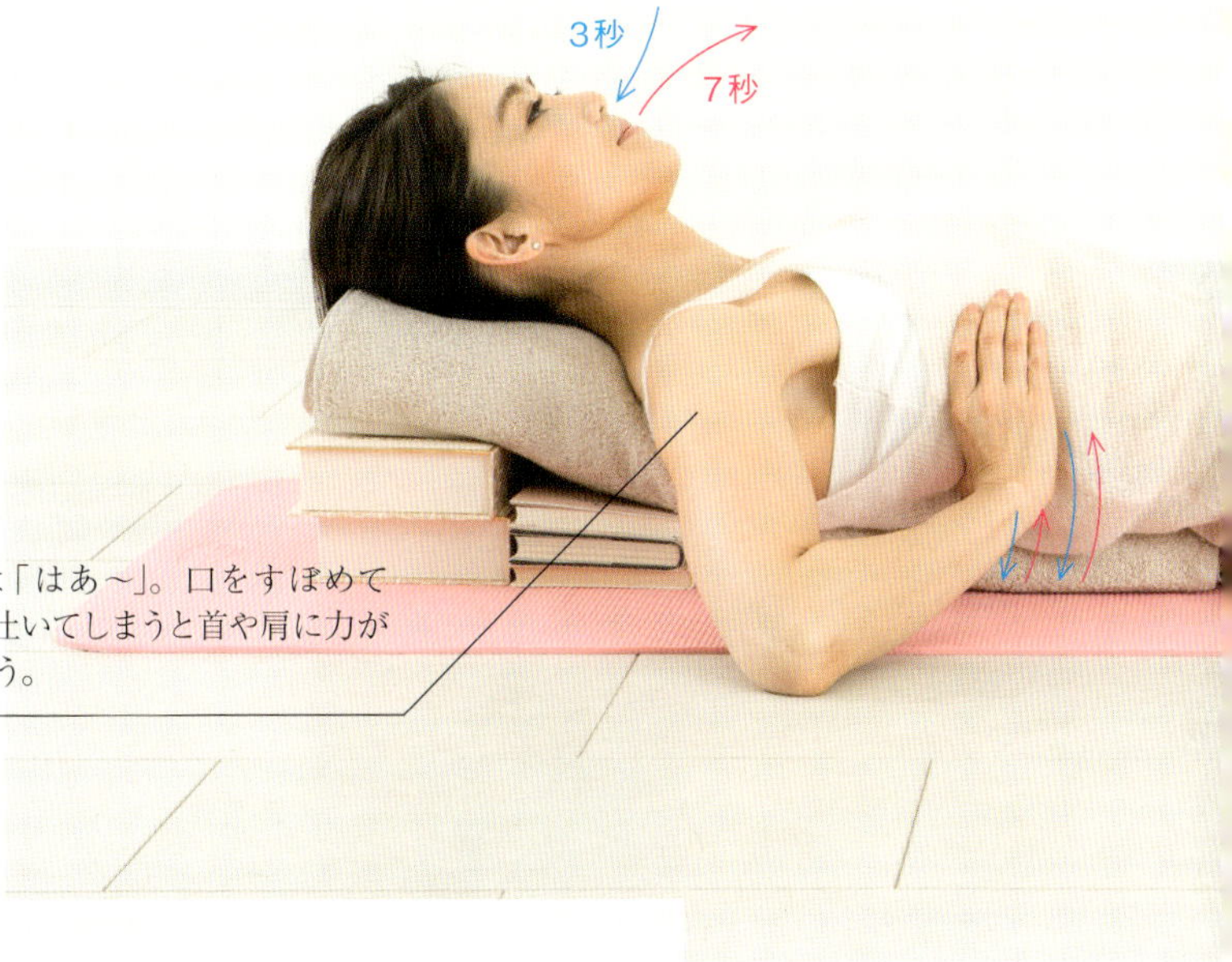

吐くときは「はあ～」。口をすぼめて「ふー」と吐いてしまうと首や肩に力が入ってしまう。

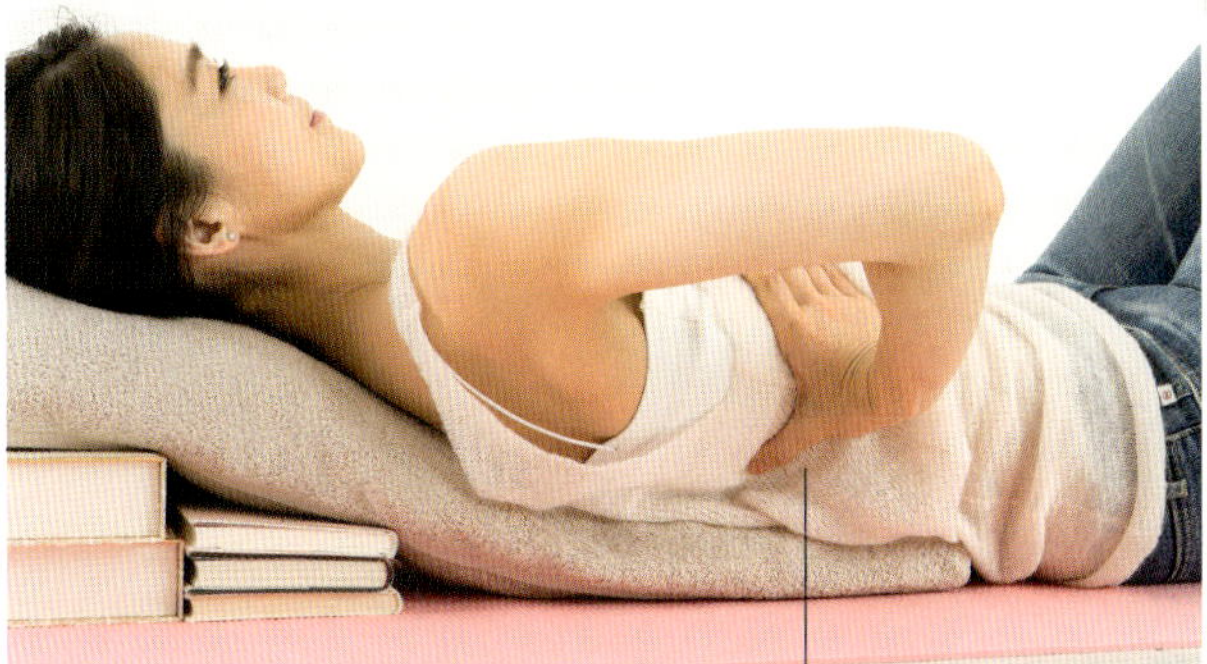

親指は背中側、ほかの4本の指は横側を押さえることで、後ろと横に広がっているかを確認しやすくなる。

01 ゼロトレ呼吸

～首、肩、背中、腰のちぢみに効く

①の「普通呼吸」、②の「肋骨呼吸」を同時に行うのが「ゼロトレ呼吸」。全身をゆるめ、各部位をゼロポジションに戻します。

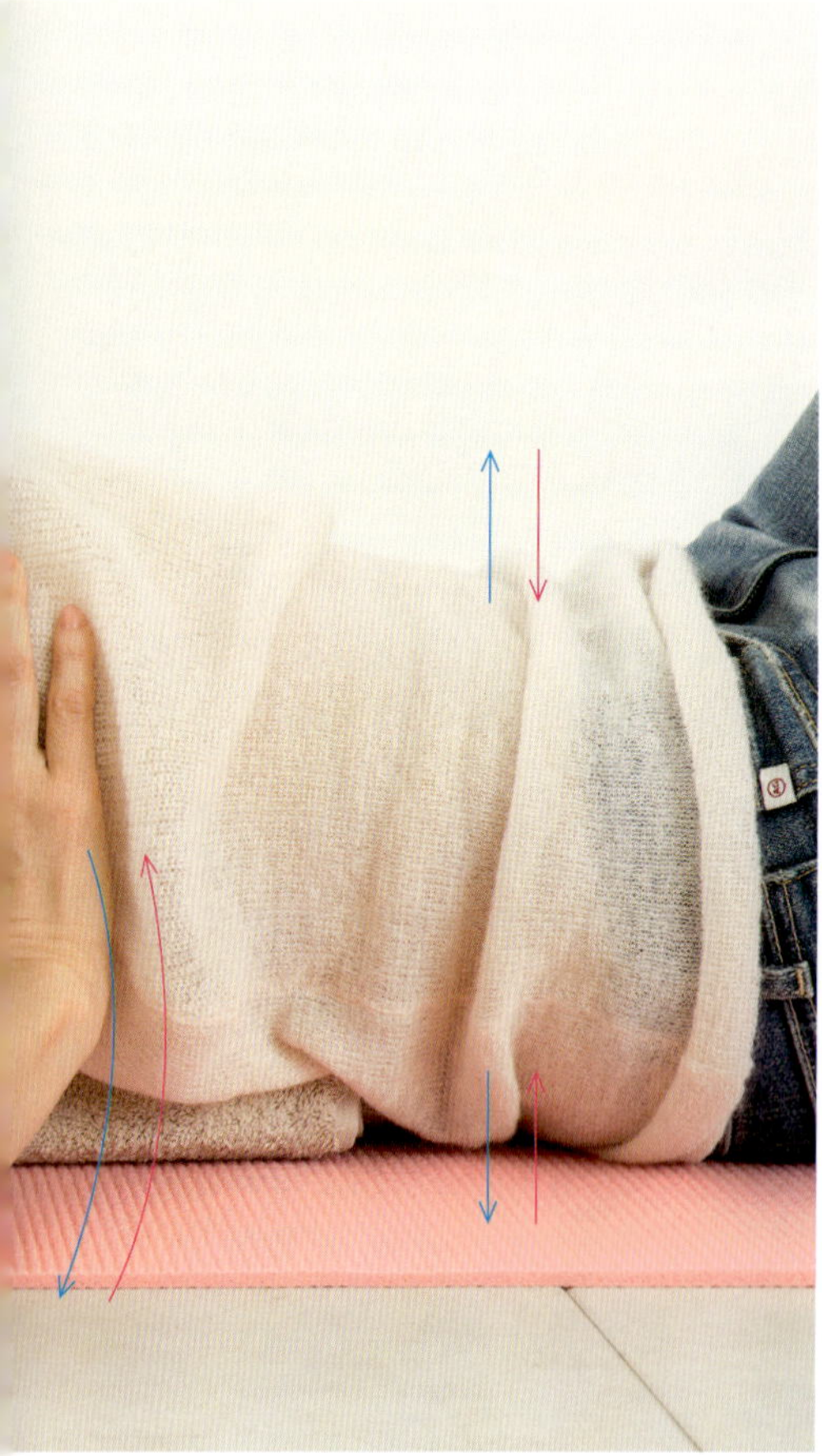

肋骨と背中に手を添え、鼻から3秒間かけ息を吸いながらお腹をふくらませ、肋骨を広げる。このとき、体の前側だけがふくらむのではなく、横側、後ろ側すべてが風船のようにふくらむように。次に、口から「はあ〜」と7秒間かけて息を吐いてお腹を凹ませ、肋骨を閉じていく。

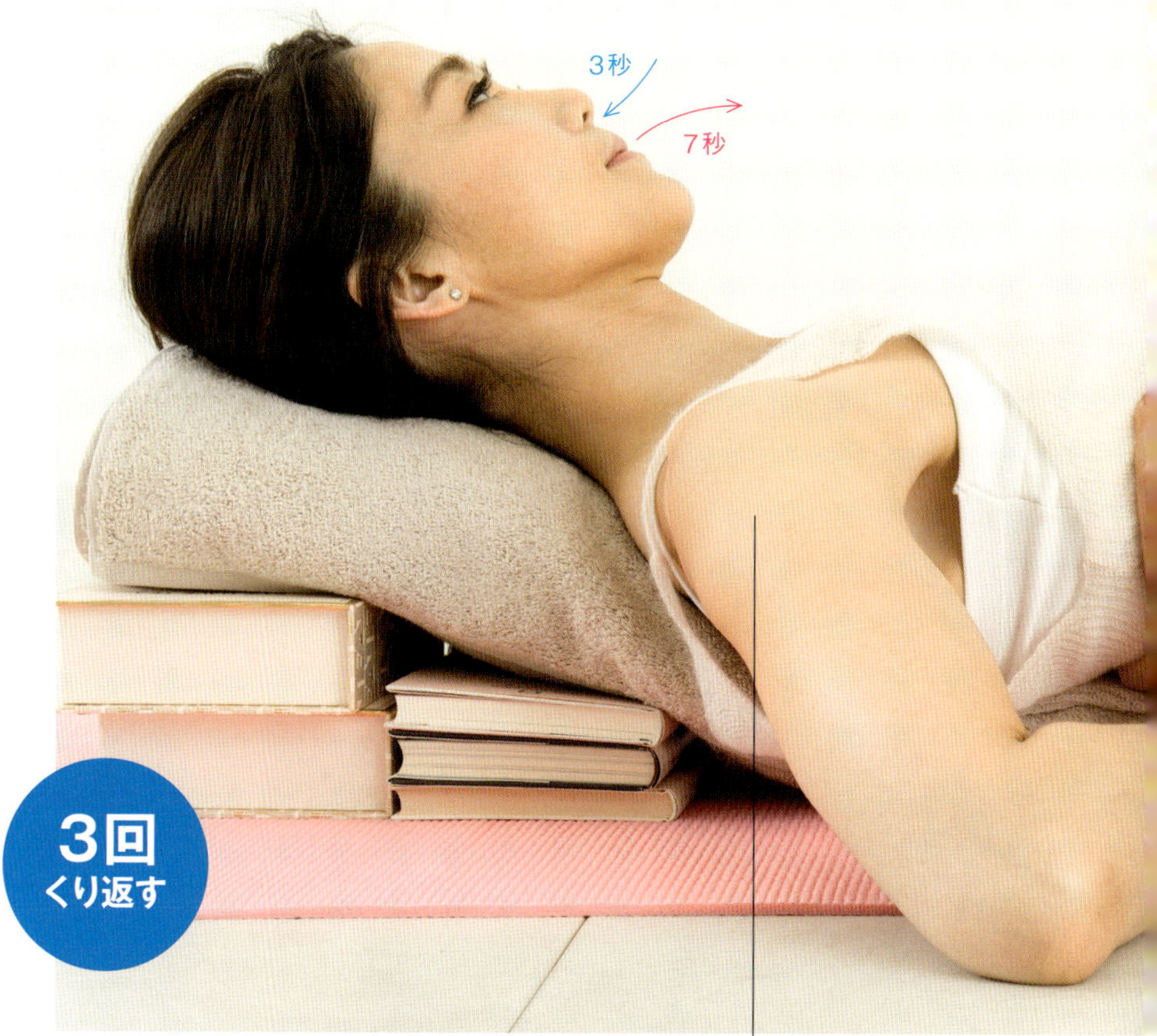

呼吸はリラックスして、ゆったりと。吐くときは「はあ〜」。口をすぼめて「ふー」と吐いてしまうと首や肩に力が入ってしまう。

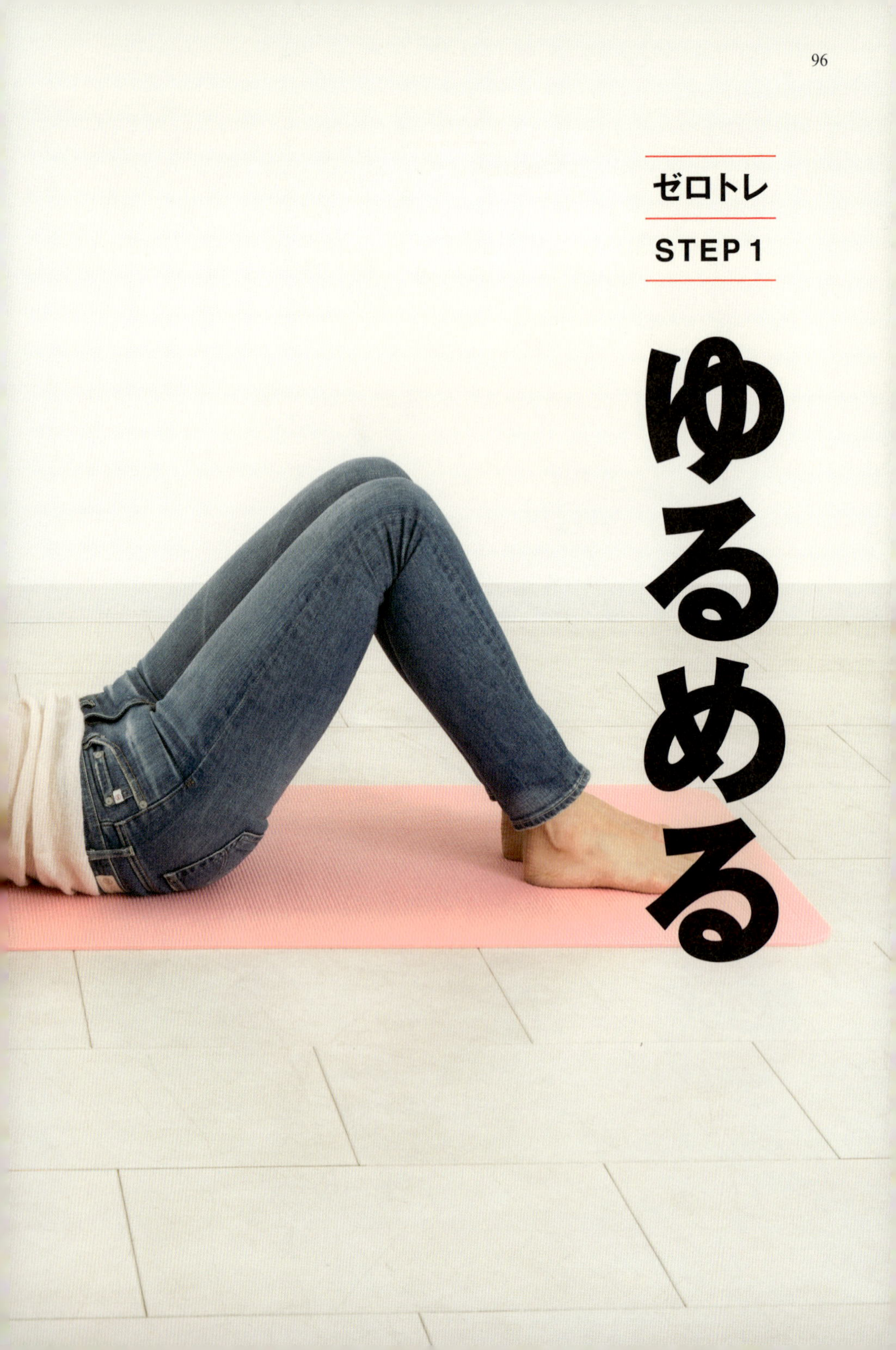

ゼロトレ

STEP 1

ゆるめる

「ゼロトレ呼吸」を使った5つのエクササイズ。すべて寝ながら、連続して行えます。「体よ、ゆるめ〜」と思いながら、終始リラックスしてやってみて。

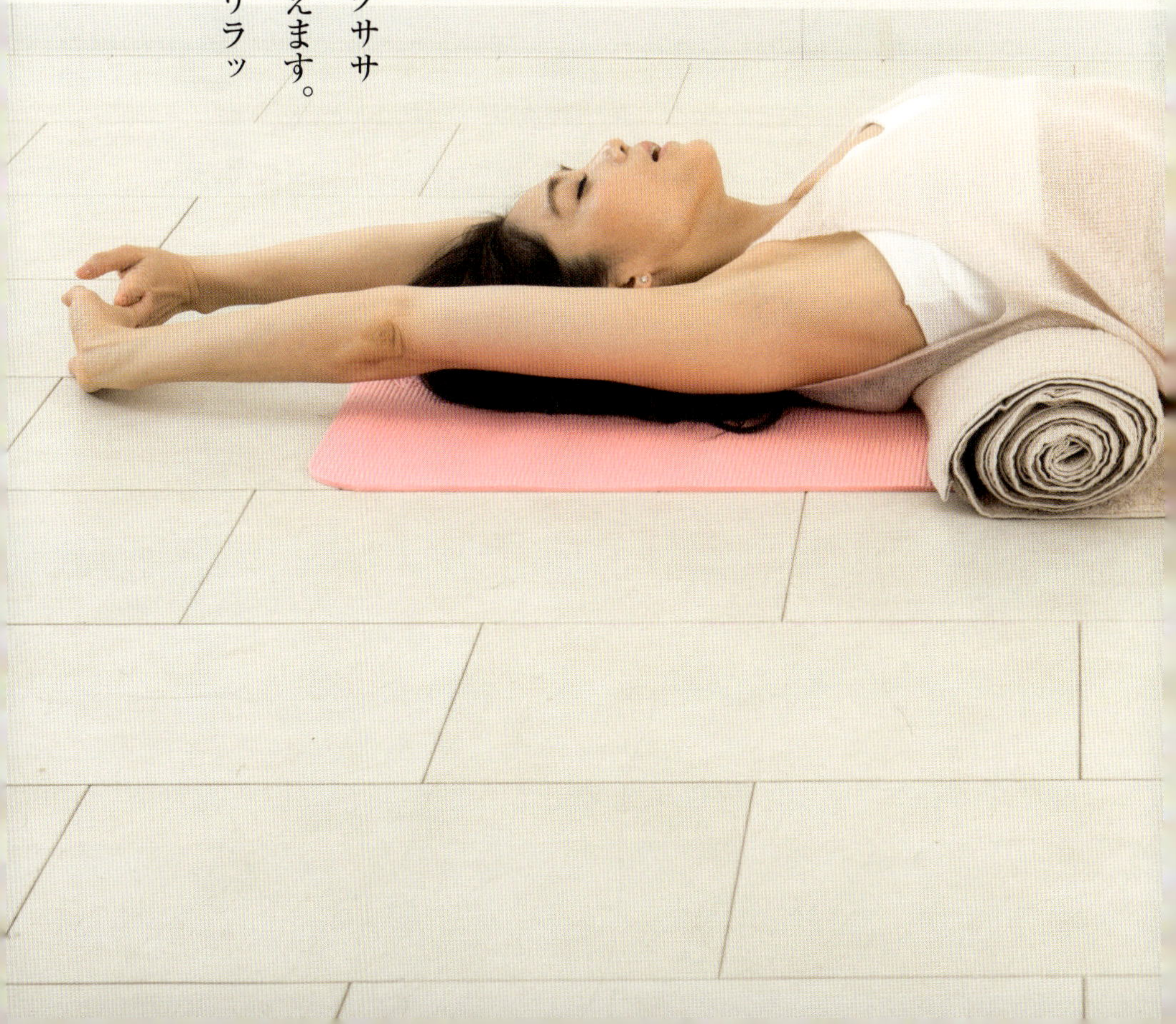

01 両腕上げ下ろし

〜首、肩、背中、腰のちぢみに効く

1. 腕を上げていく

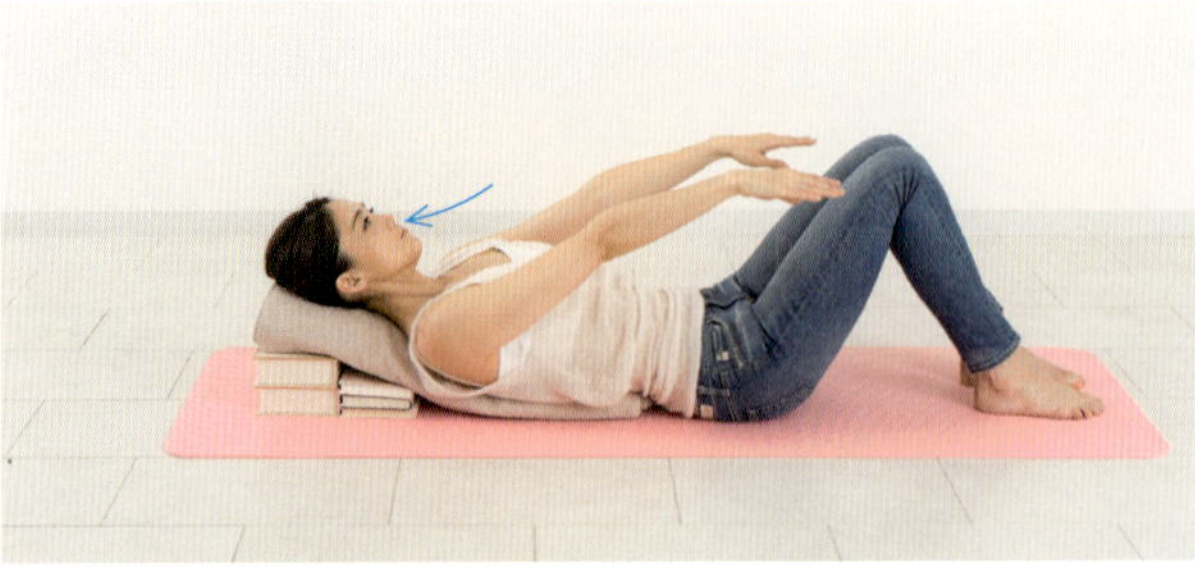

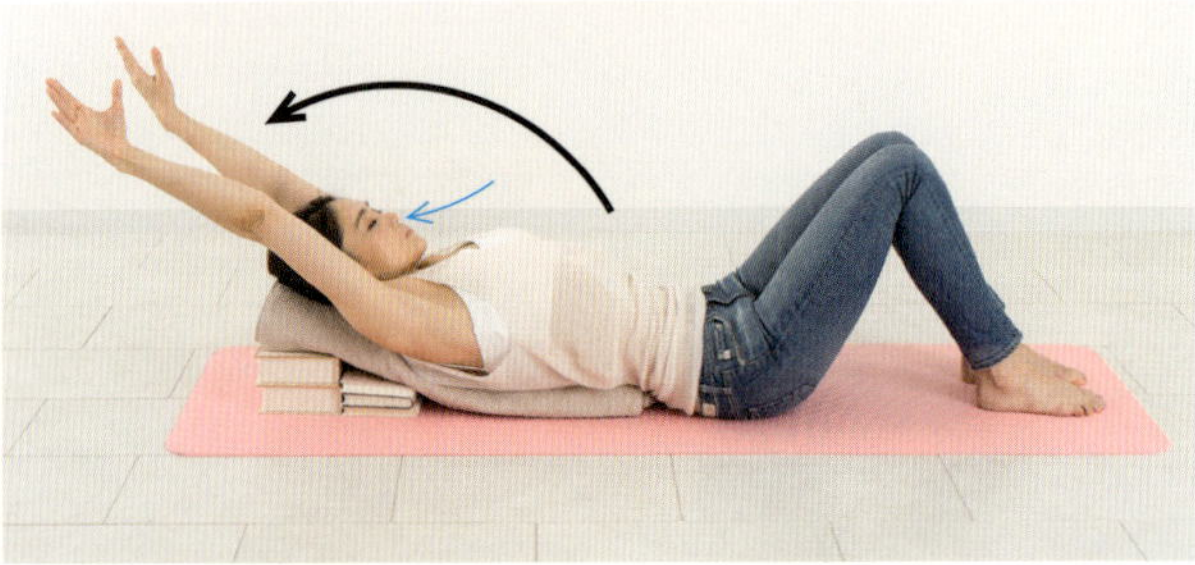

まず、3秒間かけて鼻から「ゼロトレ呼吸」(94 ページ参照)で息を吸いながら、両腕を下の写真の位置まで上げていく。

2. 腕をぐるっと回す

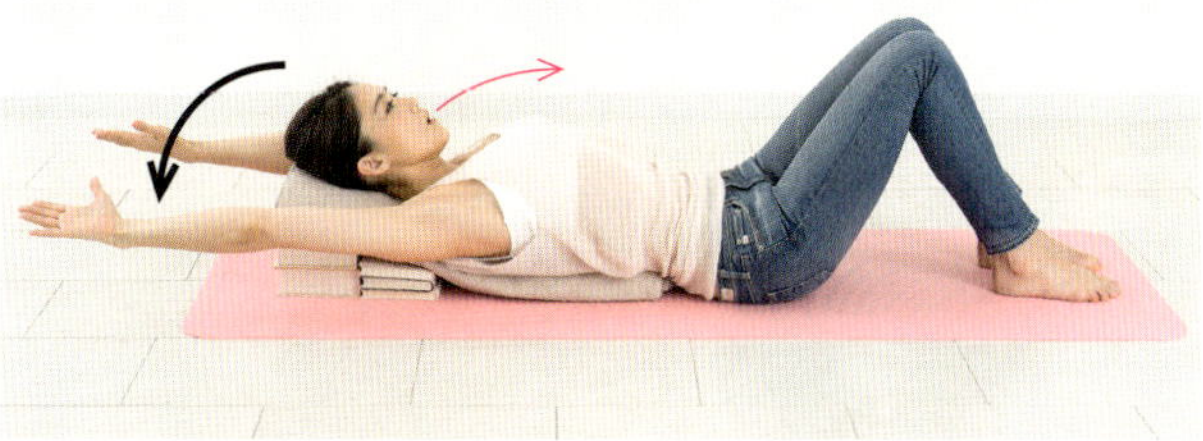

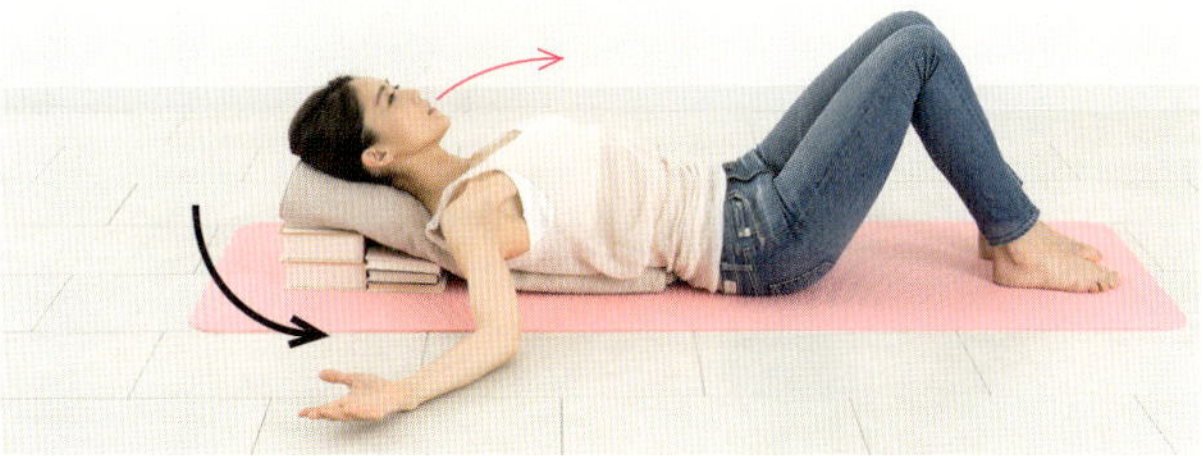

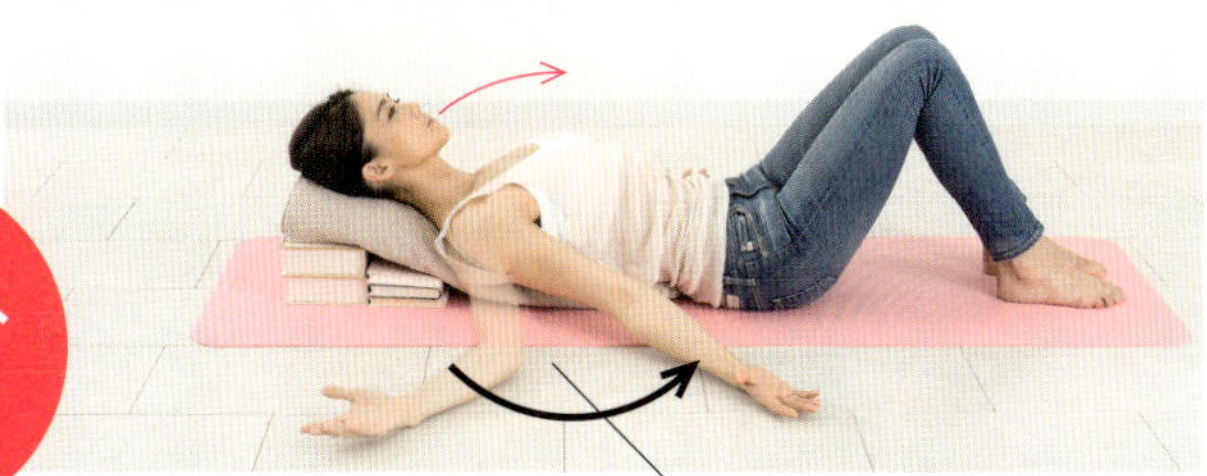

7秒

3セット行う

ひじが床につくのがベスト。

次に、７秒間かけて口から「はあ～」と「ゼロトレ呼吸」で息を吐きながら、腕を大きく回して下ろしていく。このとき、胸が広がるのを意識して。

＊腕にしびれがある人は無理に続けないでください。

02 胸開き

～首、肩、背中、腰のちぢみに効く

1. 胸を開いていく

3秒

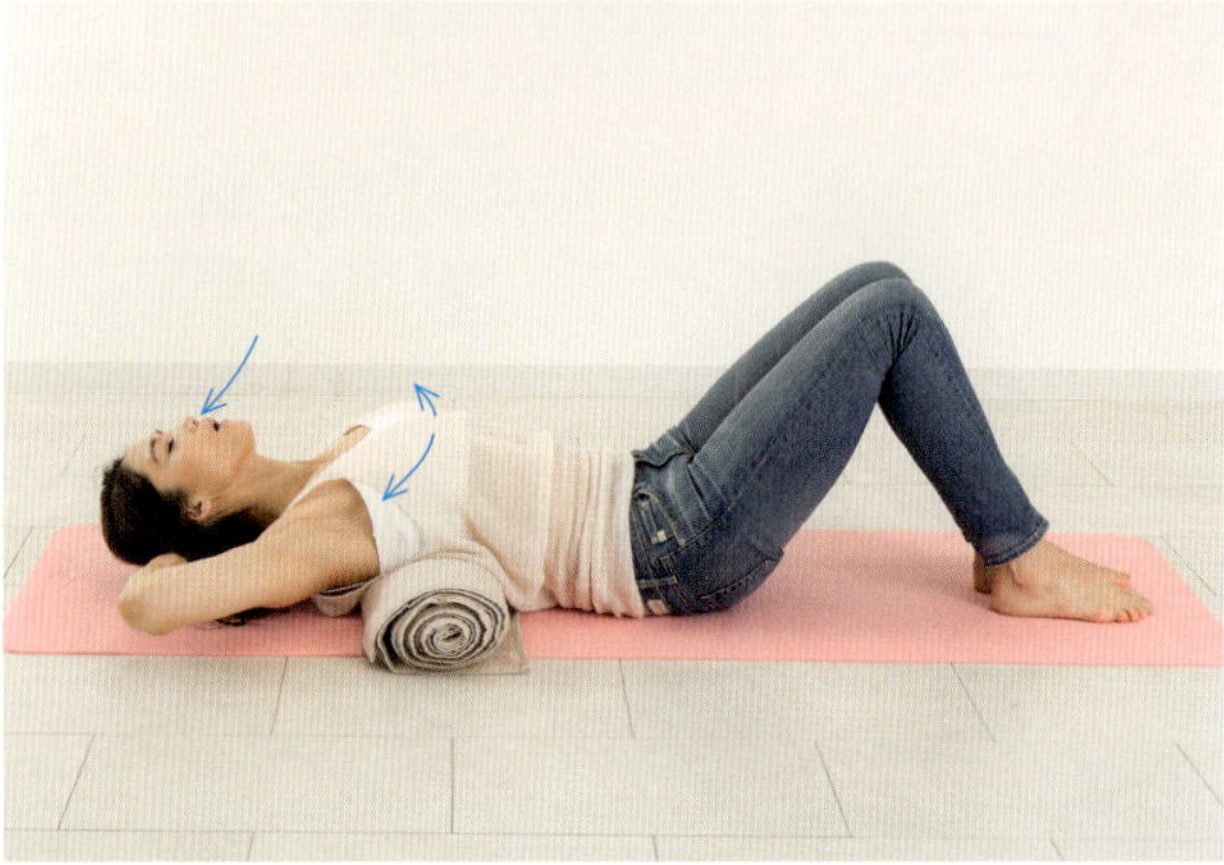

タオルを写真のように背中（胸の真裏）の下に横向きに置き、両手を頭の下に組んで、両ひざを立てる。まず、３秒間かけて鼻から「ゼロトレ呼吸」で息を吸いながら胸を開く。

2. 両腕を伸ばす

7秒

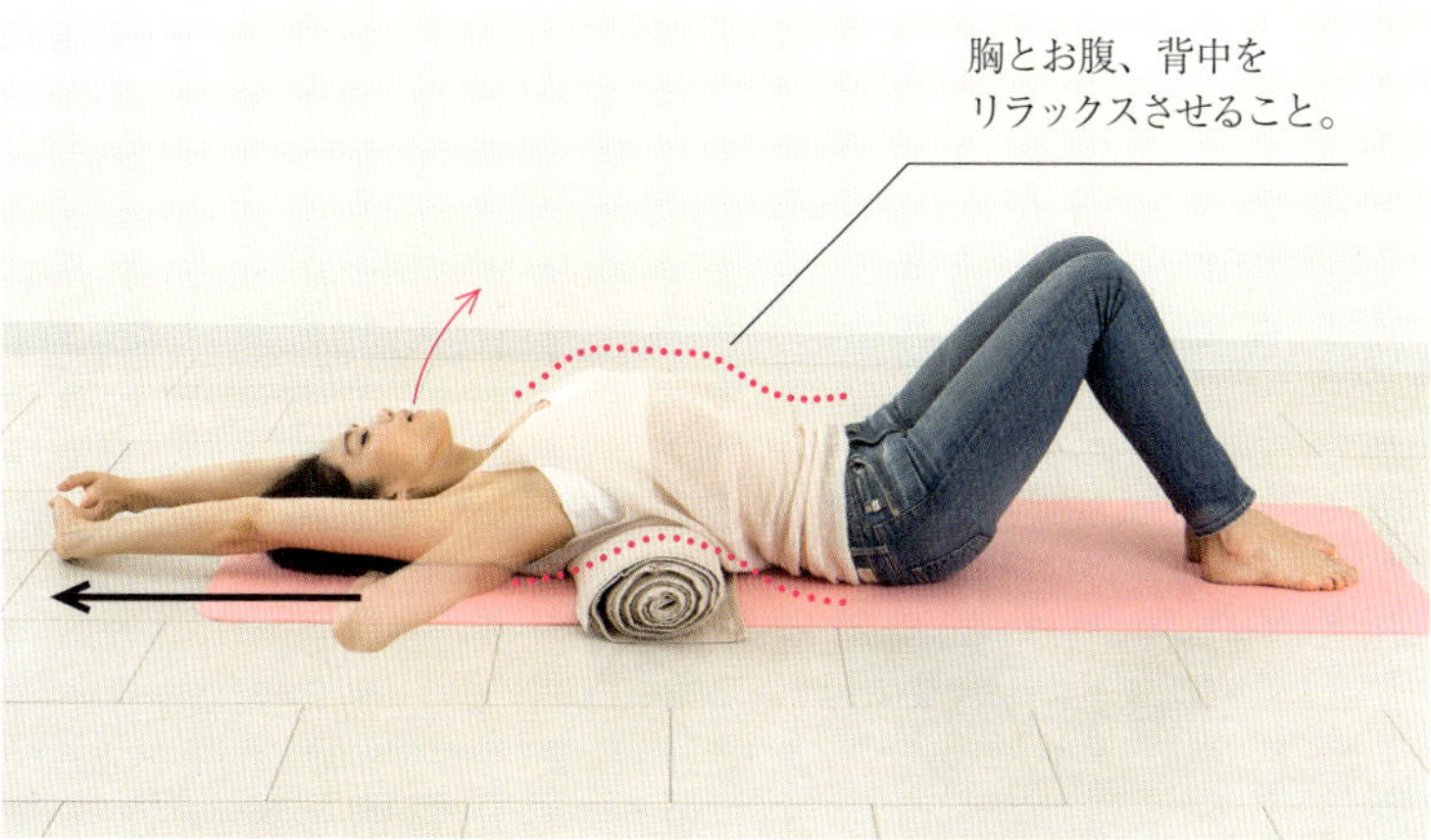

次に、７秒間かけて口から「ゼロトレ呼吸」で息を吐きながら、両腕を写真のようにぐーっと伸ばし、背中を伸ばす。

3セット
行う

03 股関節伸ばし

～背中、腰のちぢみに効く

1. 両ひざを抱える

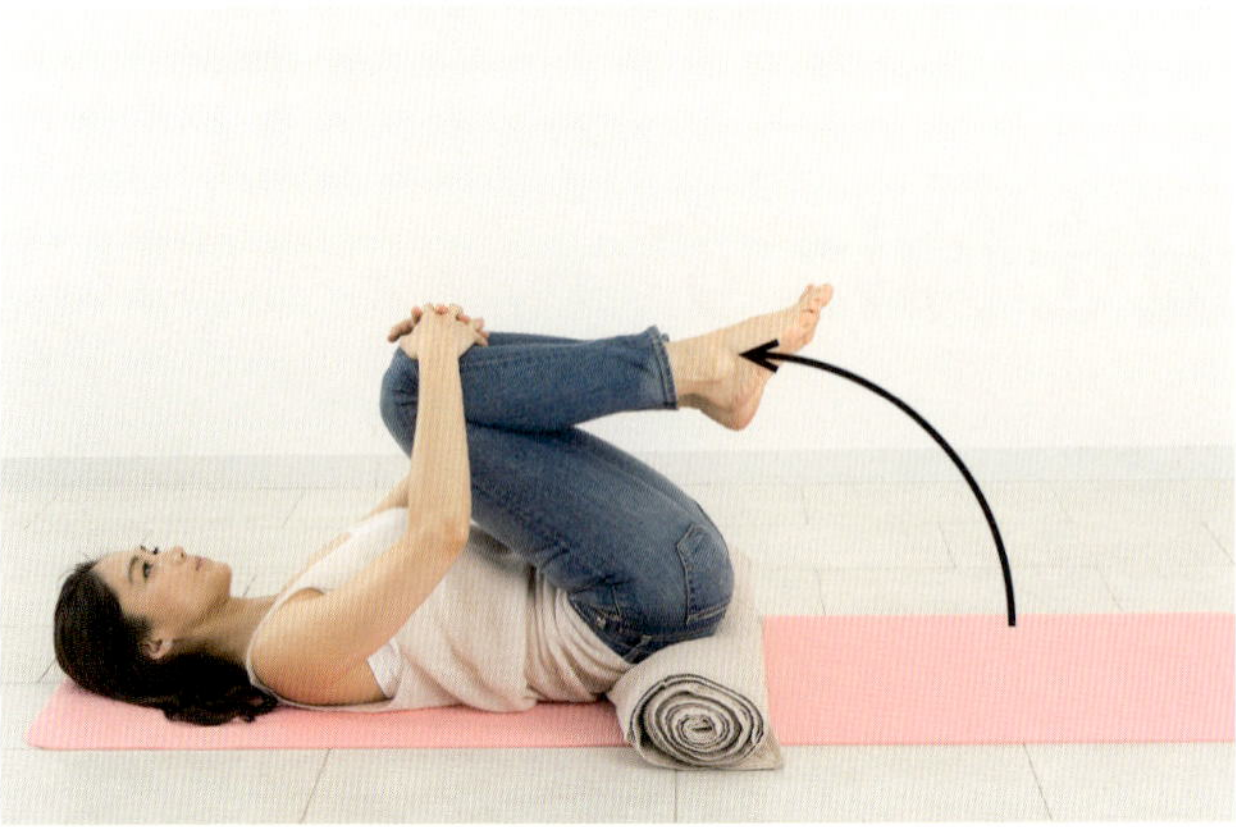

タオルをお尻の下に置き、両ひざを抱え込む。

2. 左足を下ろす

3秒

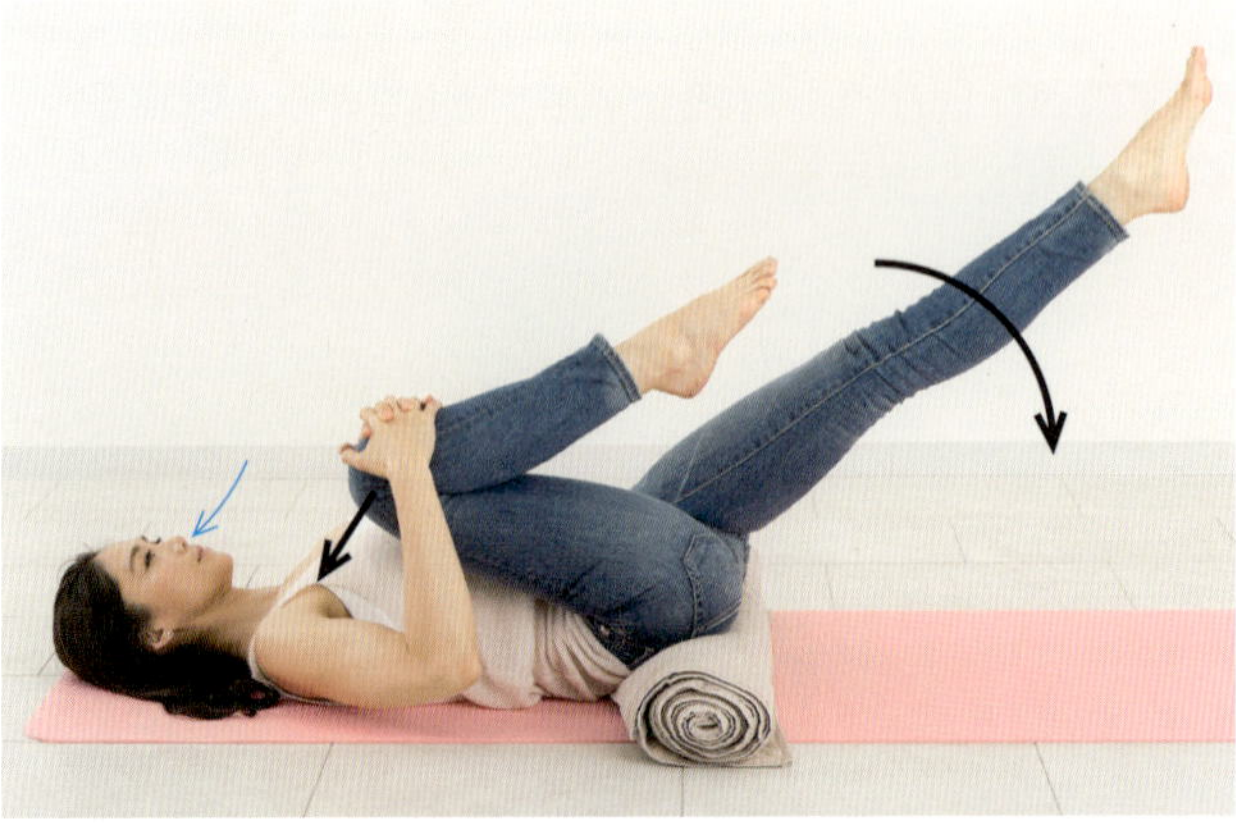

まず、3秒間かけて鼻から「ゼロトレ呼吸」で息を吸いながら、右ひざを抱え込んで右肩のほうに引き寄せ、左足を床に下ろし始める。

3. 左右の足で引っ張り合う

7秒

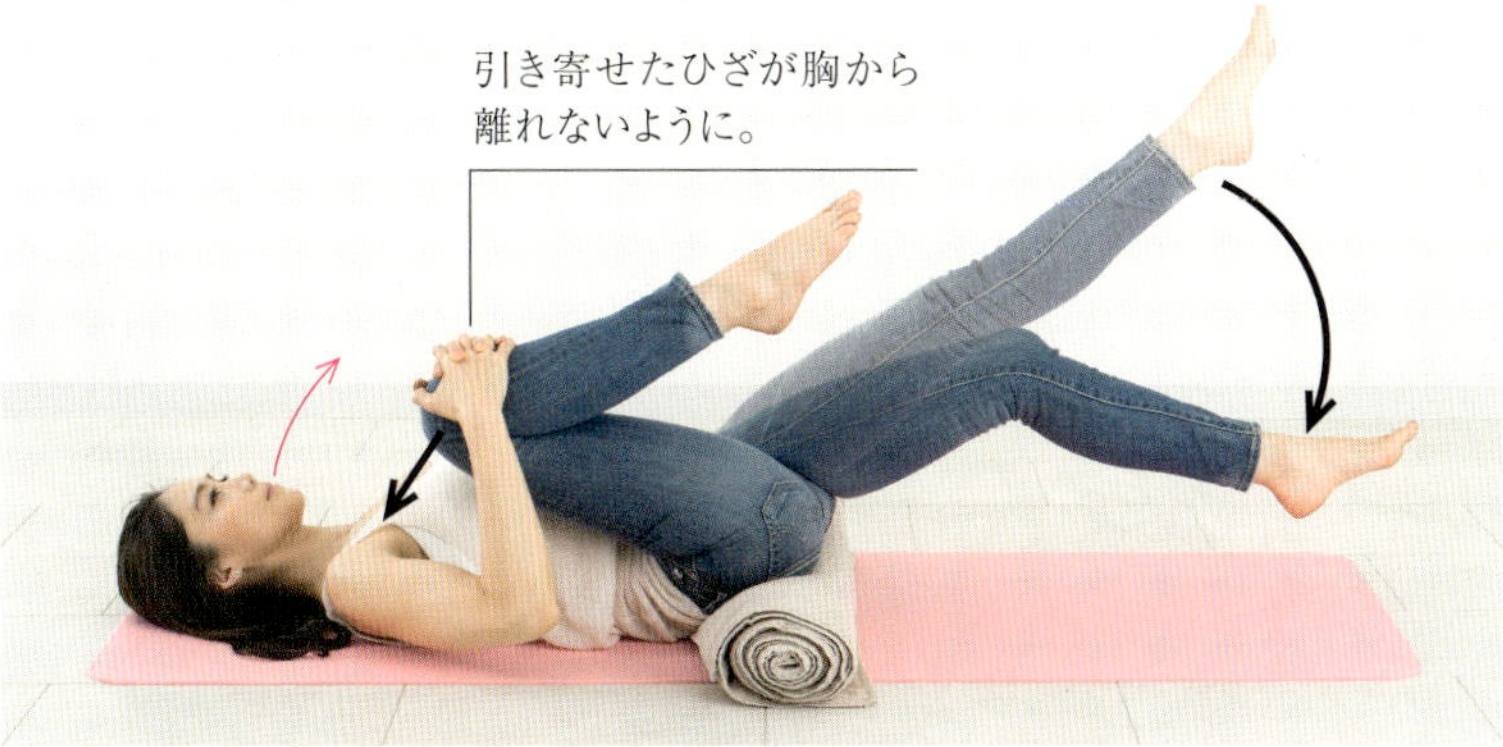

7秒間かけて口から「ゼロトレ呼吸」で息を吐きながら、左足をさらに床のほうに下ろしていく。右足と左足が反対方向に引っ張り合うテコの原理を利用して、鼠蹊部《そけいぶ》（足の付け根）が伸びているのを感じる。左右の足を入れ替えて同様に行う。

2セット
行う

04 足4の字

〜背中、腰のちぢみに効く

1. 足を4の字に組む

3秒

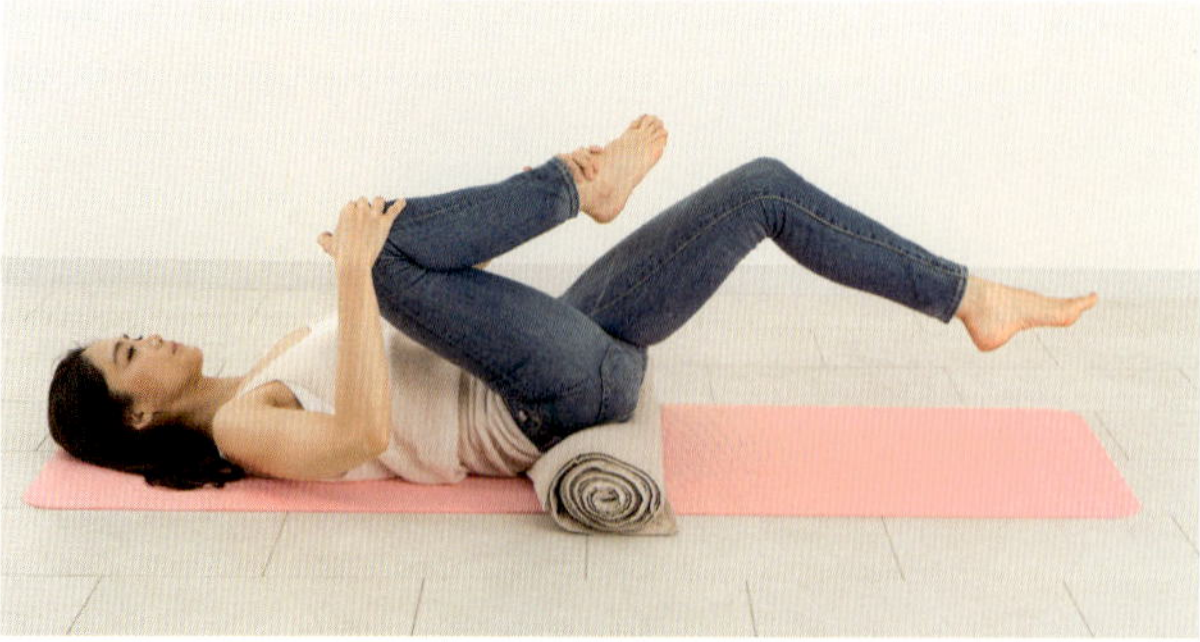

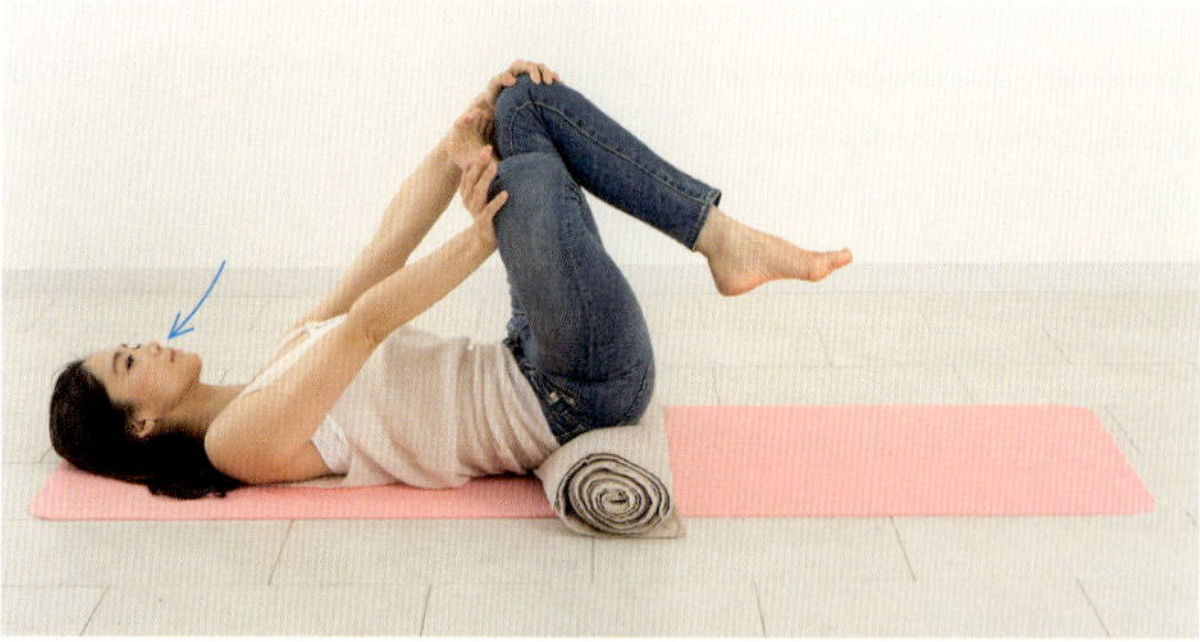

前項の「股関節伸ばし」の体勢から、右足のくるぶしを左ひざ上に引っ掛けるようにして、4の字をつくる。3秒間かけて鼻から「ゼロトレ呼吸」で息を吸いながら、両ひざが水平になるようにセットする。

2. 左を引き寄せ、右を押す

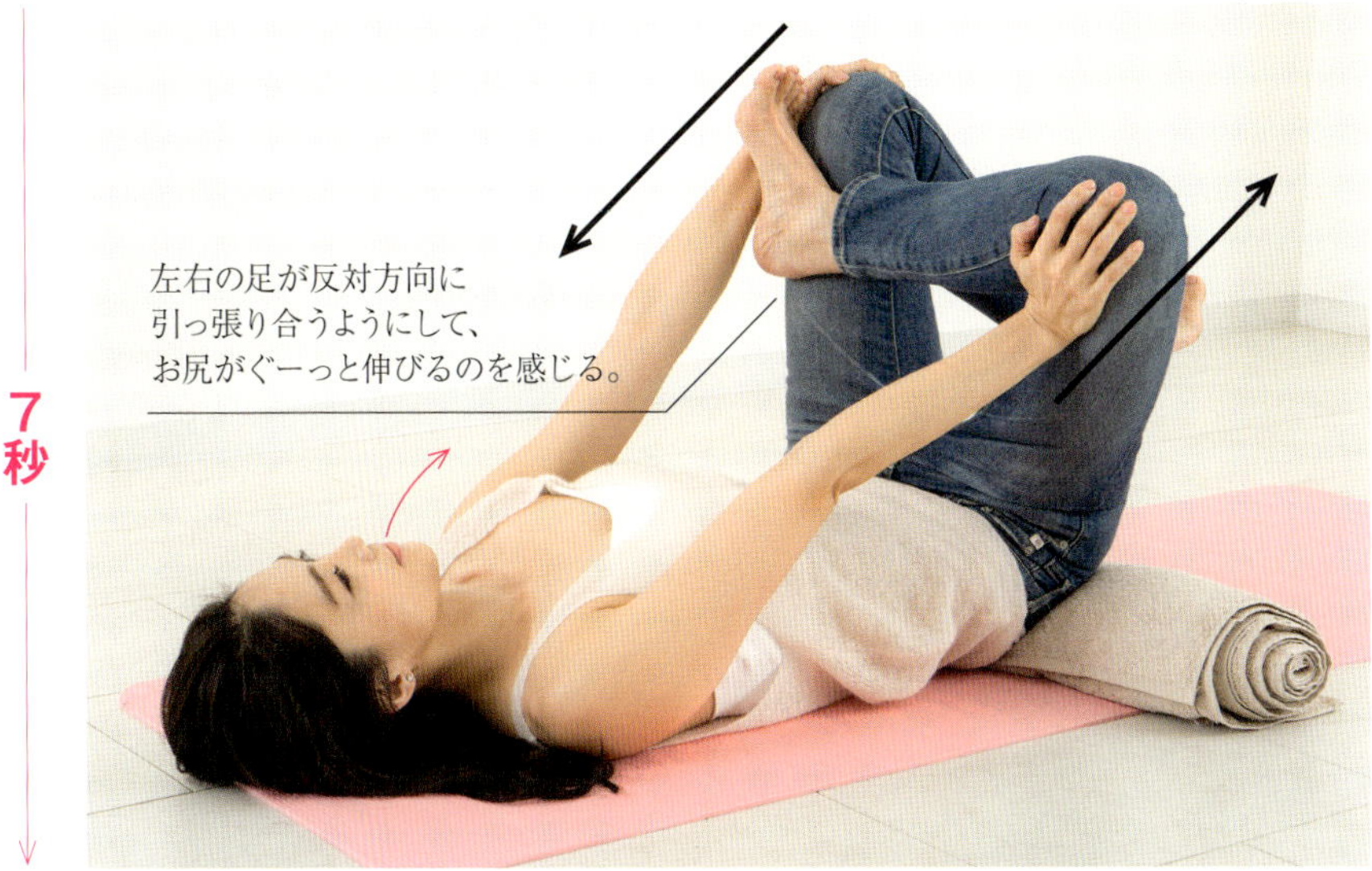
7秒
左右の足が反対方向に
引っ張り合うようにして、
お尻がぐーっと伸びるのを感じる。

次に、７秒間かけて口から「ゼロトレ呼吸」で息を吐きながら、右ひざを前方に押し、左ひざを顔側に引き寄せる。左右の足を入れ替えて同様に行う。

3セット行う

05 足指開き

～足指のちぢみに効く

1. 足指の間に手の指を

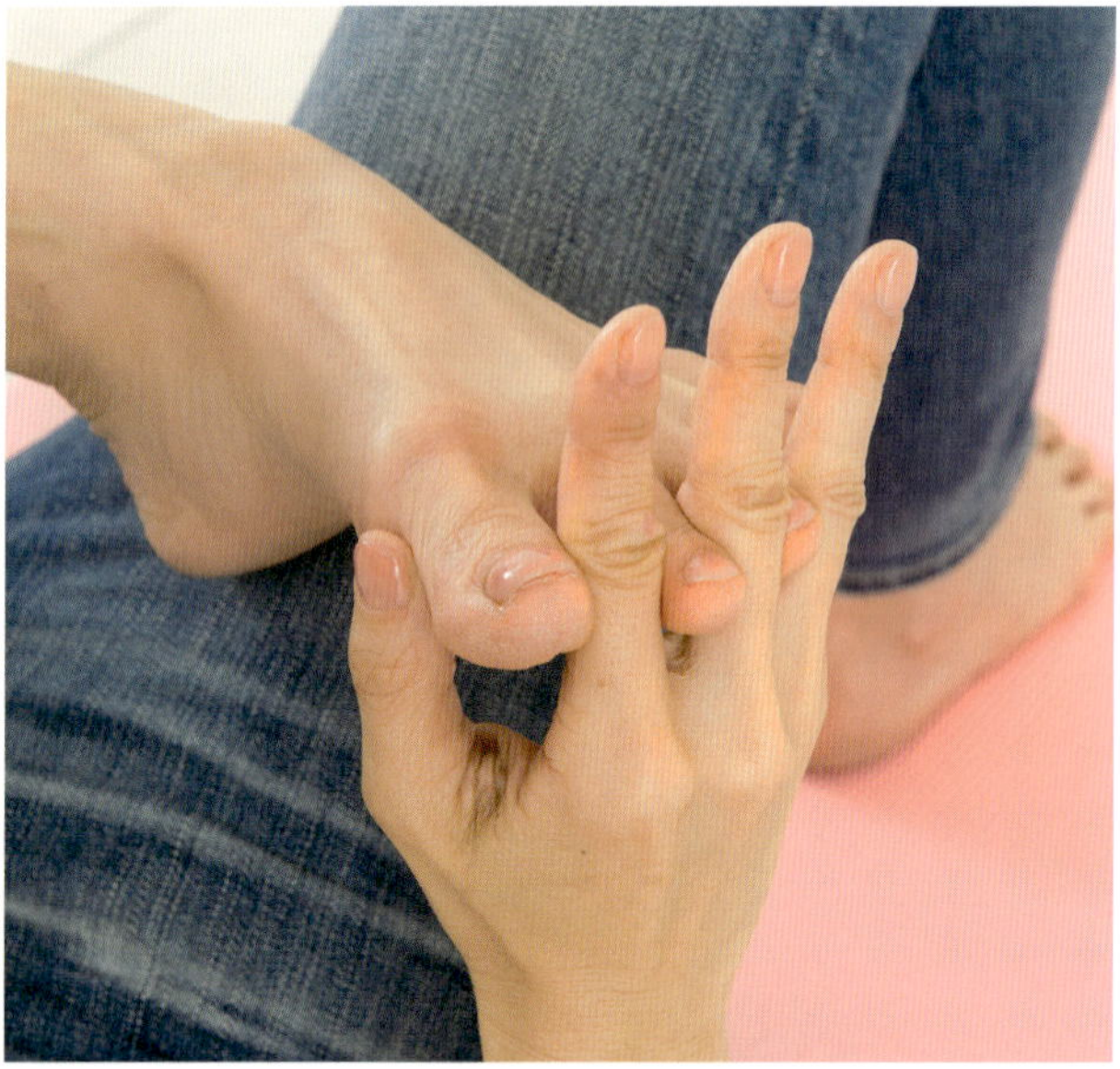

前項の「足４の字」の体勢から、片ひざを立て、もう一方の足の指の間に写真のように手の指を入れる。

2. 甲側に曲げる

7秒

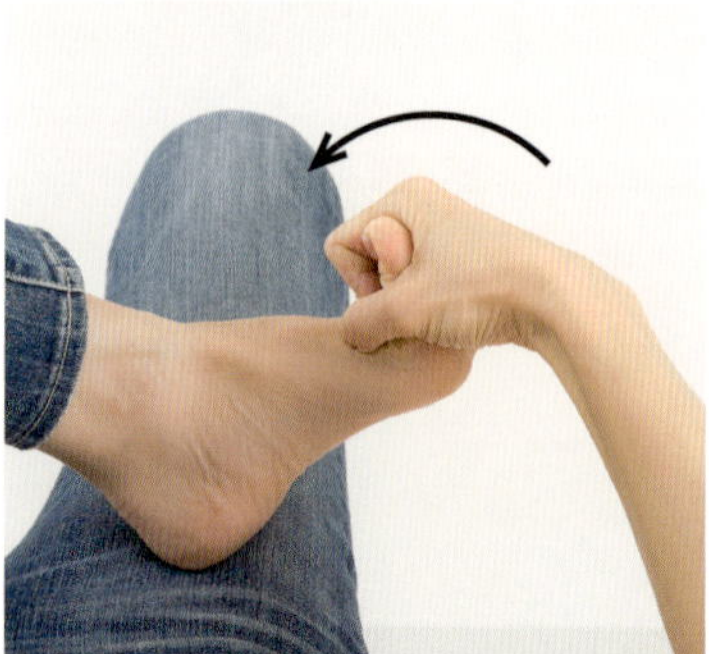

口から息を「はあ～」と7秒間かけて吐きながら、足指を甲側に曲げる。

3. かかと側に曲げる

7秒

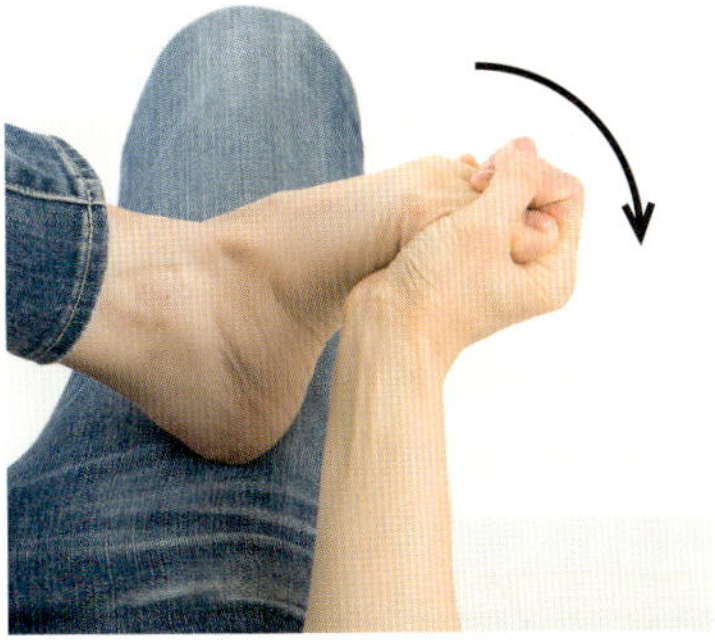

鼻から息を吸いながら力を抜き、また口から息を「はあ〜」と7秒間かけて吐きながら、足指をかかと側に曲げる。

4. 引っ張るように離す

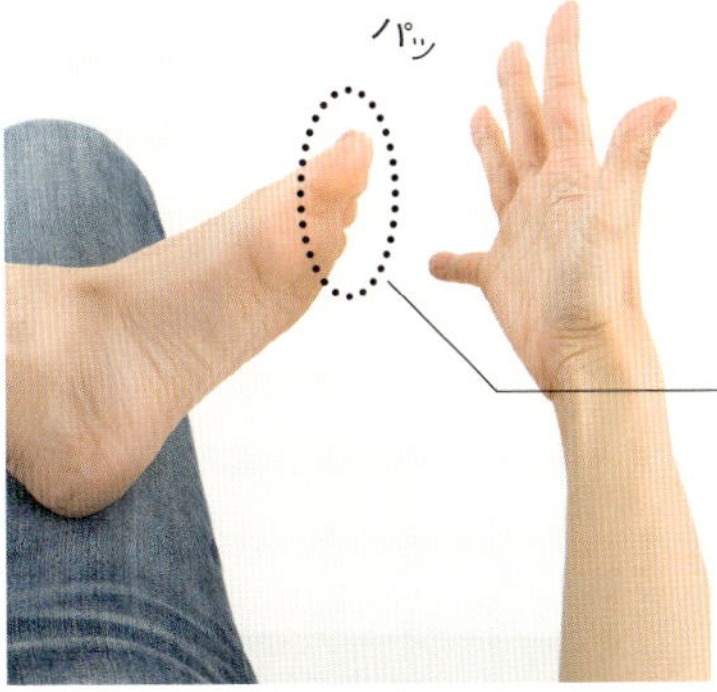

離すときは、足指全体を、引っ張るようにして伸ばすイメージで。

最後に息を吸いながら、「パッ」と手を勢いよく離す。反対側の足も同様に行う。

3セット行う

ゼロトレ STEP 2

ひきしめる

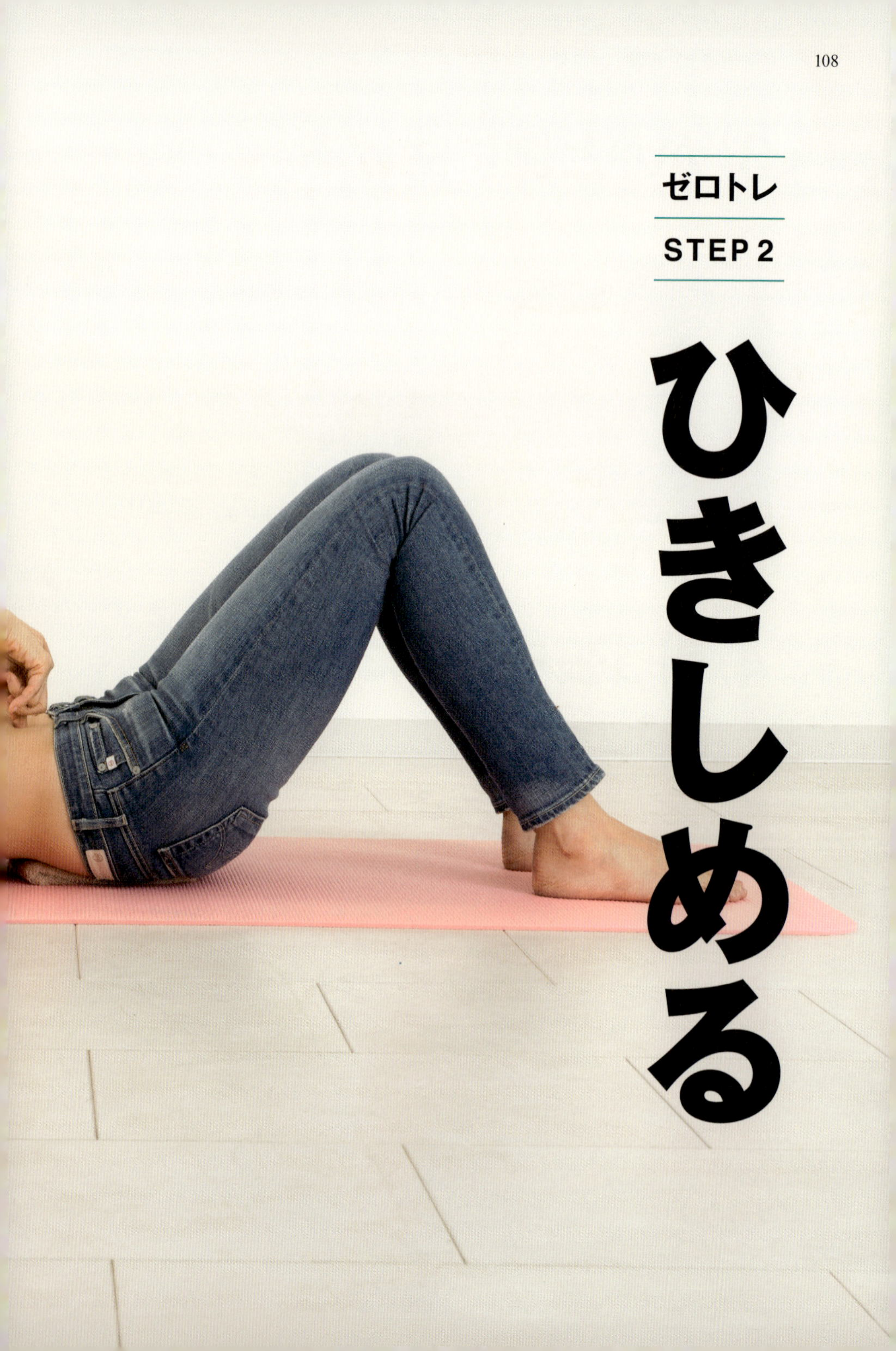

ゆるめたあとは、ひきしめるエクササイズをひとつ。「こほんこほん」と咳《せき》をすることでお腹に硬い壁をつくり、体幹を鍛えていきます。最後は、立った姿勢で「ゼロポジション」を確認してみて。きっと、「羽の生えたような軽さ」を感じるはずです。

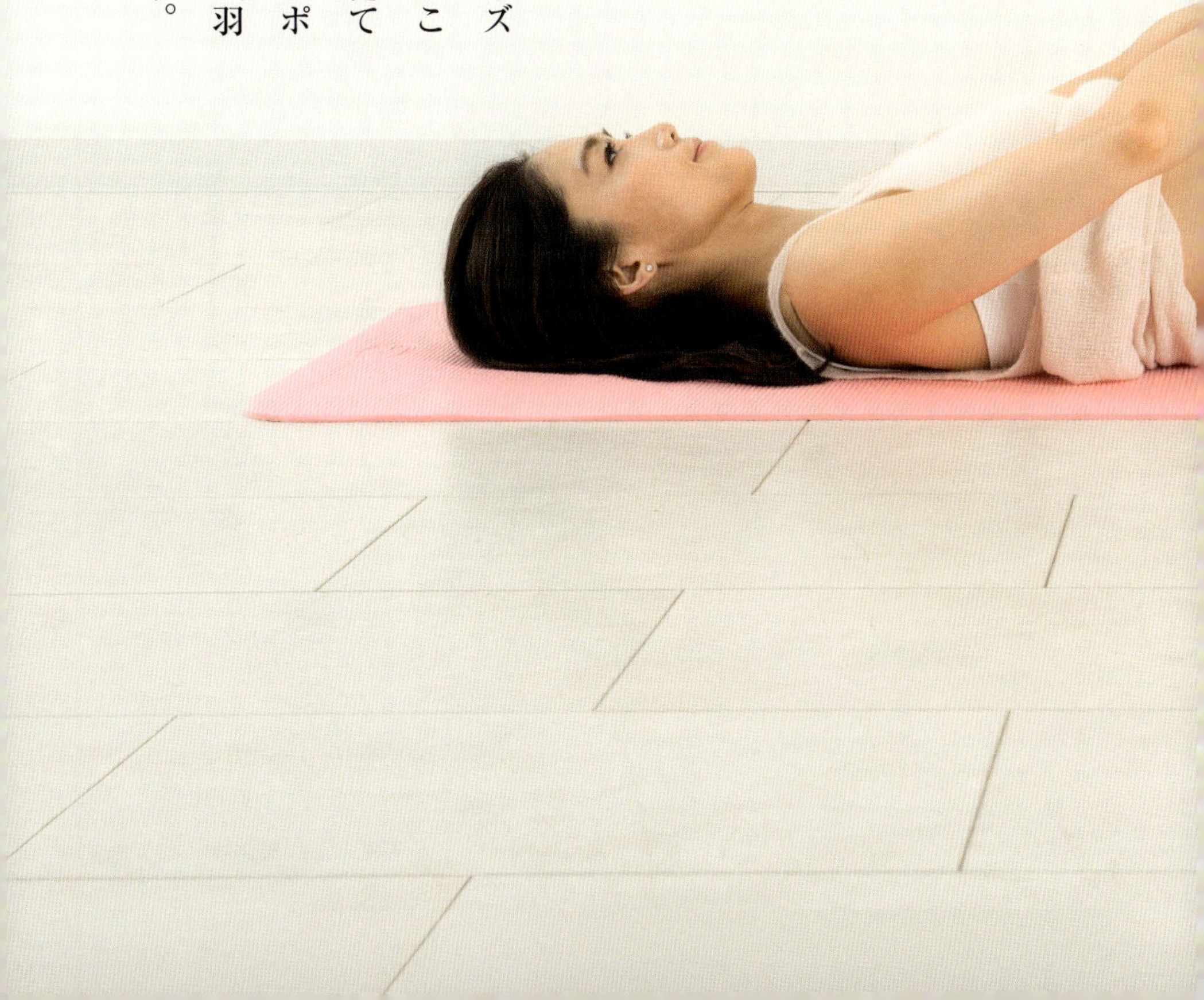

01 咳壁エレベーター

1. 指でお腹を押さえる

仰向けに寝て、両人差し指で下腹部の両サイドを押さえる。

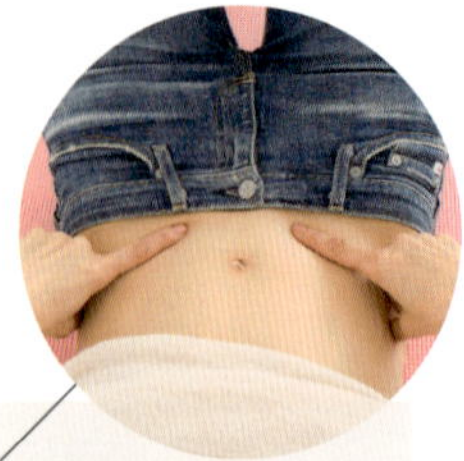

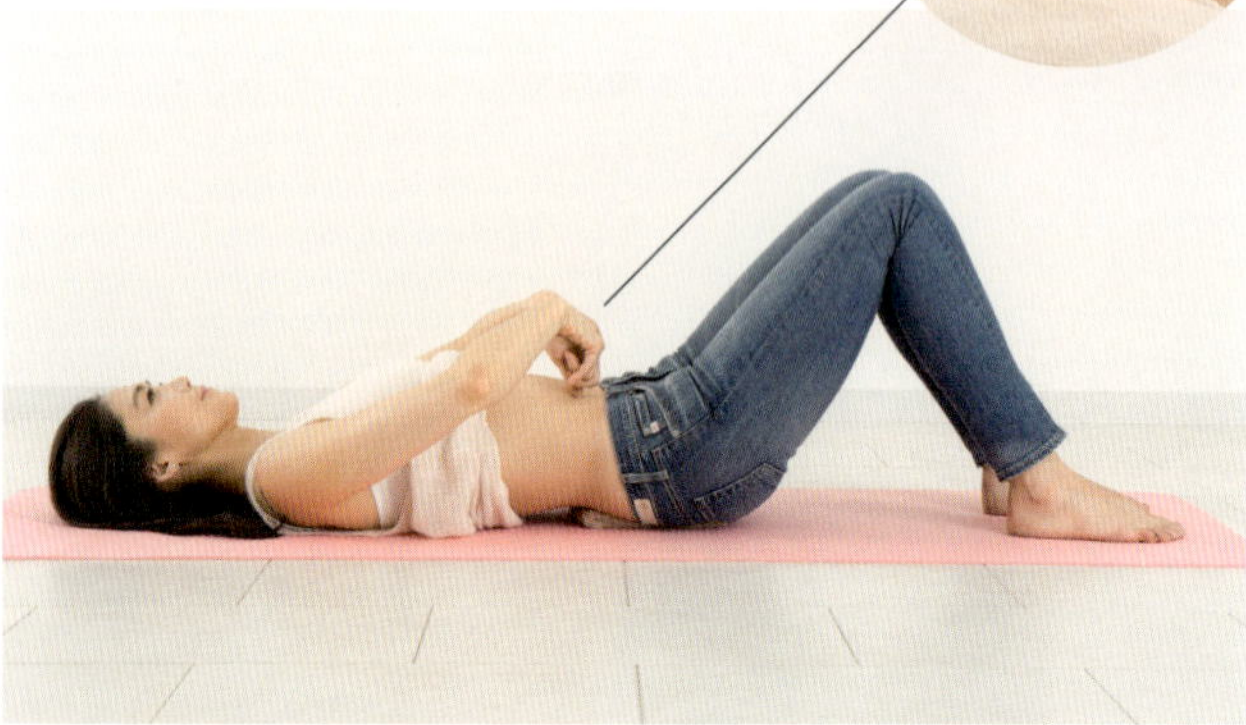

2. 咳をして硬い壁をつくる

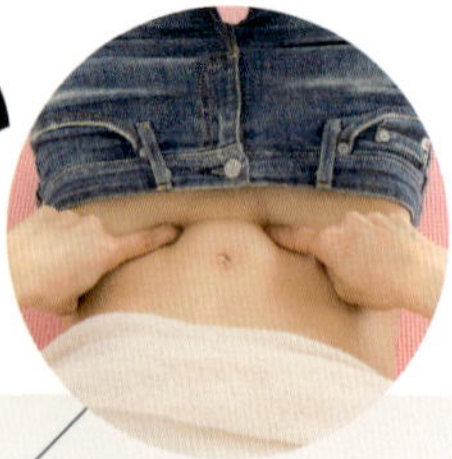

7秒

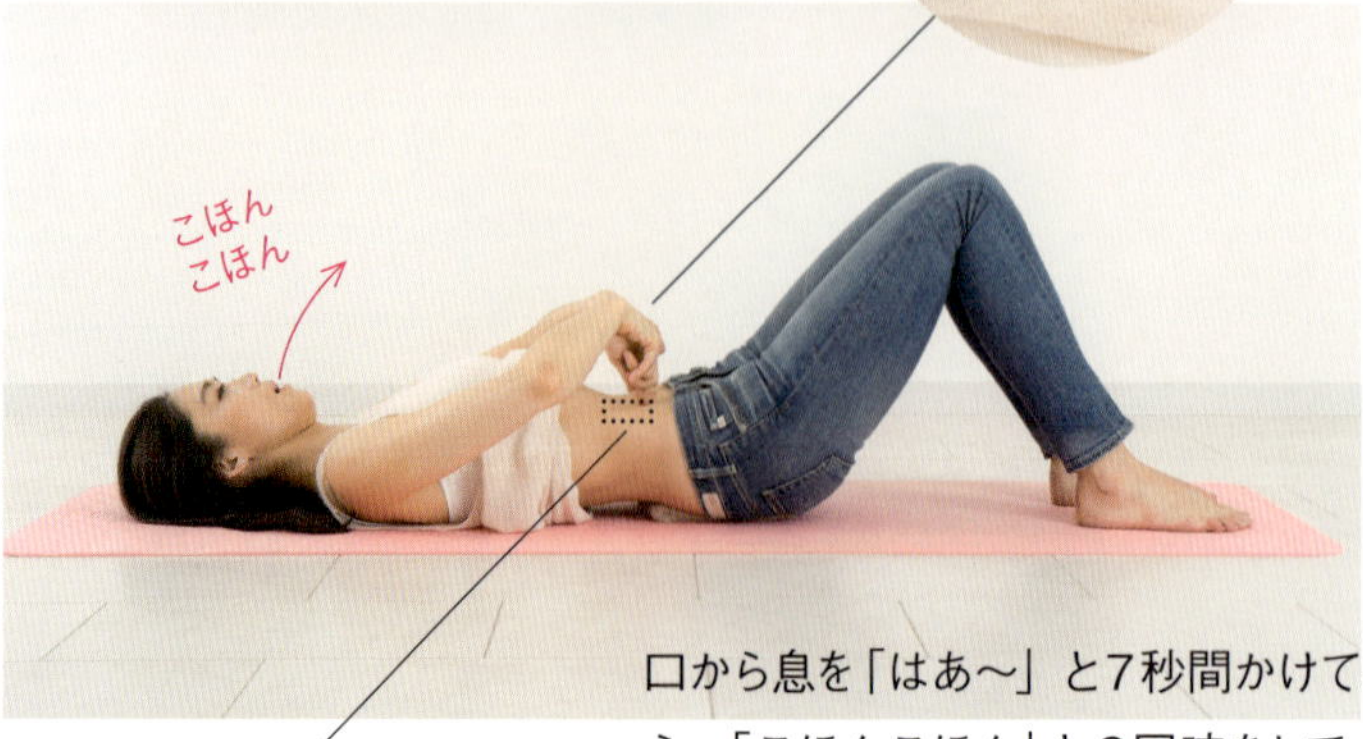

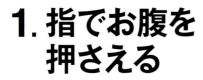

硬い壁をつくる。

口から息を「はあ～」と7秒間かけて吐ききったら、「こほんこほん」と2回咳をして、お腹に壁ができた（お腹が硬くなった）のを確認する。

3. エレベーターのように下げていく

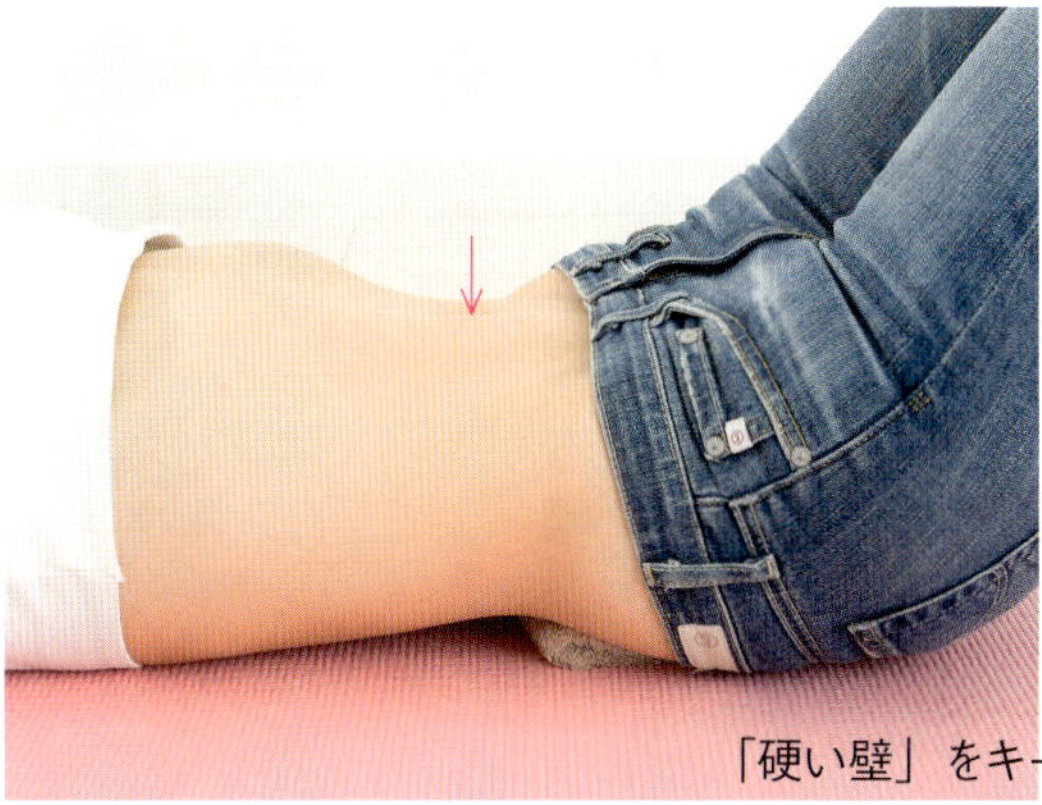

「硬い壁」をキープしたまま「鼻から3秒吸って、口から7秒吐く」を5回くり返す。呼吸をくり返すたびに、「硬い壁」がエレベーターのように下がっていくイメージで。

1セット行う

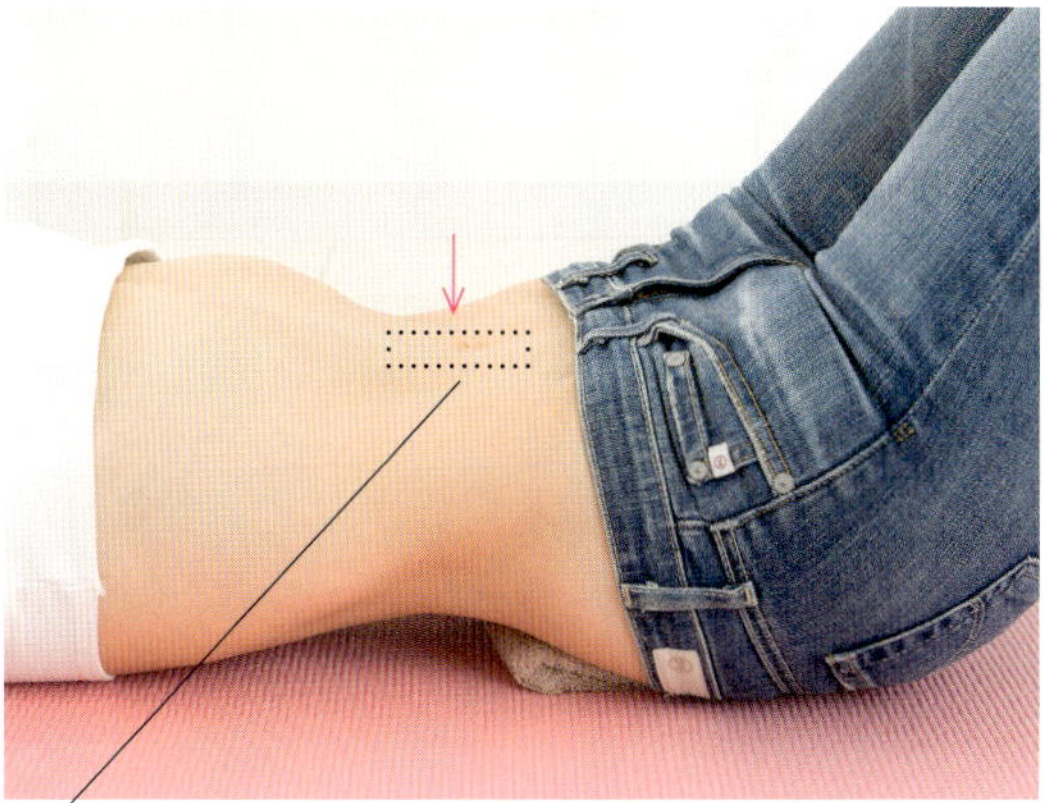

「壁」はけっしてやわらかくならないように硬いままキープ。

＊妊婦の方、腹痛やめまいがする方は避けてください。

最終確認

ゼロポジションで立つ

1. お腹をふくらませる

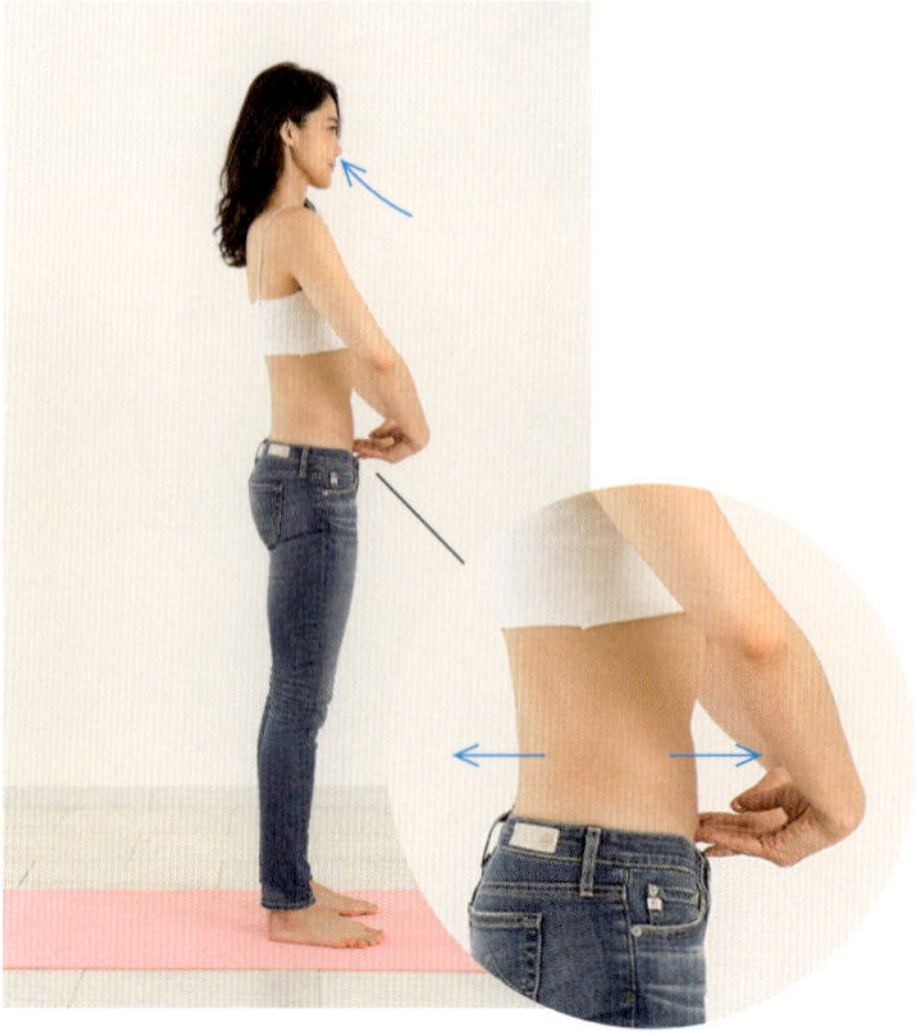

3秒

両足の間隔を拳《こぶし》ひとつ分開いて立ち、お腹に両人差し指をあて、鼻から3秒間かけて息を吸いながら、お腹、腰（背中側）をふくらませる。

2. お腹を凹まし壁をつくる

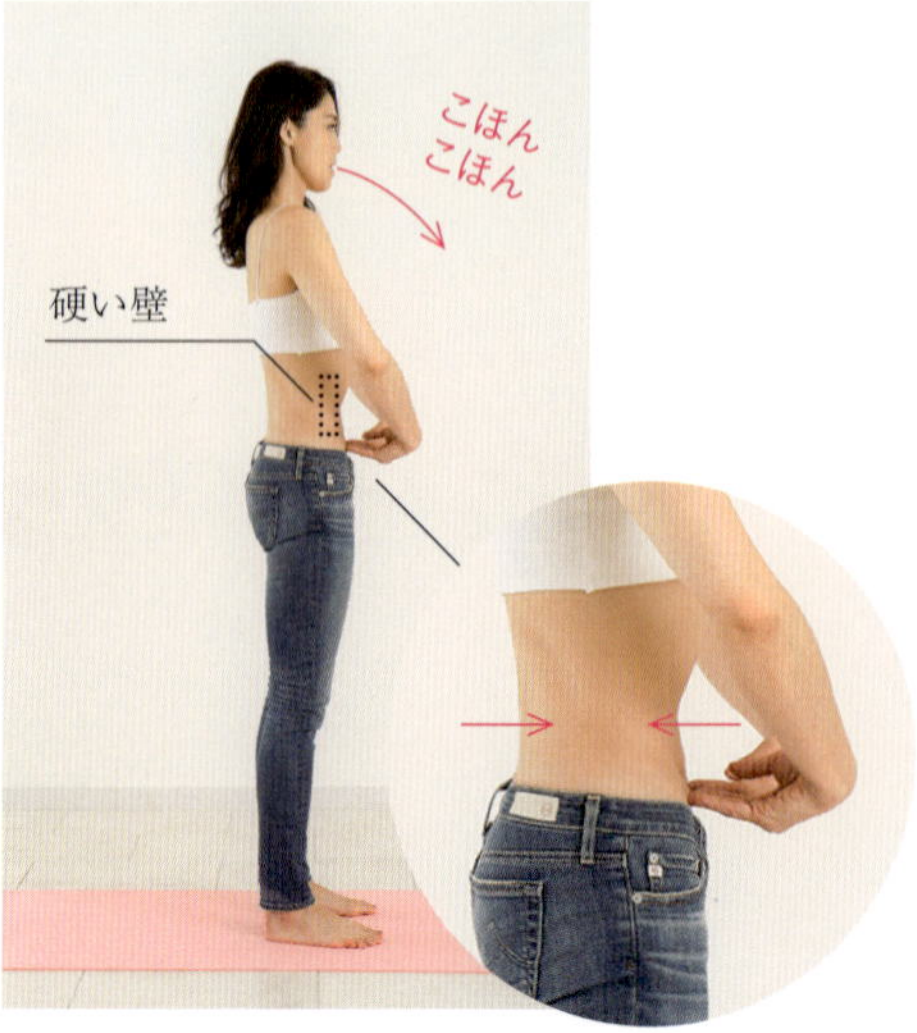

7秒

口から息を「はあ〜」と7秒間かけて吐ききってお腹を凹ましたら、「こほんこほん」と咳をして、お腹に「硬い壁」をつくる。

3. 両手を体の側面に

「硬い壁」をキープしたまま、手を体の側面に持っていく。

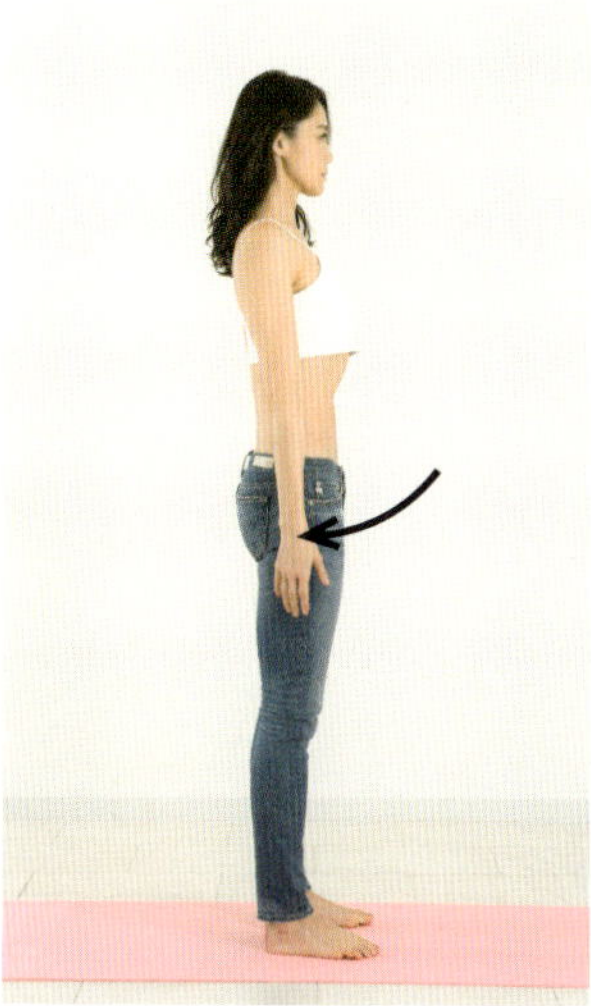

4. 両手を旋回させる

両手を後ろに旋回させながら胸を開き、両足のつま先を上げ、姿勢を少し後傾にすると……

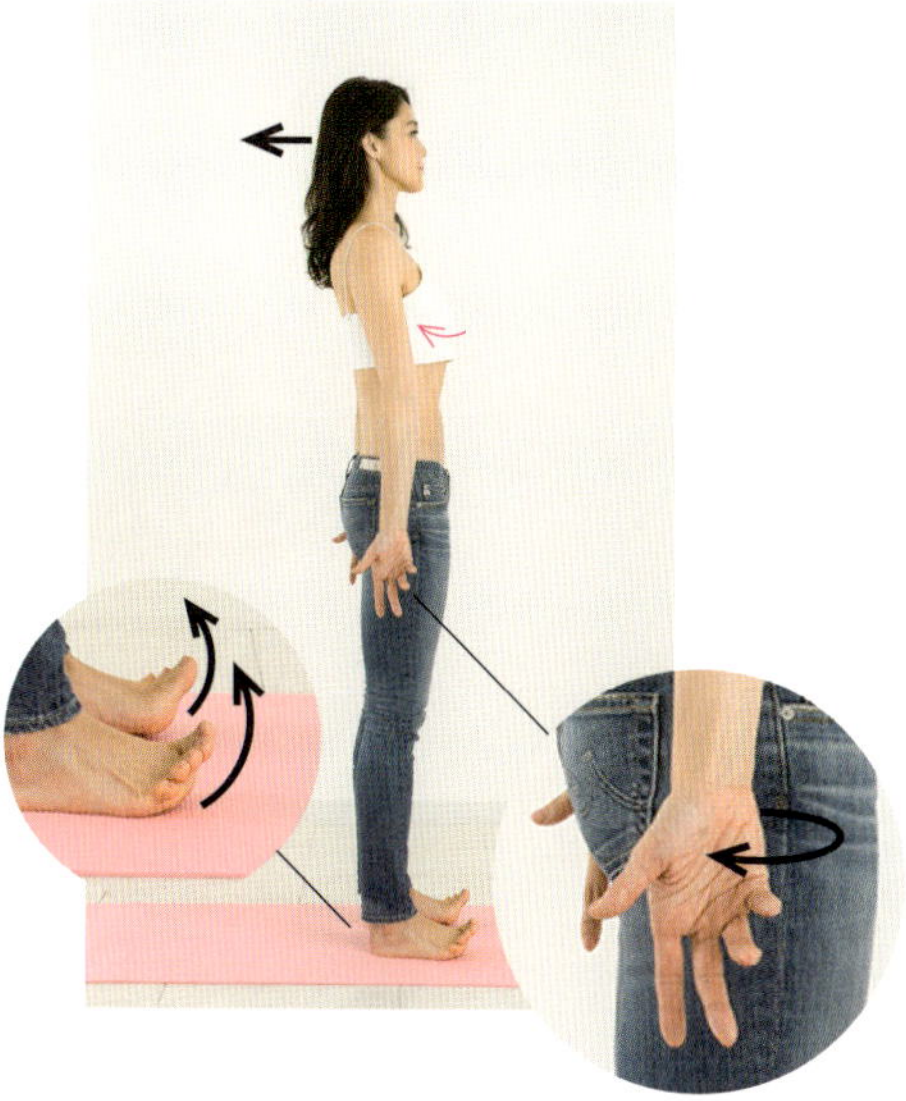

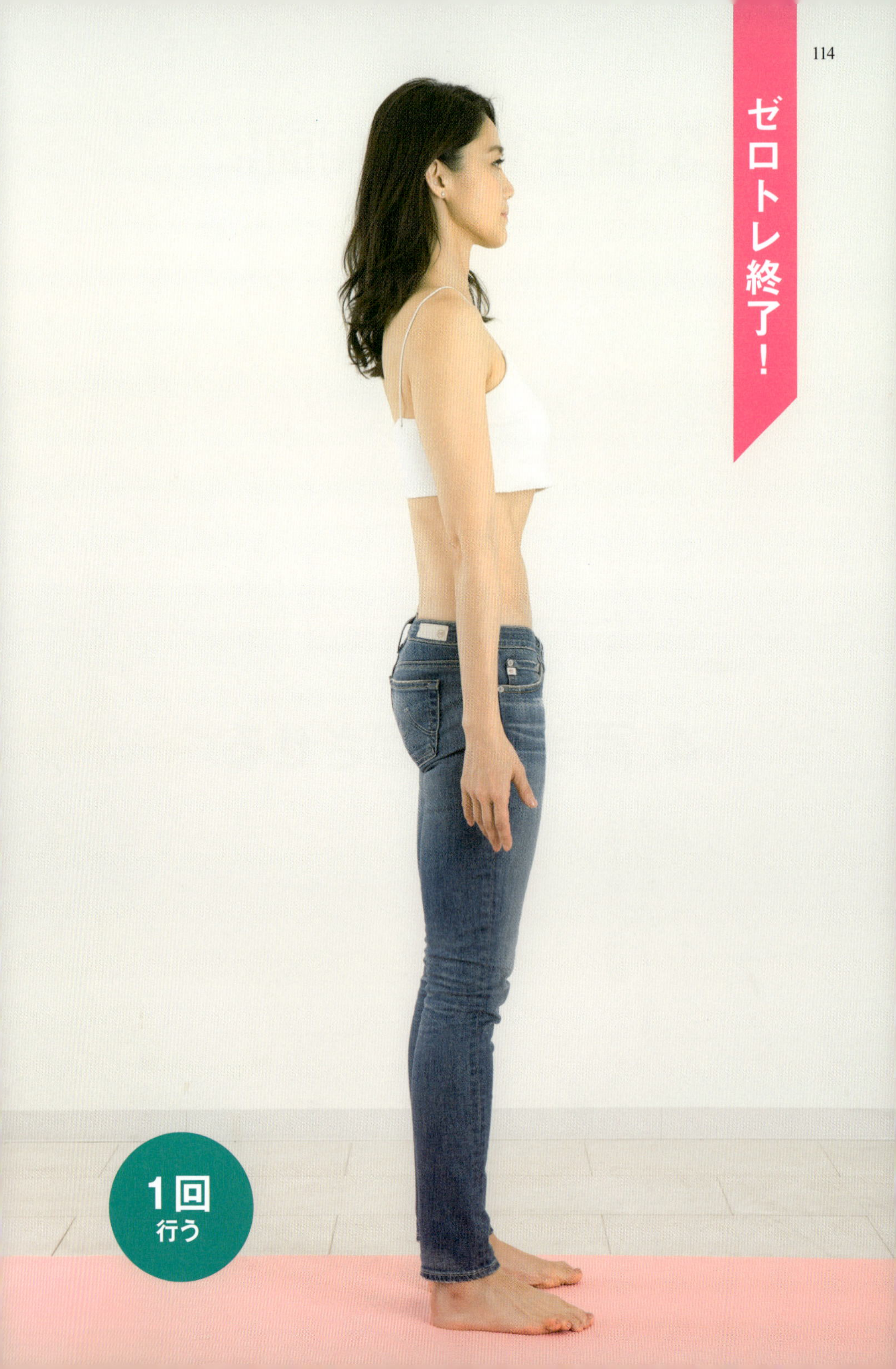
ゼロトレ終了！
1回
行う

これが耳、肩、ひじ、手首、ひざ、足首が
一直線になったゼロポジション。
毎日のエクササイズはこれで終了。

ゼロポジションでの姿勢は、
「やや後傾」していると感じるくらいがベスト。
これによって、お腹に「ぐっ」と力が入り、
日常生活の中の「立つ」「歩く」ときも
自然にゼロポジションが身についてくる。

Chapter 4

「身長」を一瞬で伸ばすゼロトレ

「大切なのは、どう見えたかじゃなく、
本当はどうか、なのよ」
――マドンナ

わずか1分程度で身長が2センチ伸びる——。

こう書くと「ほんと?」と疑問に思われるかもしれませんが、知らず知らずのうちにちぢんでしまった体を元に戻すことで、身長は2センチや3センチすっと伸びます。

ゼロトレは、ただ体重が落ちるのではなく、体形そのものを美しくすることを目的に考案しました。

ここでは、「一瞬」で身長を伸ばす3つのエクササイズをご紹介します。

「姿勢がよくて、シュッとして見える」

そんな魅力的な体をこのエクササイズで手に入れてください。

一瞬で魔法がかかりますよ。

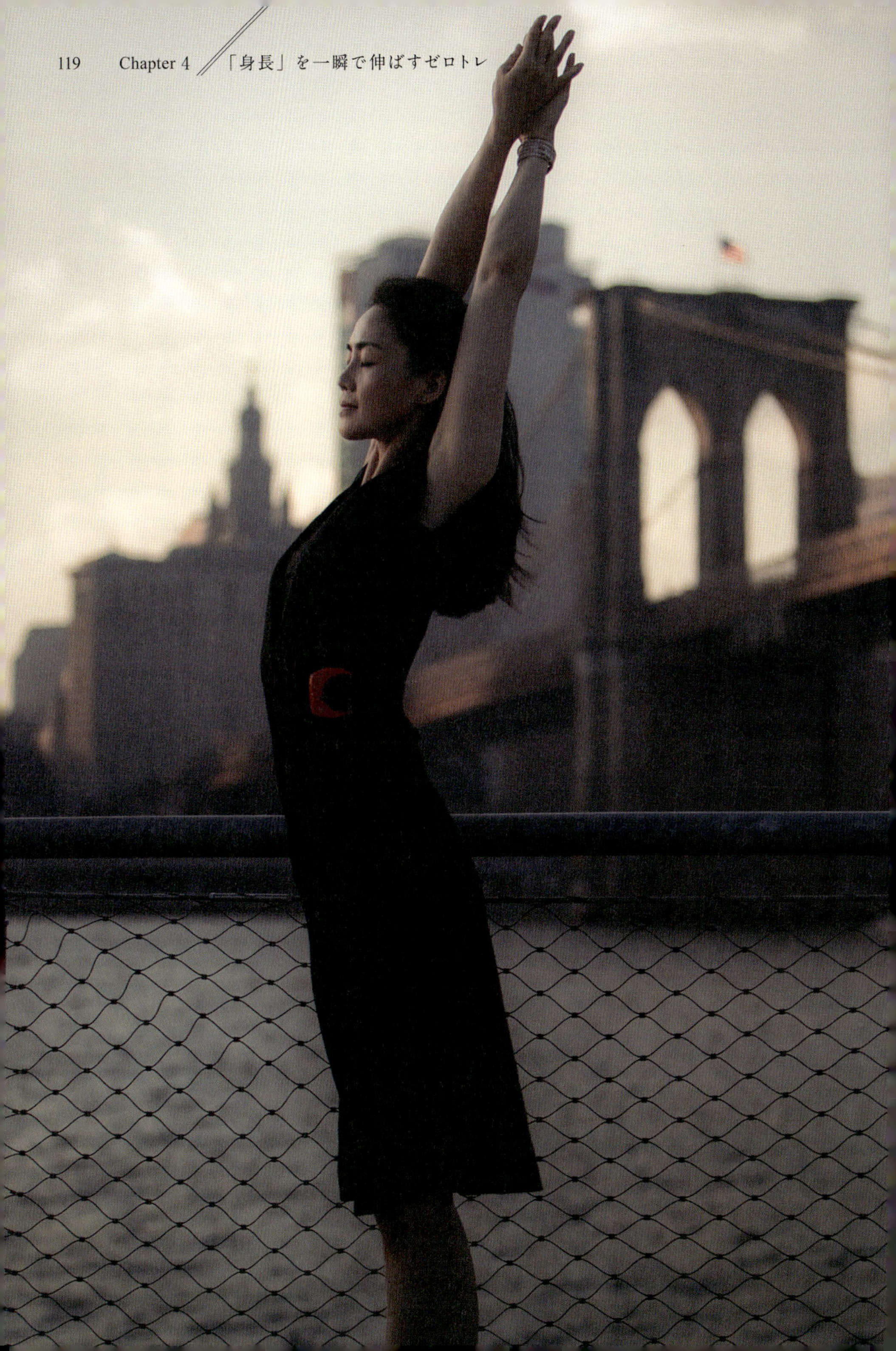

01 「脚」が一瞬で長くなるゼロトレ❶

ちぢんでしまった太ももが一瞬でゼロポジションに戻り、脚が長くなる

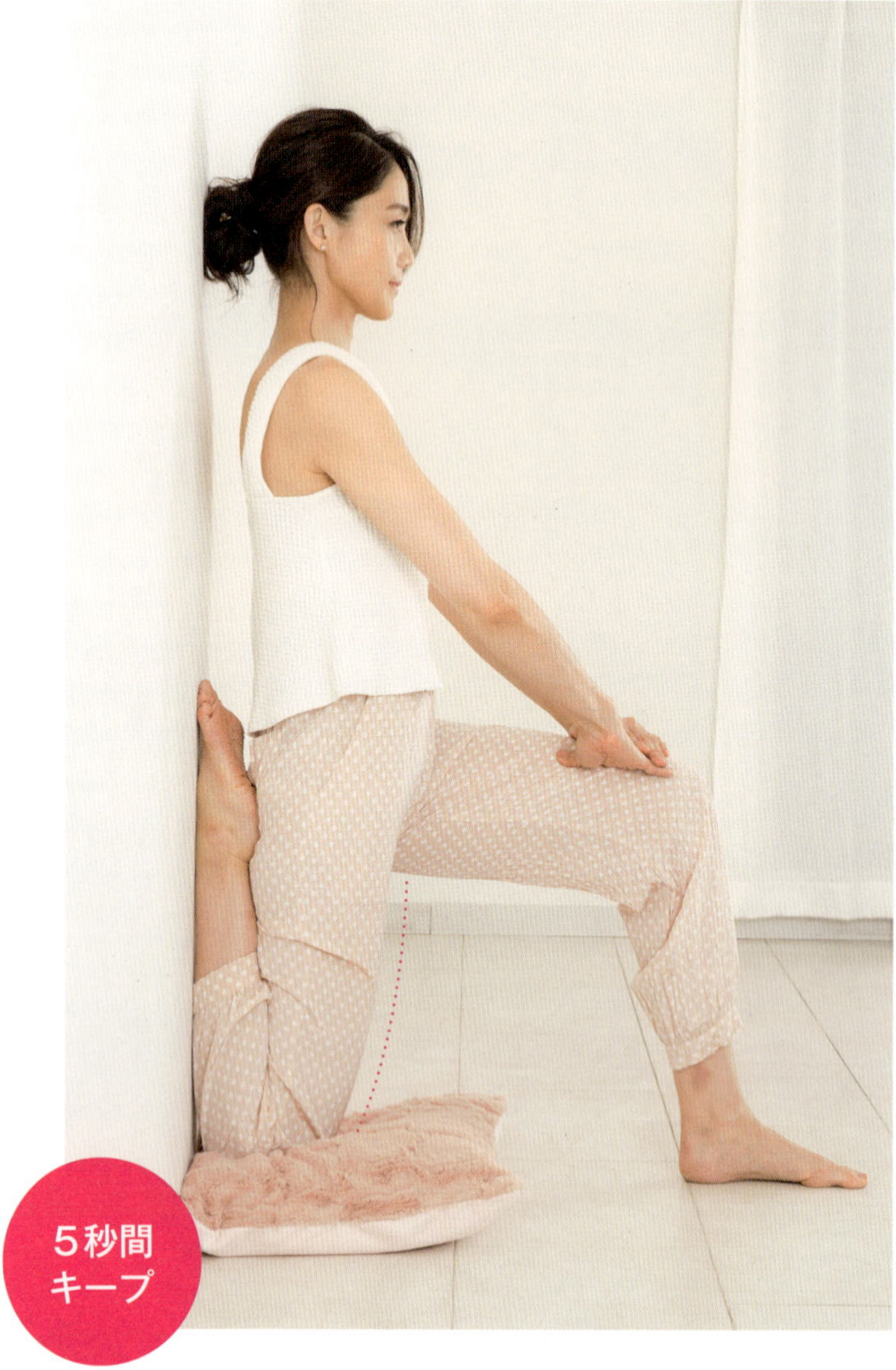

壁の前にクッションを置き、左ひざを立てて、右ひざをクッションの上で写真のように曲げる。呼吸は自然に。反対側の脚も同様に行う。

ひざが曲がりにくい人は、
イスを置いて手をつき、
やや前傾になるとよい。

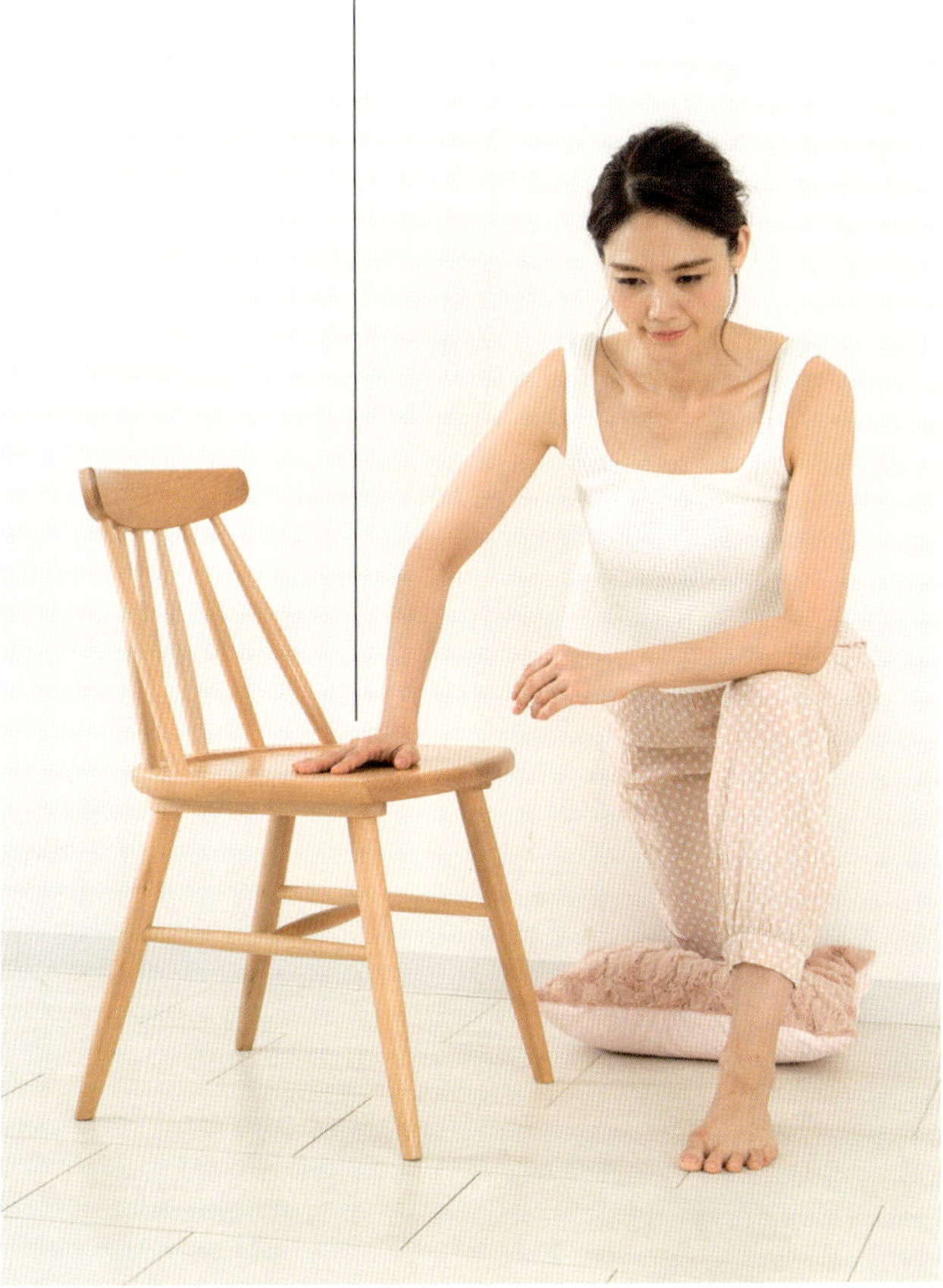

＊痛みのある人は決して無理に続けないでください。

02

「脚」が一瞬で長くなるゼロトレ❷

ちぢんでしまった脚の後ろ側全体が一瞬でゼロポジションに戻り、脚が長くなる

壁際にイスを置き、右脚をイスに上げて、口で「はあ〜」と息を吐きながら、上半身を前傾する。このとき、ひざが曲がらないように。反対側の脚も同様に行う。

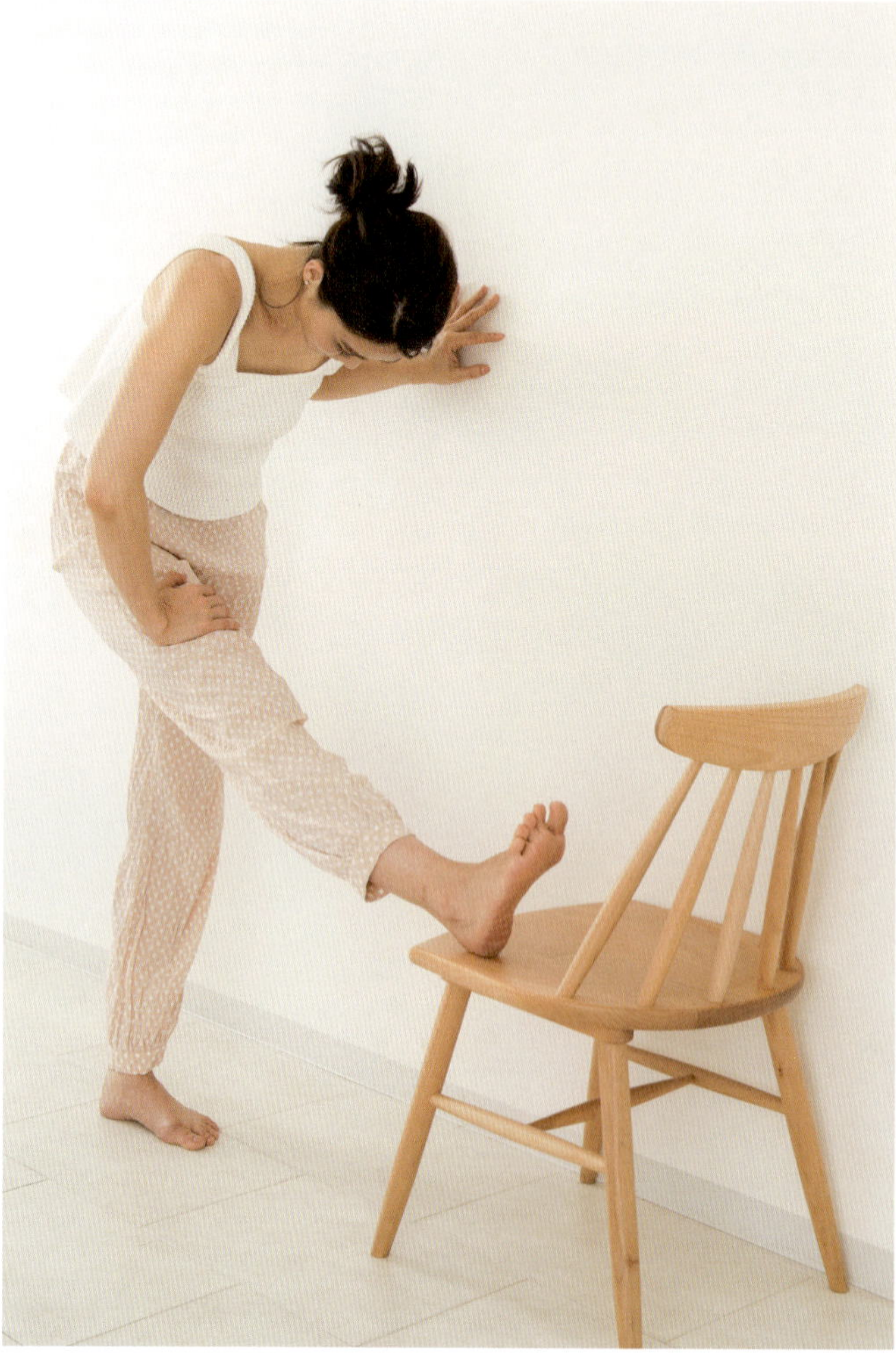

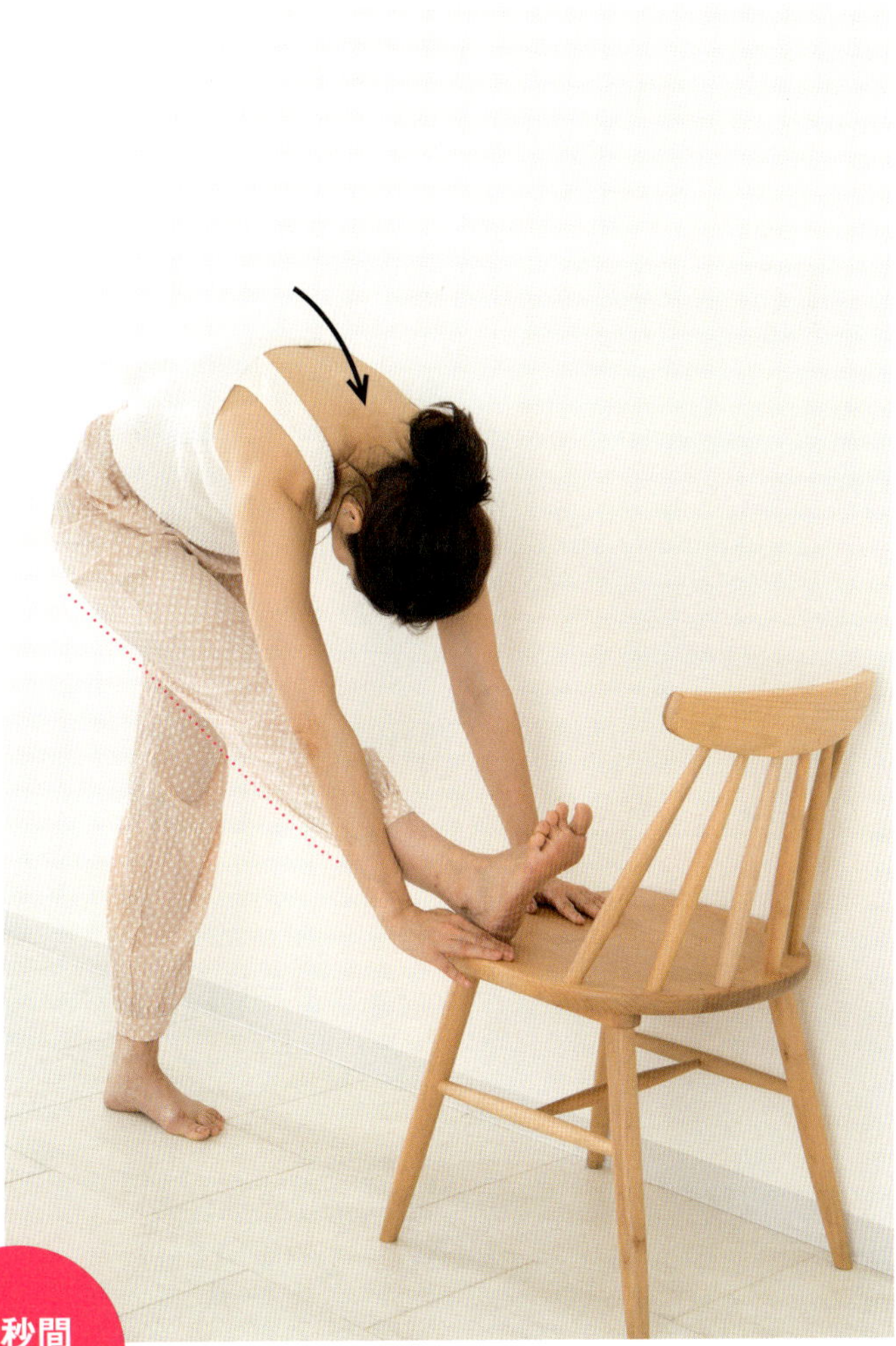

5秒間
キープ

＊痛みのある人は決して無理に続けないでください。

03

「首、背中、腰」が一瞬で伸びるゼロトレ

ちぢんでしまった首、背中、腰が
一瞬でゼロポジションに戻り、
身長が伸びる

1

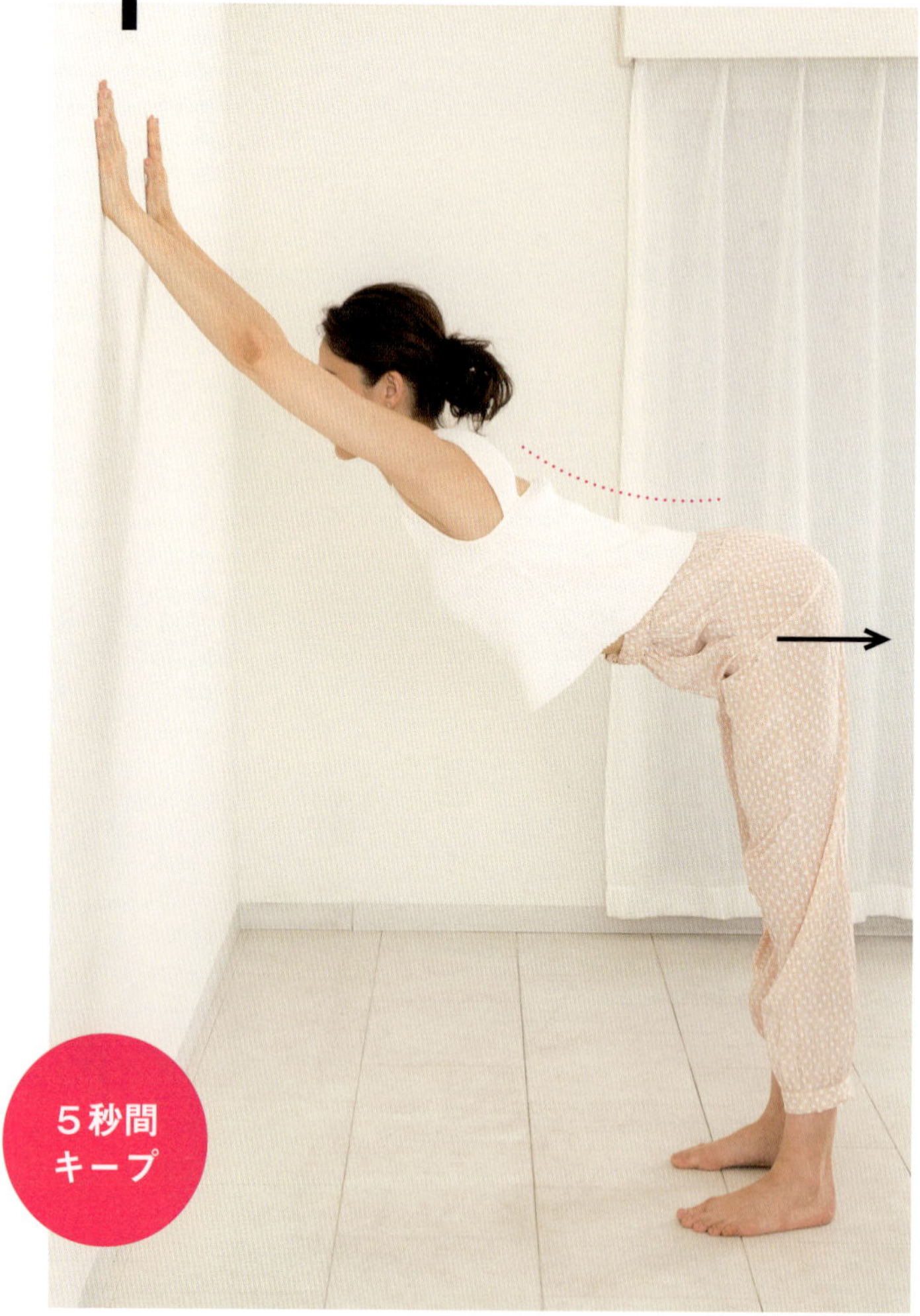

壁の前で、肩幅よりややせまく足を開き、顔の前に両手をつく。そこからお尻を突き出し、背中、腰を伸ばす。顔は正面を向いたまま行うこと。

2

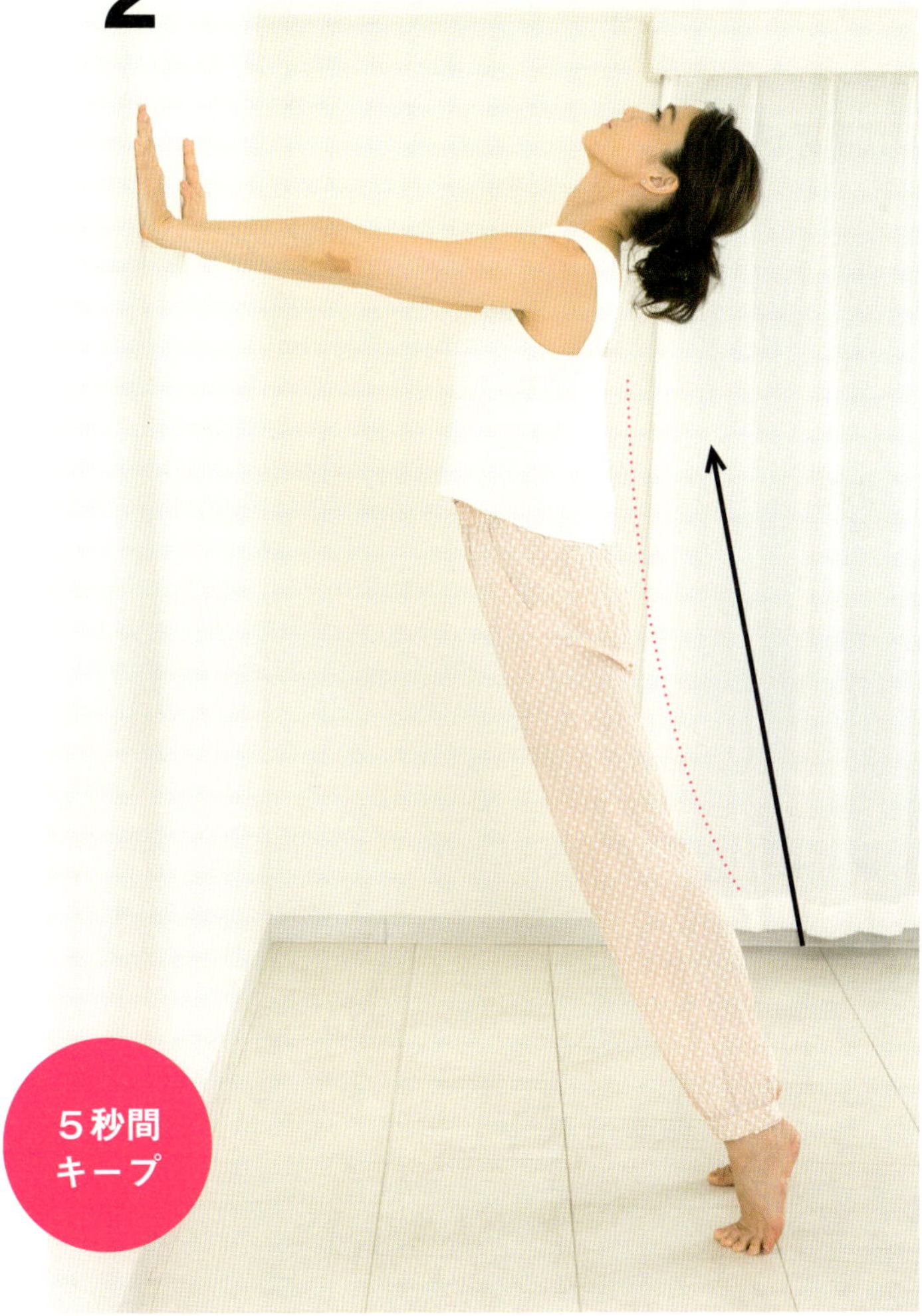

次に、上にぐっと伸びながら、両かかとを上げ、お尻をキュッとしめる。天井に向かって顔を上げ、背中、腰、太もも裏が伸びているのを意識して。

＊痛みのある人は決して無理に続けないでください。

Chapter 5

私をゼロに戻していく

「自分に向き合い、正直に、全力で生きる。
それを“瞬間を生きること”と
解釈しているわ」
——アンジェリーナ・ジョリー

心の「ゼロ」はどこにあるのか

ここまで「体」をゼロポジションに戻す話をしてきましたが、この本の最後は「心」をゼロポジションに戻すことを考えてみます。

体であれば「耳と肩が一直線上になるように」といった具合に、見た目や物理的な位置関係でポジションを説明できます。

では、心のゼロポジションとは、一体どこなのでしょうか。

また、そこに心を戻すことにどんな意味があるのでしょうか。

私のニューヨークの友人が、こんなことを言っていました。

「オフィスのデスクに小さな観葉植物を置いているの。お水を週2回あげないといけないのだけれど、忙しかったり、イライラしたりしているときには、お水をあげるのをついつい忘れちゃうの。そうなると、その子は元気がなくなるでしょ。その姿を見てはっとしてこう思うの。

I wasn't myself.（私、平常心を失っている）

つまり、その子は私の心の合わせ鏡なのね。その子に元気がなくなっているときは、私が心を失っているサイン。そんなときにお水をあげると、私の心も落ち着いていくのがわかるわ」

彼女の言葉には大きな、大きなヒントが隠されています。忙しかったり、イライラしていたり、いつまでも心配ごとが消えなかったりすると、人の心は「元」の位置から遠ざかっていきます。

こうして心が疲弊し、植物に水をやる余裕すら失います。

心のゼロポジションとは、不安、不満、緊張などのない「リセットされた静かな状態」をさします。

「羽が生えたように軽い心」のことです。

「ほかの誰か」になろうとしていた

では、どうすれば心の「ゼロ」――羽が生えたように軽い状態になれるのか。

ひとつは、これまでお伝えしたように、体をゼロポジションに戻すことです。心と体はつながっています。体をいい状態にすることで、心もまちがいなく軽くなっていきます。


もうひとつは、ヨガの世界で言われる「内観」です。

「内観」とは、自分自身の精神状態を内面的に観察すること。この作業こそが、自らの心のゼロポジションをさがすことにほかなりません。

心配ごとが消えずに不安になっている自分。

他人から浴びせられたひと言にイライラしている自分。

そして、人を羨《うらや》み、無理なダイエットをくり返している自分――。

そんな心の状態を「客観的」に見て、それらを取り除いたゼロへと自分自身を導く必要があります。とはいえ、つねに不安や不満をもっている人は、それが常態化してしまい、もともとの静かな心がどんなものかさえさがすのが難しいかもしれません。

そんなときは、ニューヨークの私の友人のように、「観葉植物」や「花」を置いてその様子を確認することで、自分の心の状態を知ることは有効です。

なにも植物だけが心のバロメーターになるわけではありません。

本棚や洋服だんすの中は、どうでしょうか？　いつもより散らかっていませんか？

お子さんから「ママ、最近こわい顔ばかりしてる」と言われたりしていないでしょうか？

そのような日常のなかに、自分の心のポジションは顕在化しています。これに気づくことが「元の位置」に戻るきっかけになるはずです。

こうして心が「ゼロ」の状態に戻れば、ダイエットを終わらせることだってできます。太る原因は、ケーキでもなく、お菓子でもなく、ビールでもありません。過食を起こさせるのは、心の乱れです。これを鎮めることで、ダイエットを終わらせることができるのです。

私は、ブロードウェイの舞台を目指してニューヨークに来たばかりのころ、オーディションで役をとるため、外国人のフリをしたり、しゃべり方をまねしたりしていました。オーディションに通過する9頭身の女優やモデルたちを羨み、妬《ねた》み、無理なダイエットをして彼女たちの体形に近づけようと必死でした。

結局、私は「ほかの誰か」になろうとしていたのです。私ではない、ほかの誰か。でも、そうなろうとすればするほど、心の闇は深くなり、満たされず、さらに空虚になっていきました。

しかし、自分の心の中を「内観」できるようになってから、自身を知り、ダメな自分もまるごと受け入れることで、20年間失敗し続けてきたダイエットを終わらせることができました。自分の「ゼロ」を見つけ、受け入れ、それを磨いていく。その先にしか、「自分」はいないのだと気づきました。

それ以来、何かを始めたくなったり、挑戦したくなったりしました。ワクワクすることも増えました。明日への意欲がわいてきて、前向きになれたのです。

これこそが、心を元の位置に戻すことの大きな効果なのだと知りました。

「今」に集中すると「ゼロ」に戻る

完全にゼロで居続けることなどできません。

人の心は動いたり、乱れたりする。

ときにはそれがエネルギーにもなります。

しかし、エネルギーを使い続ければまた疲弊してしまう。だからこそ、またゼロに戻す必要があります。


禅に「莫妄想《まくもうぞう》」という言葉があります。

「妄想せずに、今やるべきことに集中しなさい」という教えです。

禅の世界の「妄想」とは、空想や誇大妄想をさすのではなく、自らの心でつくり出してしまった苦しみや不安、心配ごとをさします。

人に嫌われるかもしれない。うまくいかないかもしれない。

そういった、まだ起こってもいない未来に囚われてしまう。こうなると、心に余裕がなくなり、明日への意欲は出てきません。

たいていの心配ごとは起こらないものです。それは妄想にすぎません。妄想をたちきり、今やるべきことに集中する。こうして心をゼロに戻すことで、明日への意欲がわき出てくるのです。


今、あなたの心はどこにありますか？


目を閉じて、大きく、ゆったりと深呼吸をくり返しながら、心の行方をさがしてみてください。もしも、起こりもしないネガティブな妄想に囚われているのなら、それを捨てて、心をゼロの位置に戻してください。

そのゆったりした状態こそが、本来のあなたなのですから。

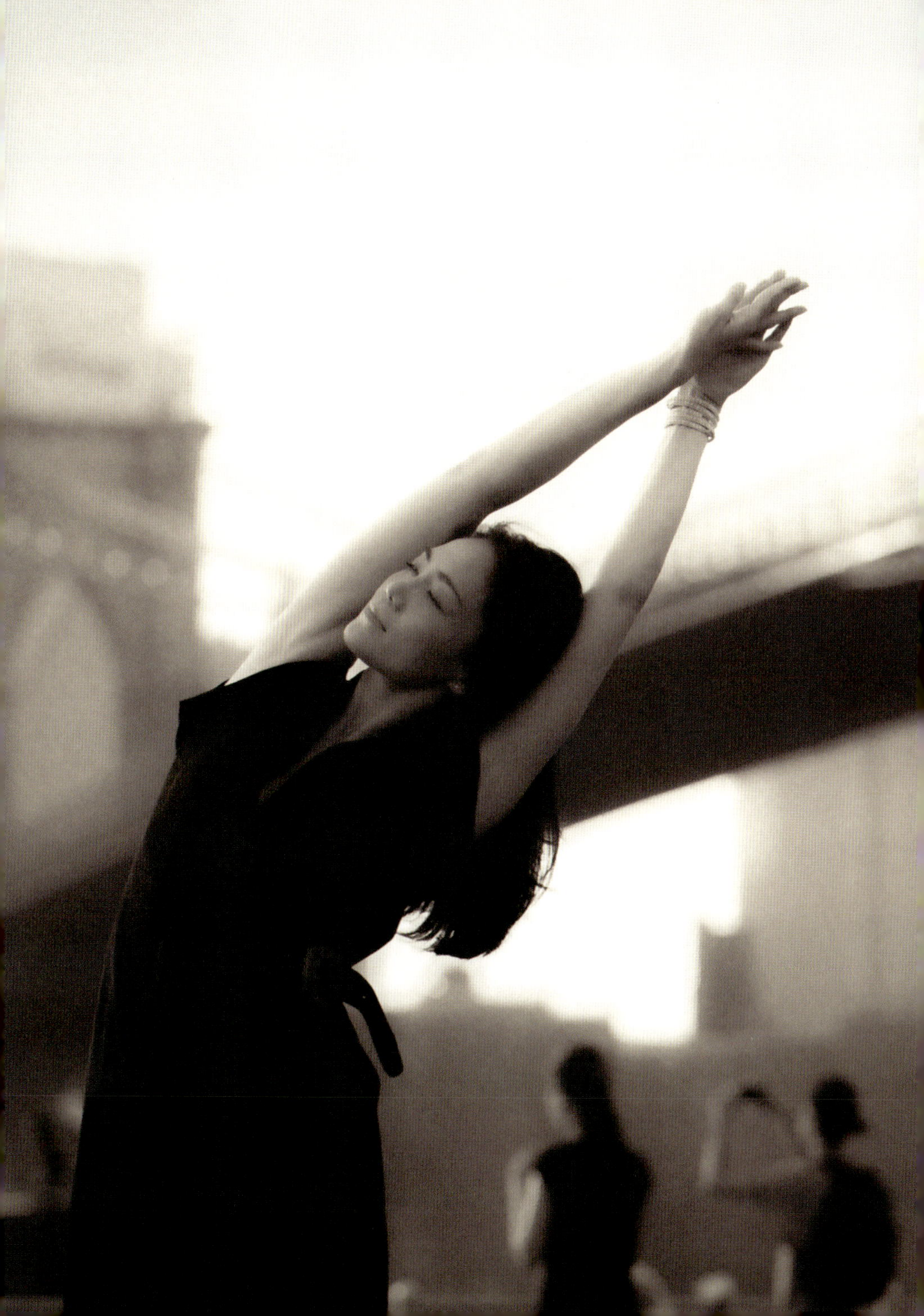

あとがき

ニューヨークは健康や最新のエクササイズ、ヨガのメッカと言われ、世界中を席巻するようなウェルネス情報の多くはここから生まれます。

ときおり日本に帰ってきて、フィットネス情報誌やトレーニングジムの流行などを見ると、やはりニューヨークで生まれたものがほとんどです。

そのなかでも最近少し見かけるようになったのが、「パーソナルトレーニング」です。もともとニューヨークではあたり前だったパーソナルトレーニングが、日本でもトレンドになりかけているようです。

とはいえ、日本ではまだまだ「ひとりでジムにいって、ひとりで鍛えて帰る」か「複数人集まるレッスンに参加する」ということが一般的でしょう。

一方、ニューヨークでは、ほとんどの人がパーソナルトレーナーと一緒に運動をします。けっして自己流のトレーニングをしません。私もニューヨークでは誰もが知る

「Equinox」というジムに通っていますが、ウォールストリートのビジネスパーソンやモデル、妊婦さん、高齢者まで、ほとんどの人がパーソナルトレーナーに指導を受けています。

意識の高いニューヨーカーたちは、健康の重要性をよくわかっています。今、お金をかけて体をきちっと鍛え、メンテナンスしておくことで、将来の治療費を削減しつつ人生100年時代にそなえています。

健康。自由。しあわせ。この価値をニューヨーカーは熟知しているわけです。

10歳若く見えるニューヨーカーたち

私はニューヨークにいて驚かされることがたびたびあります。それは、彼ら、彼女たちの「見た目年齢」がとても若いことです。実年齢が50歳以上の人であれば、たいてい「10歳」は若く見えます。

これには2つの理由があるように思います。

ひとつは、体を若々しく保つことへの意識が高いこと。

そしてもうひとつは「自分の年齢に制限をかけない」ことです。

そもそも、ニューヨークでは年齢を聞くこと自体がセクシャルハラスメントです。日本のように、人の年齢を気にかけることはありません。自分の年齢にあったことをする、しなければならない、といった風潮、感覚はありません。大切なのは、その人がどんな人で、なにを持っているのか。年齢はその人を測るモノサシではないのです。

東京よりも小さく、1日あればすべて歩けてしまうニューヨークには、考え方や文化の違う人々が切磋琢磨して一緒に住んでいます。まさに「人種のるつぼ」。お互いのストレスやいざこざを減らすために、他人の文化を尊重して取り入れる。さらにその上で、「自分はどう思うのか、どうありたいのか」というアイデンティティーを持つことが、より生活を快適にする大事な要素になります。

以前、母がニューヨークに来たときに、「こんなだらしない洋服では歩けない！」

と家から1分先のカフェに行くのを躊躇していました。「大丈夫。誰もお母さんのこと見てないから」と答えた私に憤りを見せていた母でしたが、ニューヨークの生活に慣れるにつれて「あら、本当に誰も気にしないのね（笑）」と気づき、その後の日本の生活も「自分らしく」「ラク」になったと言います。

周囲はどう思うか……。他人からの評価で自分を測るのではなく、「本来の自分」を大切にする。こうすることで、ニューヨークの人たちはいつまでも若々しく、自信をもって生きているのだと感じます。

あなたは、あなたのために「ゼロトレ」をしてください。年齢や周囲の意見は関係ありません。その結果、減った体重も、美しくなった体形も、羽が生えたように軽くなった体も、心も、すべてあなたのものです。「ゼロ」の世界へ。本書が、あなたが空を舞う一助になれば、こんなに幸せなことはありません。

石村友見

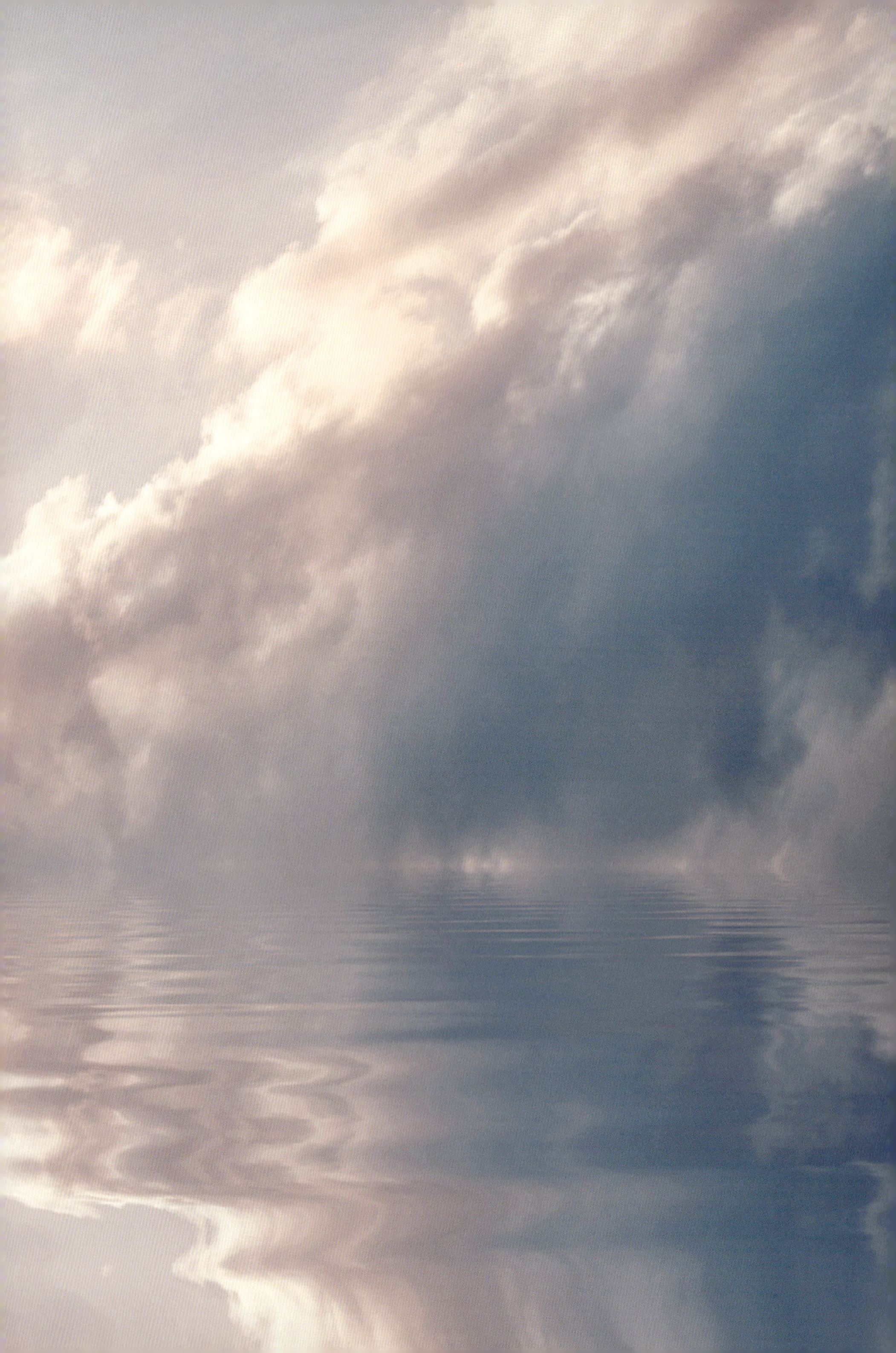

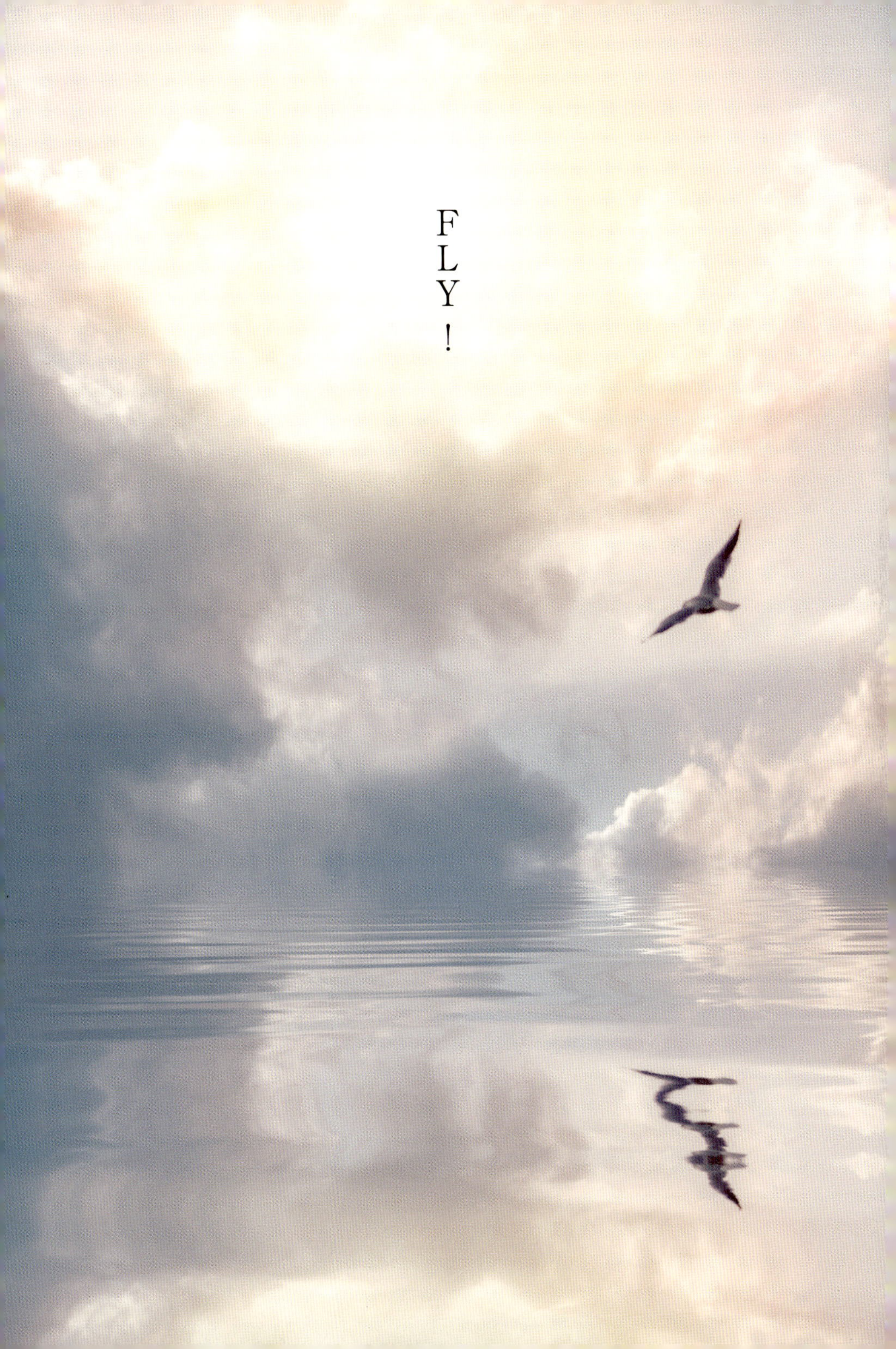
FLY!

Staff

デザイン……………鈴木大輔・仲條世菜（ソウルデザイン）

写真……………鈴木江実子（P51、P66～75、P83～114、P120～125）
坂本安由美（P13、65、79、119、135）
木滑陽介（P4～5）
Getty Images（P2～3、23、26～27、140～141）

ヘアメイク……………chisa

校閲……………鷗来堂

DTP……………天龍社

編集協力……………山守麻衣

編集……………黒川精一（サンマーク出版）

石村友見（いしむら・ともみ）

「ゼロトレ」考案者。ヨガスタジオ「Body Tone New York」代表。女優。劇団四季の人気舞台「ライオンキング」に女王サラビ役で出演。その後、単身ニューヨークへ。35歳のときに、2000人がオーディションを受けたブロードウェイの人気ミュージカル「ミス・サイゴン」のミス・チャイナタウン役に抜擢される。その後、ニューヨークにてヨガスタジオ「Body Tone New York」を創設。体の各ポジションを元《ゼロ》の位置に戻すことで、キレイにやせて、不調を改善する「ゼロトレーニング」（通称「ゼロトレ」）を考案すると、その大きな効果を聞きつけたハリウッド女優、トップモデル、アスリート、アナウンサー、パイロット、エグゼクティブなどがパーソナルトレーニングを求めて殺到。たちまちニューヨークで大きな話題となる。講演、ワークショップなども多数。本書が初の著書。

ゼロトレ

ZERO TRAINING

2018年5月16日　初版発行
2018年8月24日　第22刷発行

著者　石村友見

発行人　植木宣隆

発行所　株式会社サンマーク出版
〒169-0075
東京都新宿区高田馬場2-16-11
電話　03-5272-3166（代表）

印刷　共同印刷株式会社

製本　株式会社若林製本工場

ISBN978-4-7631-3692-3 C0036

ホームページ　http://www.sunmark.co.jp